薬学のための医療統計学

北里大学薬学部教授 竹 内 正 弘
星薬科大学教授 細 川 友 和 編集
城西国際大学薬学部教授 山 村 重 雄

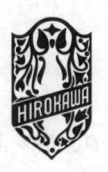

東京 廣川書店 発行

─────── 執筆者一覧（五十音順）───────

井 上 永 介	北里大学薬学部助教
小 幡 由 紀	金城学院大学薬学部准教授
佐 古 兼 一	日本薬科大学講師
島 森 美 光	北海道薬科大学教授
髙 橋 史 朗	東北大学病院臨床研究推進センター特任准教授
竹 内 正 弘	北里大学薬学部教授
千 葉 義 彦	星薬科大学准教授
戸 田 晶 久	第一薬科大学教授
細 川 友 和	星薬科大学教授
道 前 洋 史	北里大学薬学部助教
村 木 克 彦	愛知学院大学薬学部教授
山 村 重 雄	城西国際大学薬学部教授

薬学のための医療統計学

編者　竹内 正弘（たけうち まさひろ）
　　　細川 友和（ほそかわ ともかず）
　　　山村 重雄（やまむら しげお）

平成26年3月30日　初版発行Ⓒ

発行所　株式会社　廣川書店

〒113-0033　東京都文京区本郷3丁目27番14号
電話 03(3815)3651　FAX 03(3815)3650

序　文

　近年，新薬開発の基礎研究基盤が海外に移転し始めている．また，内資企業の新薬開発拠点も国内から欧米へと移行している傾向がある．国内の医薬産業は，納税額では，自動車産業を追い越している現状がある．しかしながら，近年臨床試験における不祥事が報道されてきており，統計学の重要性が社会的に認識されつつある．

　「薬学のための医療統計学」は，医療統計を専門としない薬剤師等の臨床試験に関与する機会があるコメディカルの方々に焦点をあて，勉学できる書として書かれた教科書であり，医療現場における臨床試験を統計的に理解できるように構成されており，基礎的，応用的問題も解決できるような内容になっている．本書を勉強することにより，積極的に臨床試験に参加されることを期待いたします．

2014 年 3 月

編　者

目次

第1章 医療薬学と統計 ………………………………………………… *1*
    1.1 EBMと統計   *1*
    1.2 医療と統計   *1*
    1.3 まとめ   *5*

第2章 データの整理 …………………………………………………… *7*
    2.1 母集団と標本の概念   *7*
    2.2 データの種類   *10*
    2.3 データの表示   *12*
    2.4 データの代表値   *17*
    2.5 データのばらつきの指標   *20*
    2.6 中心極限定理と標準誤差   *24*

第3章 確率密度関数と分布関数 ……………………………………… *29*
    3.1 正規分布   *30*
    3.2 対数正規分布   *33*
    3.3 二項分布・Poisson分布   *35*

第4章 確　率 …………………………………………………………… *39*
    4.1 事象・確率に関する法則   *39*
    4.2 条件付確率   *43*
    4.3 Bayesの定理   *45*

第5章 推　定 …………………………………………………………… *49*
    5.1 点推定   *50*
    5.2 区間推定   *57*

第6章 検　定 …………………………………………………………… *63*
    6.1 仮説検定   *63*
    6.2 平均値の差の検定   *71*

第7章 分散分析 ………………………………………………………… *89*
    7.1 一元配置分散分析   *90*
    7.2 二元配置分散分析   *93*

第8章　多重比較検定 …… 109
- 8.1　3グループ以上のデータの比較　109
- 8.2　検定の多重性問題　110
- 8.3　多重比較検定法の使い分け　112
- 8.4　ノンパラメトリックな多重比較検定法　125
- 8.5　章末問題　125

第9章　出現率の比較 …… 127
- 9.1　χ^2適合度の検定（一致度の検定）　128
- 9.2　χ^2独立性の検定（Pearsonのχ^2検定）　130
- 9.3　Fisherの直接確率計算法（Fisherの直接（正確）確率検定）　134
- 9.4　McNemarの検定（対応のある比率の差の検定）　136
- 9.5　Mantel-Haenszel検定　138

第10章　相関と回帰 …… 141
- 10.1　最小二乗法による直線回帰（回帰直線）　141
- 10.2　回帰係数の検定（回帰係数の差の検定）　142
- 10.3　ロジスティック回帰分析（ロジスティック解析）　144
- 10.4　相関係数　145
- 10.5　相関係数の検定（Pearsonの相関係数）　146

第11章　かけ離れたデータの取扱い（棄却検定） …… 151
- 11.1　Smirnovの棄却検定　151
- 11.2　Thompsonの棄却検定　153

第12章　多変量解析 …… 157
- 12.1　はじめに　157
- 12.2　回帰分析　158
- 12.3　判別分析　163
- 12.4　クラスター分析　164
- 12.5　主成分分析　167

第13章　疫学研究のデザイン …… 169
- 13.1　観察的疫学研究　170
- 13.2　介入研究　178
- 13.3　メタ・アナリシス　183

第14章 バイアス ……………………………………………………… 185
14.1 バイアスとは？ *185*
14.2 バイアスの種類 *187*
14.3 バイアスの回避 *192*

第15章 評価に用いられる指標 ……………………………………… 195
15.1 疾病頻度の測定に用いられる指標 *195*
15.2 疾病頻度の比較に用いられる指標 *198*
15.3 治療効果の評価に用いられる指標 *206*
15.4 スクリーニング検査の評価に用いられる指標 *209*

第16章 生存時間解析 ………………………………………………… 213
16.1 生存時間解析とは？ *213*
16.2 生存時間解析に用いられるデータの特徴 *213*
16.3 Kaplan-Meier 解析 *215*
16.4 Kaplan-Meier 曲線の統計学的検定 *217*

第17章 実験計画法 …………………………………………………… 221
17.1 実験計画法の概略 *221*
17.2 計画性をもってデータを収集するステップ *222*
17.3 収集したデータを解析するステップ *227*
17.4 検定のデザイン *227*

参考文献 …………………………………………………………………… *233*
付　表 ……………………………………………………………………… *235*
索　引 ……………………………………………………………………… *261*

第1章 医療薬学と統計

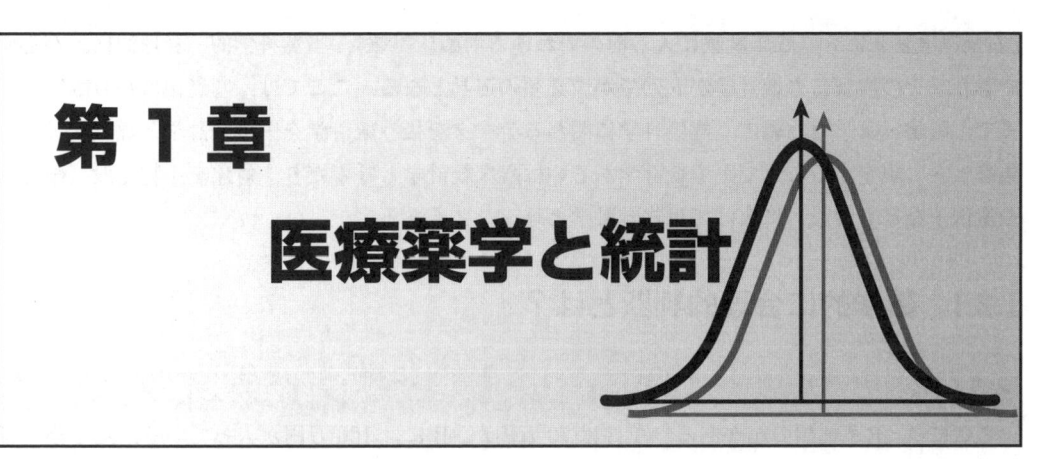

1.1 EBM と統計

　EBM（evidence-based medicine）という言葉を聞いたことがある人は多いはずだ．医療現場や医療関係者の間では（医療系の学生も含め），日本語にわざわざ訳出する場合は少ないが，日本語訳するとすれば「根拠に基づく医療」ということになろう．しかし一般には，EBM はまだそれほど馴染み深い言葉とはいえない．

　歴史を紐解くと，医療は長い間，医療行為者が蓄積した経験をもとに実施されてきた．そのため，現代では到底効果が期待できない医療行為が数多く実施されてきたし，一部の医療行為者が発見した有効な治療方法が長い間受け入れられないということもあった．しかし医療がこうした歴史をもつことを責められない面もある．生物には自然治癒力が存在するし，我々人間にはプラセボ効果が現れるからだ．「自然治癒効果」や「プラセボ効果」と「医療行為による治療効果」を分離し，科学的な根拠をよりどころに実施する医療が EBM といえる．

1.2 医療と統計

　「自然治癒効果」や「プラセボ効果」と「医療行為による治療効果」を明確に分離し，「医療行為による治療効果と安全性」に科学的な根拠を与える道具が医療統計学である．この名称が示すとおり医療統計学は統計学の一分野であり，数学，とくに確率数学との関わりが深い（第4章参照）．医療行為にはもちろん薬物治療が含まれるが，その際使用する薬物は，いきなりヒトや患者で治療効果が試されるわけではない．動物実験で，十分な薬効と安全性が確かめられた薬物だけが，臨床試験およびその後の治療に持ち込まれる．すなわち，動物実験での「薬効解析」や

「安全性検査」にも（臨床試験に入る前のいわゆる前臨床試験），当然科学的・合理的検証が必要であり，その検証にも統計学が有効でかつ必須の道具となる．ここでは，基礎領域から臨床領域まで，医学・薬学など幅広く健康科学に関わるデータを扱う統計学を医療統計学と呼ぶ．扱う対象をヒトに限定することで医療統計学あるいは臨床統計学と呼んだり，対象を生物全般（微生物や遺伝子なども含む）に広げて生物統計学と呼ぶこともある．

1.2.1 数学的に合理的判断とは？

例題 1.1

ここに A，B 2 種類の箱がある．A には 70 万円が，B には 100 万円が入っている．A を選べば 100％の確率で 70 万円が，B を選べば 75％の確率で 100 万円があなたのものとなる．あなたは A，B どちらの箱を選ぶか，その根拠とともに答えよ．

確率数学の生みの親は 16 世紀の思想家パスカルといわれている．知り合いがパスカルにゲーム（正確には，お金の絡んだゲーム，すなわちギャンブルという方が正しい）の勝ち負けの解析を依頼し，パスカルがゲームの勝ち負けについて思考を巡らせたことで確率数学が誕生した．ゲームやギャンブルで扱う数データ（数の集まり）の取り扱いに思いを巡らすことは，確率的思考の訓練に適しているともいえる．

例題 1.1 は一種のゲームと考えることができる．毎年調べてみると自分の勝負運（4 人中 3 人に当たる確率）を信じて B を選ぶ学生もいるが，安全策で A を選ぶ学生が多いのが実情だ（毎年，150 人クラスで 120 人前後が A を選んでいる）．しかし B を選ぶのが期待値（70 万円と 75 万円（100 万円×0.75），第 4 章参照）の点から数学的には合理的である．では次の例ではどうであろうか．

例題 1.2

ここに A，B 2 種類の箱がある．A には 70 万円が，B には 1 億 5000 万円が入っている．A を選べば 100％の確率で 70 万円が，B を選べば 0.5％の確率で 1 億 5000 万円があなたのものとなる．あなたは A，B どちらの箱を選ぶか，その根拠とともに答えよ．

この例では，自分の勝負運を信じて B を選ぶ学生は極端に少なくなる（毎年，150 人クラスで 2～3 人だけが B を選んでいる）．計算してみるとわかるが，B の箱の期待値は例題 1.1 と同じく 75 万円である．つまり数学的な合理性からは例題 1.1 と同じく B を選ぶべきであるが，その合理性に従っていた人が例題 1.2 ではそれを無視してしまうということだ．しかし数学的な合理性を無視したとしても，それを不合理な行動だとは責められない．自分が 0.5％の確率で 1 億 5000 万円を引き当てるとはなかなか思えないからだ．むしろ合理的判断を下した人を，一攫千金を狙う愚か者とさえ感じてしまっても不思議でない．

では，これから学んでいく薬物などによる治療効果の比較の場合の判断（結論）とはどういったものだろうか．実は，推測統計学（第 6 章参照）の手法により薬物の効果が同じ，あるいは同じでないと判断したとしても，この判断の真偽は 100％保証されたものではない．薬物の効果が同じ，あるいは同じでないと判断するほうが数学的に合理的であったまでだ．さらに実用的な点からいえば，患者からデータを取得する際には，経済的合理性から限られた時間と予算範囲内でデータを取得せざるをえず，対象とする患者をある条件で限定することになるし，また患者の遺伝的および環境的背景を完全に一致させることなど不可能であるから，完全な比較（薬物だけ異なり，それ以外の条件はすべて同じ）など本来ありえない．確率論や統計学を実用するときの難しさがここにある．つまり，実用的なデータの解析において統計学は完全無欠ではないということだ．しかしだからといって，統計学を使わなくてよいということにはならない．EBM を念頭におけば，統計学は間違いの少ない結論を得るための必須の学問体系であり，現代社会においては，いずれの分野でも今後利用する機会は増えることはあっても減ることはない．先のいずれの例題でもその選択に正解などないが，数学的合理性の観点からいえば，期待値を重視して B を選んでほしい．

1.2.2 数学的期待値と感情的期待値

数学的期待値が同じであるにもかかわらず，なぜ例題 1.1 と例題 1.2 で，選択を変えてしまう人が続出してしまったのだろうか．選択を変えた学生に尋ねると，「自分には運がなく 1 億 5000 万円が当たらないと思うから，安全策で数学的期待値に逆らって選択を変えた」という回答を得る場合が多い．このような選択変更は不思議でなく，日常的によくあることだ．もし我々人間が数学的期待値だけで物事を判断するなら，世の中にギャンブルは存在しない．宝くじを始めギャンブルの数学的期待値金額が投じた金額に及ばないことを，おそらく多くの現代人は知っている．つまり我々人間は，数学的合理性とは異なる合理性に従い行動してしまうこともありうると考えてよさそうだ．このような合理性あるいは期待値をここでは感情的期待値（感情的合理性）と呼ぶことにする．この感情的期待値は，時と場合によって変化するし，人によっても異なる．同一人物でも，感情的期待値が数学的期待値を上回ることもあれば，下回ることもある．じつは医療統計データを患者に説明する際には，このような数学的期待値と感情的期待値の相違を念頭に置く必要がある．すなわち患者は単純に数学的期待値で EBM を判断しないこともあるということだ．

例題 1.3

あなたは致死率 100％の不治の病に侵され，成功率 99％の手術を受けないと 5 年以内に 100％死に至ると宣告された．手術が成功すれば，今後 20 年は生きることができるという（手術が失敗すれば，その時点で死亡する）．あなたはこの手術を受けるだろうか．

おそらく多くの人は手術を受けると答えるのではないだろうか．99％の成功率であれば，自分

が100人中の1人になると想像する人は少ないはずだ．しかしなかには悩む人も少なからず存在する．そのような場合に医師はおそらく手術を受けるよう促すだろう．医師は患者のためらいを理解できないかもしれない．おそらく手術の成功に関して，医師には数学的期待値（99%）が思い浮かび，患者には感情的期待値（例えば，ある患者は手術が成功するか失敗するかは，二者択一の五分五分の50%に近い期待値と考えるかもしれない）が思い浮かんでいることもあるのだ．医師にとっては，この患者は同じ手術を繰り返す100人のうちの1人という意識が働きがちだが，1人の患者にとっては自身に100回手術が繰り返されるわけでもなければ，体の99%が生き残って1%が死ぬわけではない．もし手術が失敗すれば，手術を受けなければ存在したであろう余生が一瞬にしてなくなってしまう．この場合，残された家族は下した選択の是非を—数学的に選択は正しかったが，結果は間違っていた—と考えても不思議ではない．医療ではその受け手が個人であり，集団のなかでのふるまいを基礎とする統計的な思考がなじまない面もある．ときには正しい選択と正しい結果が一致しないことも起こりうると考える柔軟な思考が必要だ．

> **コラム：思考バイアスの存在**
> 　科学的分析手段の1つとして統計解析は，医療関係者を問わず科学者や研究者にとって必要不可欠な道具である．さらに現代人にとっても，統計的思考は物事を判断する場合にきわめて強力な武器となりうる．しかしときにヒトはその武器を有効に使えない．我々は統計的思考の基礎となる確率をどうもうまく使いこなせないようだ．とくに臨床統計でよく使用される条件付き確率（ベイズ統計とも呼ばれる）にはめっぽう弱い．（バイアスについては第14章参照）

例題1.4

　最近調子の悪いあなたの友人が新型インフルエンザ（Flu）の簡易検査を受けたところ，陽性（新型インフルエンザに罹患の疑いあり）と診断された．この場合，友人はどれくらいの確率で新型インフルエンザに罹患しているとあなたは想像するか？　ただし簡易検査の偽陽性率（インフルエンザに罹っていないにもかかわらず陽性となる確率）を0.1%，国全体での新型インフルエンザ保持率を0.01%とする．

　おそらく多くの人は，友人はかなり高い確率で新型インフルエンザに罹患していると想像し，この友人に近づかないのではないだろうか．しかし確率を計算してみると，友人が実際，新型インフルエンザに罹患している可能性は10%もない．似た想定で，簡易検査陽性の患者のHIV罹患率を予測したり，乳がん検査のマンモグラフィーの結果から実際の乳がん罹患率を推定する場合，専門家でさえ，いずれの罹患率もかなり高率に見積もってしまうという思考バイアスの存在が報告されている．
　こうした場合の1つの対処法として，頻度で考えることが推奨されている．例題1.4について1万人を対象に考えてみよう．想定できるすべての標本空間（取り得る集合パターンと考えてよ

い）は，［簡易検査（＋），Flu（＋）］,［簡易検査（＋），Flu（−）］,［簡易検査（−），Flu（＋）］,［簡易検査（−），Flu（−）］である．それぞれの標本空間に当てはまる1万人当たりの頻度を計算すると，［簡易検査（＋），Flu（＋）］（1人：インフルエンザに罹患し，簡易検査陽性の人数），［簡易検査（＋），Flu（−）］（10人：インフルエンザに罹患していないにもかかわらず，簡易検査陽性の人数＝疑陽性），［簡易検査（−），Flu（＋）］（0人：インフルエンザに罹患し，簡易検査陰性の人数＝疑陰性（これは起こりえないとする））,［簡易検査（−），Flu（−）］（10000−1−10＝9989人）となる．つまり簡易検査に陽性（10人＋1人＝11人）で，新型インフルエンザに罹患（1人）している確率は，1/11でわずか約9％である．このように実際，新型インフルエンザに罹患している確率は低いにもかかわらず，我々はこの確率をかなり高く見積もる傾向がある．

では，いつでも高く見積もりがちで，実際の罹患率は低いと安心してよいかといわれるとそうではない．インフルエンザ保持率を1％とすると様子が一変する．この場合，各標本空間で1万人当たりの頻度を計算すると，［簡易検査（＋），Flu（＋）］（100人），［簡易検査（＋），Flu（−）］（10人），［簡易検査（−），Flu（＋）］（0人），［簡易検査（−），Flu（−）］（9890人）となる．つまり簡易検査に陽性（100人＋10人＝110人）で，新型インフルエンザに罹患（100人）している確率は，100/110で約91％になる．2009年に新型インフルエンザ（2009H1N1型）が世界的に流行したとき，日本では流行当初は，簡易検査の後，精密検査を行ったが，巷に蔓延し出すと精密検査は行われなくなった．これはもちろん，当初は隔離を必要としたことが原因でもあるが，保持率がまだ低い時期には，簡易検査で陽性でも，実際，新型インフルエンザに罹患している患者は少ないが，保持率が高くなると，簡易検査で陽性なら罹患していると考えてもよくなるからだ．我々は，確率的思考に弱いことを自覚し，即断せずじっくりと考えるという態度が重要だ．

1.3 まとめ

医療・健康科学に携わる者の共通の願いは，EBMに基づき治療効果が高くかつ安全な治療を患者に施し人々を幸せにすること，または科学技術を用い治療に貢献できる材料（人材，医療器具なども含む）を開発・提供することである．そのためEBMや科学技術を支える大きな柱の1つである統計学は，薬剤師にとっても必須の素養といえる．統計学が確かなデータに正しく適用され，その結果得られた合理的判断は強力である．しかし，その判断は完全でないこと，ヒトは時に合理的に振る舞えないこと，油断するとヒトは間違えてしまうことを我々は常に肝に銘じておくべきである．

第2章 データの整理

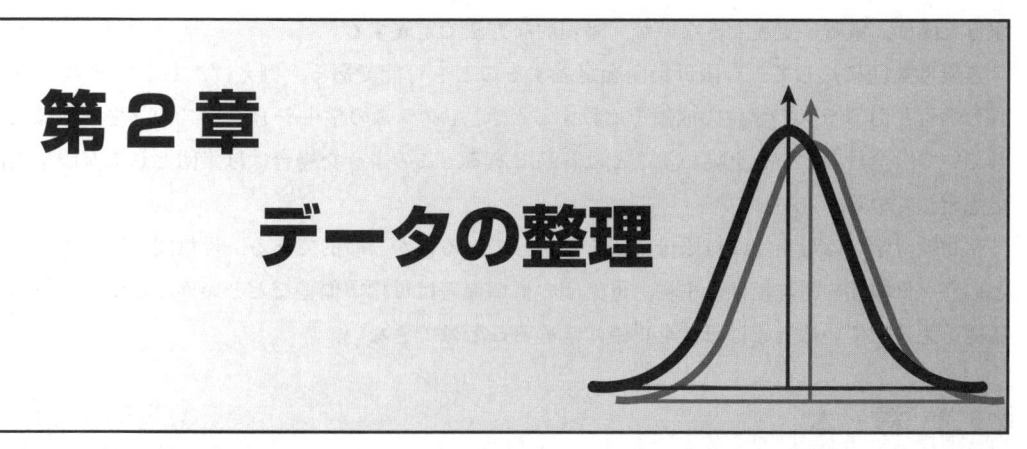

データを集めて統計解析を行う前に，データを整理しておくことは標本の特徴を理解する上で非常に重要であるだけでなく，適切な統計解析法を選択する上でも大いに役立つ．

この章では，まず，統計学の基本となる「母集団と標本」の概念を学ぶ．次いで，データの尺度について考え，それぞれに適したデータの整理方法について学習する．さらに，標本の特徴を表す代表値の特徴について理解する．最後に，中心極限定理について理解して，「母集団と標本」における「標本」の概念と測定値または観測値の集まりである「手元にある標本」の関係を示す．

2.1 母集団と標本の概念

糖尿病の患者に血糖を下げることが期待される薬を投与することを考える．この薬がどれだけ血糖値を下げる効果があるかどうかを**間違いなく**評価するには，糖尿病の患者**すべて**にこの薬を投与して，血糖値がどれだけ変化するかを見ればこの薬の効果を評価することが可能であろう．しかし，すべての糖尿病の患者にその薬を投与して，その効果を調べるのは不可能である．そこで，すべての患者を使う代わりに，一部の患者の血糖値の変化から，この薬の効果を評価し，糖尿病の患者全体に対してどのような効果があるかを「推定」する．このように全体の一部のデータを使って全体の特徴を推定しようとするのが，生物統計学の考え方である．

2.1.1 母集団

今，対象にしている集団全体を「母集団」という．例えば，すべての糖尿病の患者さんを「母集団」と考えてみる．例えば，「糖尿病の患者すべて」を個体として母集団を定義することも可能であるし，「糖尿病の患者すべてから得られた血糖値の変化」と行った特性値を母集団と考えることもできる．「糖尿病の患者すべて」は現実的には集めることはできないので，このような「母集団」は通常，無限の個体または特性値から構成されるとして，無限母集団と呼ばれる．無

限母集団は，厳密に定義できないが，論理的な方法で定義する．

　無限母集団に対して，有限母集団を定義することも可能である．例えば，ある大学のAクラスの学生とBクラスの学生の成績を比較するとき，Aクラスの学生やBクラスの学生の数は限られていて，全員のデータを集めることは容易である．このような場合は母集団として有限母集団を想定している．

　生物統計学では母集団に無限母集団を想定しているのが一般的である．母集団の特性値を母数という．母集団の平均値は母平均，母集団の標準偏差は母標準偏差などという．しかし，無限母集団を想定しているときは母数を正確に求めることはできない．

2.1.2　標　本

　母集団から一部を取り出したまとまりを「標本」という．通常は，母集団の代表であることを意図して作成される．

　例えば，日本人の成人男性の最高血圧の平均値を知りたいとして100名の日本人の成人男性の最高血圧を測定して平均血圧を求めた場合を考える．この場合，日本人の成人男性が「母集団」であり，100名の日本人の成人男性が「標本」となっている．しかし，別な100名の日本人の成人男性で平均血圧を求めた値は最初の値とは異なると予想される．すなわち，「標本」を作成するたび得られる標本から求められる平均値は異なることになる．これは，日本人の成人男性の最高血圧はばらついているので，「標本」を作成するたびに異なった平均値が得られることになる．このように，値がばらついていることを統計学では「分布している」と表現する．どのように分布しているかを表現する方法として第3章で分布関数を学ぶ．

　標本の特性値は母集団の特性値と区別するために，特性値の前に「標本」をつけることがある．標本の平均値は標本平均，標準偏差は標本標準偏差という．しかし，特に断らない限り平均値は標本平均を，標準偏差は標本標準偏差を示している．

　統計学は「母集団」全体を解析する代わりに，母集団の一部である「標本」を解析してその結果から「母集団」の特徴を推定する方法論であるから，「標本」は「母集団」の特徴を有した，単にサイズが小さいだけの集団であることが期待されている．そのような標本を作成するための方法として，無作為抽出法（ランダム抽出法）がある．無作為抽出とは乱数表などを用いて母集団から標本となる個体を無作為に抽出することを意味しているが，でたらめに母集団から個体を抽出する方法ではない．無作為抽出とは，母集団のすべての個体が標本として採用される確率が等しい状況で個体を抽出することとして定義される．しかし，臨床の現場では施設ごと，あるいは複数施設で標本を作製することが多いので，厳密な意味で無作為抽出が可能な場合は多くない．したがって，作成した「標本」が「母集団」の代表となっているかどうかに注意を払うことは重要である．

2.1.3　母集団と標本

　糖尿病に対して効果があると期待される薬を開発するために，ある病院の糖尿病の患者を集め，薬の投与前後の血糖値の変化量から効果を評価することを考える．「母集団」はすべての糖尿病の患者である．「標本」はその病院の糖尿病の患者となる．「標本」に対する試験結果では，この薬は1か月の服用で平均 20 mg/dL の血糖値を下げることが認められたとしよう．しかし，同じ研究を，他の病院で実施すれば，「標本」に含まれる患者は異なるので全く同じ血糖値の変化量にはならないであろう．このように，「標本」を作成するたびに得られる数値は異なっているはずである．このように，統計学では，たまたま得られた「標本」を解析した結果から「母集団」の特徴を推定していることになる．

　「標本」での解析結果から，この薬が血糖値を下げる効果があると推定できたとしよう．この結果は，今後，糖尿病を発症する患者にも血糖降下作用を示すと期待される．すなわち，想定している「母集団」は，現在その集団に含まれる患者だけでなく，将来その集団に入る人も「母集団」として考えていることになる．したがって，「母集団」は単に数多くて現実的に数え上げることができないだけでなく，論理的な集団であることがわかる．

　あらためて生物統計学の主な目的は「標本」の特徴を示すことではなく，「標本」の特徴から「母集団」の特徴の推定であることを強調しておく．

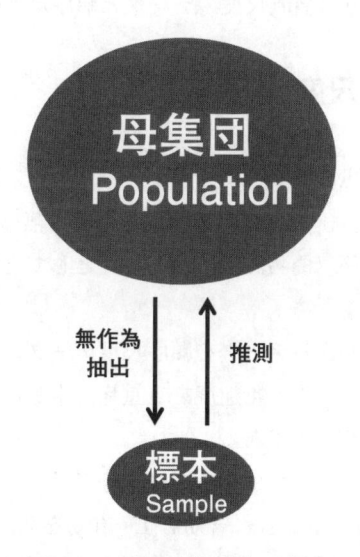

図 2.1　母集団と標本の概念

2.2 データの種類

統計学で取り扱うデータは性別，臨床検査の測定値，死亡などのイベントの発生，イベント発生までの時間など多岐にわたる．例えば，糖尿病の患者に対する糖尿病治療薬の効果を調べるためのデータを集めたいとする．その場合は，単に血糖値の値を調べるだけでなく，患者の性別，年齢，体重，合併症の有無，発症からの時間などのデータも必要となるであろう．したがって，通常，データ（例えば，糖尿病治療薬の効果に関するデータ）は，複数の変数（例えば，年齢や性別など）からなる観測値によって構成されている．

ここでは，データの種類とその特徴を解説する．データの特徴を理解することはデータをわかりやすく整理するのに役立つだけでなく，正しい統計解析法を選択する上でも重要である．

2.2.1 質的データ（カテゴリカルデータ）

変数が質的な意味をもつデータである．質的データは，区別可能な項目別（カテゴリー）のどこに属するかを示すデータであり，名義尺度のデータと順序尺度のデータに分けることができる．

2.2.2 名義尺度と順序尺度

性別，血液型，電話番号，疾患の有無のようにカテゴリー間に順序がなく，単に属性だけを示すデータを名義尺度データという．疾患の有無や副作用の有無のように二値データ（2つにしか分けられないデータ）は上下関係（優劣関係）があったとしても名義尺度データとして取り扱われる．

項目（カテゴリー）間に順序があるデータを順序尺度データという．薬の効果を（著効，有効，やや有効，無効）と分類したり，疾患の重症度を（重症，中等症，軽症，疾患なし）などと分類する分類するデータは順序尺度データである．

この場合に注意しなければならない点は項目間は均等ではないということである．このようなデータをエクセルを用いて入力するとき，著効を1，有効を2，やや有効を3，無効を4として分類することがある．しかし，この場合に数値には意味はなく単なる順序付きの分類であることに注意しなければならない．

例えば，2つの治療法を比較したとき，一方は有効例が3例，やや有効例が3例，もう一方では著効例が3例，無効例が3例であった場合，この2つの治療法の有効性が等しいということにはならない．

質的データは，属性がどこに分類されるかを示すだけなので，数値で置き換えたうえで，足し算や引き算をしてはならない．

2.2.3 量的データ

変数が量的な意味をもつデータである．量的データは数値として得られ，離散的（不連続）データと連続データに分類できる．

離散的（不連続）データには，通常，子供の数，受信回数，発作回数など整数値をとるデータがある．離散的なデータの場合は，小数点以下をとることはない．

連続データは，身長，体重，血圧など，数値で測定できるデータである．例えば，身長は0.1 cm単位，体重は0.1 kg単位などで測定されるので値としては離散的であるが，測定しようとすれば（論理的には）精度を高めることが可能なので連続データとして取り扱われる．年齢も一年ごとの離散的な数値にも考えられるが，生誕からの時間を年数に丸めて表現しているだけで連続データとして扱われる．

量的データは比・間隔尺度のデータといわれ，数値の間隔が一定になっている．したがって，得られた数値の足し算や引き算が可能である．

表 2.1　データの種類の分類

データの種類	分　類		例
質的データ	名義尺度		分類に順序がなく，名目や分類の名称などの変数：性別，薬剤名，疾患名など
	順序尺度		分類に順序があり，強さや大きさごとに自然な順序がある変数：（軽度，中等度，重度）や（賛成，やや賛成，やや反対，反対）など
量的データ	比・間隔尺度	離散的	連続しない値しかとらない変数：子供の数，発作回数など
		連続	特定の値に限定されず，数値として得られるデータであり，論理的にはいくらでも精度を高めて測定することができる変数：身長，体重，血圧，脈拍数など

2.2.4 データの変換

20人の成人男性の最高血圧（mmHg）を測定したところ，次のような結果が得られたとする．

160	148	138	125
155	146	136	123
154	145	132	122
152	142	128	118
151	141	126	115

このままでは連続な量的データであるが，この結果をまとめ直して順序尺度や名義尺度のデータに変換することが可能である．まとめ直すことでわかりやすくなる利点もあるが，比・間隔尺

表 2.2 量的データの質的データへの変換

順序尺度データへの変換

血　圧	人　数
151 以上	5
141 ～ 150	5
131 ～ 140	3
121 ～ 130	5
120 以下	2

名義尺度データへの変換

分　類	人　数
高血圧あり（135 mmHg 以上）	12
高血圧なし（134 mmHg 以下）	8

度＞順序尺度＞名義尺度と変換するにつれてデータのもつ情報量が減っていくことになるので注意が必要である．

2.2.5　その他のデータ

導出データ：実際に得られた値からそのほかの別な指標に変換して利用されるデータもある．例えば，BMI（Body Mass Index ＝ 体重(kg)/身長(m)^2）は導出データの例であり，肥満の程度を表す指標としてよく用いられる．また，改善率を％で表す場合も導出データの一種である．導出データのいくつかは，臨床判断のための指標であり，得られる単位には，物理現象などのように意味がないことも多い（例えば，BMI の kg/m^2 という単位は，単位面積当たりの重量という意味ではない）．

打ち切りデータ：治験において長い追跡時間が必要な時などは，治験で調査している項目以外の理由で死亡したり，単に来院しなくなったりして，組み入れた患者のデータが途中で得られなくなることがある．このような例は脱落例として，データの取り扱い上は打ち切りデータとして取り扱われる．このようなデータの取り扱いについては第 16 章の生存時間解析のところで解説する．

2.3　データの表示

収集したデータ図表で表すのは，データ全体像を見渡す上で非常に重要であるだけでなく，データ入力の間違いを発見するのにも役立つ．データの種類ごとに適切な表現方法を考える必要がある．

2.3.1　一変量の場合

一変量の質的データの場合，度数分布表，棒グラフ，円グラフ（パイチャート）などの表現が適している．

2.3 データの表示

表 2.3 一変量の質的データ（二値データ）を表で表す場合

性　別	人　数
男　性	60
女　性	40

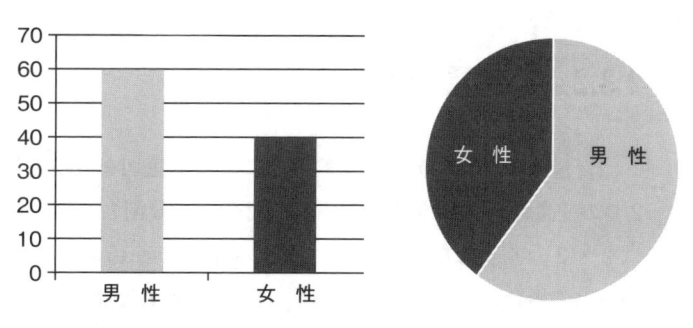

図 2.2 一変量の質的データを図で表す場合

質的データの分類が3つ以上あるときも同様に度数分布表やヒストグラムで表現できる．

水　準	人　数
20歳代	129
30歳代	230
40歳代	224
50歳代	240
60歳代	134
70歳代	43
合　計	1,000

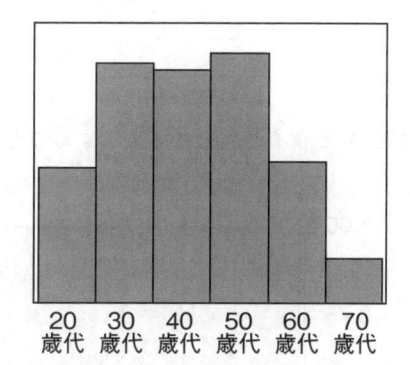

図 2.3 水準が3つ以上あるときのデータのまとめ方：度数分布とヒストグラム

一変量の量的データの場合は，ヒストグラムが最もよく使われる．

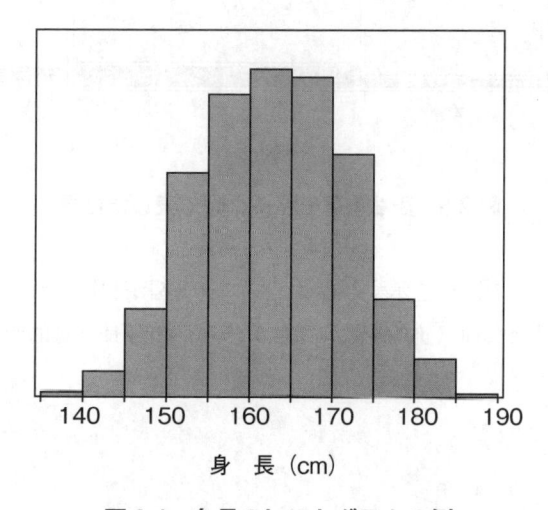

図 2.4 身長のヒストグラムの例

2.3.2 二変量の場合

二変量の場合は，データの組合せによって適切な表現方法が変わる．
2つの変量がいずれも質的データの場合は，分割表を用いる．変数がいずれも二値データの場合は2×2分割表になり，リスク因子の評価（第15章）でよく用いられる．質的変数の分類が2つ以上の場合には，一般に，1行，r列の分割表となり，1×r分割表と呼ばれる．

表 2.4　2×2分割表の例

		糖尿病の有無		計
		あり	なし	
性別	男性	43	570	613
	女性	13	374	387
	計	56	944	1,000

また，同じ結果をモザイク図として表示することも可能である．

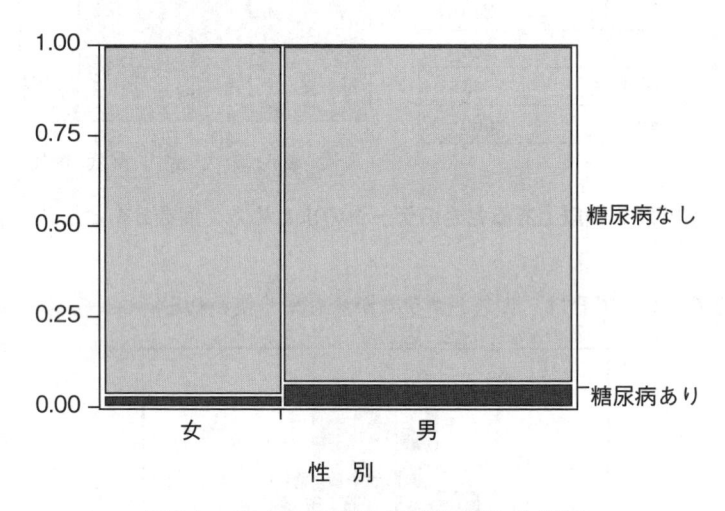

図 2.5　表 2.4 をモザイク図で表した結果

質的データと量的データの関係を示すときは，プロット図が利用される．
　プロット図の例，男性と女性（質的変数：二値データ）の身長（量的データ）の違いを示すことができる．

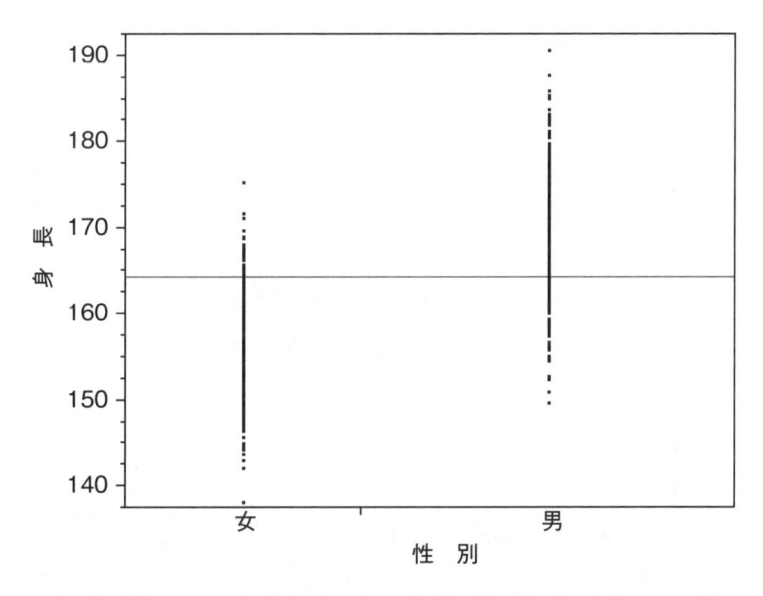

図 2.6　質的データと量的データの関係の表現方法（プロット図）

質的データが3つ以上の時も同様にプロット図を書くことができる．分類ごとに量的データがどのように推移しているかを示すことができる．

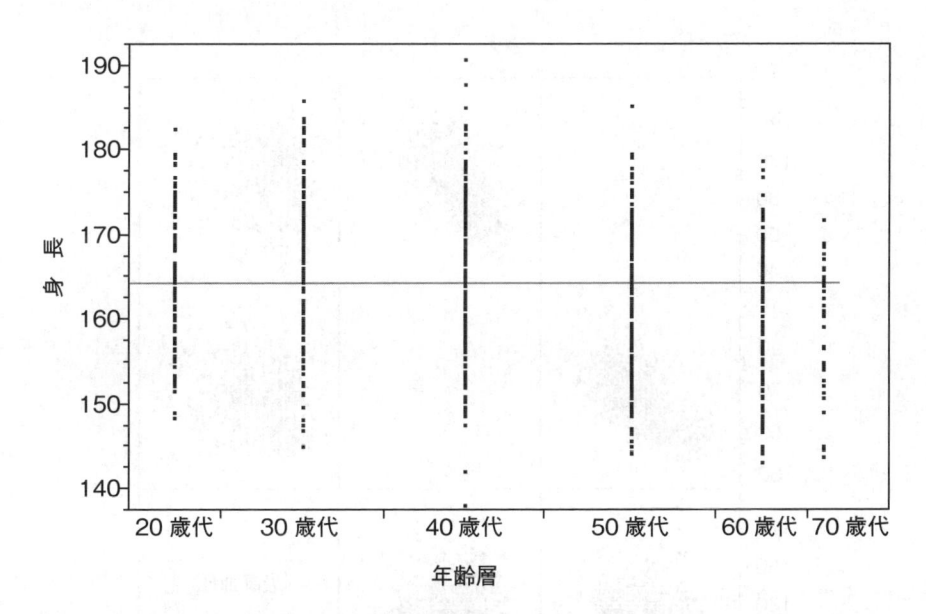

図 2.7　質的データの分類が3つ以上あるときのプロット図

量的データと量的データの関係は散布図で表現することができる．
　散布図の例：身長（量的データ）と体重（量的データ）の関連性を示すことができる．

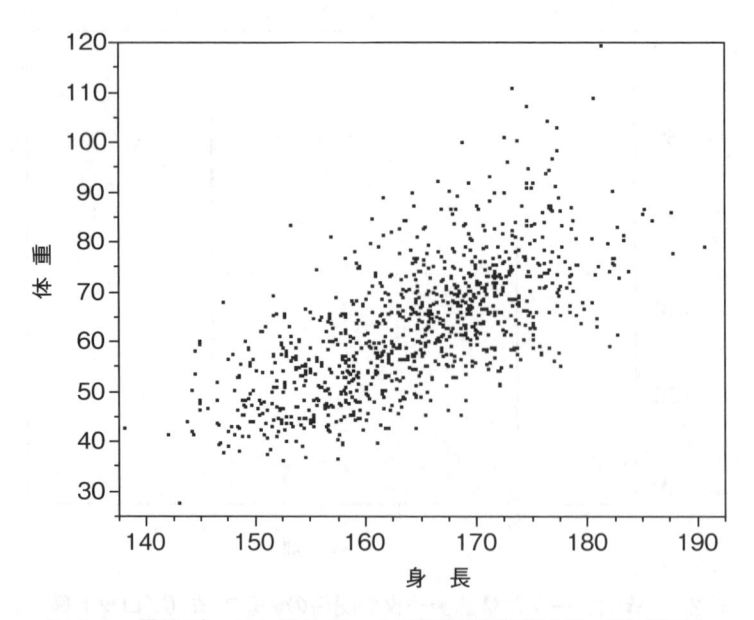

図 2.8 量的データと量的データの関係の表現方法（散布図）

3つ以上の量的データの関係を示すときは散布図行列を利用すると全体を俯瞰することができる．

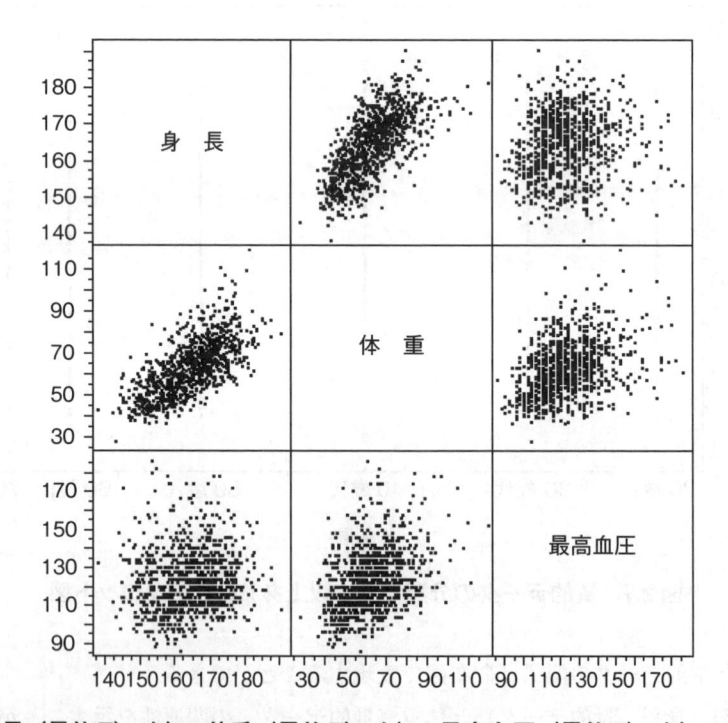

図 2.9 身長（量的データ）— 体重（量的データ）— 最高血圧（量的データ）の散布図行列

2.4 データの代表値

量的データを集めたとき，適当な方法で要約することでどのようなデータが得られたかを示すことができる．様々な値をとる分布したデータを要約する方法として一般に用いられるのは，中心的傾向を示す特性値と分布の広がり（または，ばらつき）の程度を示す特性値で表現する方法である．

2.4.1 分布の中心的傾向を示す特性値

分布したデータの中心的傾向を示す特性値としてよく用いられるのは平均値と中央値である．中心的傾向を表す特性値は，分布の中心を表す代表値である．

平均値 mean はデータの合計をデータ数 n で割った値である．平均値を表す記号には，変数 x の平均値として $\bar{x}$ または mean の頭文字の m がよく用いられる．n 個の変数 x の観測値，$x_1, x_2, x_3,$ ……, x_n があるとき，観測値の平均値は次式で求められる．

$$\bar{x} = \frac{(x_1 + x_2 + x_3 + \cdots + x_n)}{n} = \frac{\sum_{i=1}^{n} x_i}{n}$$

中央値 median はデータを小さい順に並べたときの中央にある値である．データ数が奇数である場合は中央値が 1 つの値に決まるが，偶数の場合は中央に位置する 2 つの値の平均値を中央値とする．中央値はデータの順序の情報だけを使っているので平均値に比べて情報量が少ない．

分布の中心的傾向を示す値として最頻値 mode が用いられることがある．最頻値はヒストグラムを書いて最も頻繁に現れる値（または区間）である．最頻値は統計学的にはあまり意味のある値ではないが，人が直感的に多いと感じる値と近いとされる．

データの分布が正規分布（左右対称の釣り鐘型の分布：第 3 章参照）をしている場合は平均値，中央値，最頻値は一致する．しかし，分布が正規分布から離れると分布の中心的傾向を示す値は異なる．

図 2.10 は，健康成人の総コレステロールの分布である．ほぼ正規分布しており，平均値は 208 mg/dL，中央値は 207 mg/dL，最頻値は 200 〜 212.5 mg/dL にありほぼ一致している．

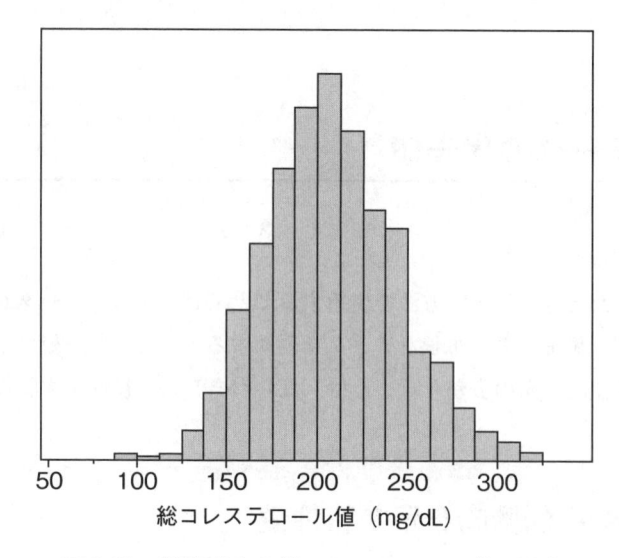

図 2.10 健康成人の総コレステロール値の分布

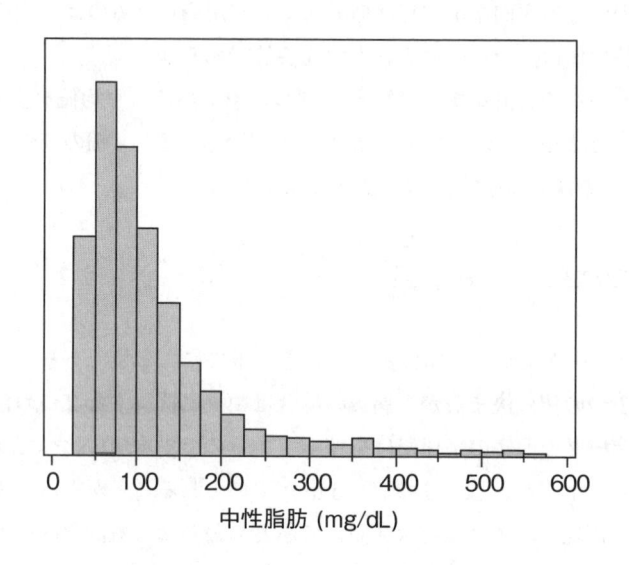

図 2.11 健康成人の中性脂肪の分布

 一方，図 2.11 に示した中性脂肪の値の分布は大きい方に裾を引いており，平均値は 115 mg/dL，中央値は 90 mg/dL，最頻値は 50 〜 75 mg/dL となっている．

 図 2.11 のように，大きい方に裾を引いたように分布したデータでは中心的傾向の値は，平均値＞中央値＞最頻値の順となる．逆に，小さい方に裾を引いた分布をしている場合は，最頻値＞中央値＞平均値の順となる．

 この例からわかるように，データの分布が正規分布から大きく偏っているときは，平均値は分布の代表値として必ずしも適切ではない．

2.4.2 平均値と中央値

平均値は分布の中心的傾向を示す値としてよく用いられるが，前の例でもわかるように，分布が正規分布から大きく外れた場合には，必ずしも分布の中心的傾向を表す値としては適切ではないこともある．

統計学でよく用いられる中心的傾向を示す平均値と中央値の特徴を表 2.5 にまとめた．

表 2.5 中心的傾向の特性値（平均値と中央値）の特徴

中心的傾向の代表値	特　徴
平均値	利点： データのもつ情報量を多く使用する． 代数的に定義され，数学的な意味が明らかである． 欠点： 分布の形や外れ値（他のデータと大きく離れた値）の影響を受けやすい．
中央値	利点： 分布の形や外れ値の影響を受けにくい． 欠点： データの順序だけしか使用しないので情報のもつ情報の多くを使用しない． 代数的に定義されておらず，数学的な意味が明らかでない．

2.4.3 母集団と標本の概念と平均値

前の章で母集団と標本の概念として，統計学は「母集団」全体を解析する代わりに，「標本」を解析してその結果から「母集団」の特徴を推定する方法論であることを学んだ．また，この章では標本のデータから分布の中心的傾向を示す特性値として（標本）平均値があることを学んだ．ここでは，母集団と標本の概念から，標本から求めた平均値の意味を考えてみる．

同じ母集団から標本をいくつもつくると，標本ごとに分布の中心的傾向を示す特性値である平均値は異なるであろう．しかし，通常，我々が解析に用いる標本は 1 つであり，平均値も 1 つだけである．統計学の基本的な考え方は標本から母集団の特徴を推定することなので，標本から求めた平均値は，標本の分布の中心的傾向を示す特性値としての意味と母集団の平均値，すなわち母平均の推定値としての意味がある．標本から求めた平均値が母平均の推定値の意味をもつならば，その推定の精度を明らかにする必要がある．それについては，2.6 節でふれる．

2.5 データのばらつきの指標

データを要約する方法として，代表値として分布の中心的傾向を示す値と広がり（あるいは，ばらつき）の程度を示す値がよく用いられる．ここでは，データの広がりを示す指標について述べる．

2.5.1 範　囲

データの広がりを範囲で示すときは，最も大きな値と最も小さな値を示す．この2つの値の差で示されることもある．データの中に外れ値があるときは，範囲は大きくなって，広がりを示す指標には適さない．

2.5.2 分散と標準偏差

データのばらつきを数値で示すときによく用いられるのが分散 variance（V）と標準偏差 standard deviation（SD）である．いずれもデータ個々の値が平均値からどれだけずれているかを示す値である．

$$V = \frac{\sum_{i=1}^{n}(x_i - \bar{x})^2}{n-1} \quad SD = \sqrt{\frac{\sum_{i=1}^{n}(x_i - \bar{x})^2}{n-1}}$$

$\bar{x}$ は標本の平均値，n はデータの数である．
分散はデータの個々の値と平均値の偏差平方和を自由度*$n-1$で割った値である．また標準偏差は分散の平方根である．

分散の単位は元のデータの単位の二乗になる．例えば，身長のデータを cm で求めたとすると平均値の単位は cm であり，分散の単位は cm^2 となる．そのため，平均値と分散でデータの分布状態を表現しようとすると，データのばらつきの大きさが直感的に理解しにくい．そこで，分散の平方根をとった標準偏差がデータのばらつきを示すのによく用いられている．

第3章の正規分布のところで詳しく学ぶが，データが正規分布しているときは平均値±SD の範囲にデータ全体の約68%が含まれることが知られている．また，平均値±1.96SD（1.96が覚

---

* 自由度：統計学で用いられる統計量に関して独立な情報単位を示す値であり，自由に変化することができる情報単位を示す．例えば，n 個のデータから分散を求める場合を考える．分散を求めるには定義より平均値の値が事前に知らされている必要がある．したがって，平均値が既知な条件で $n-1$ のデータの値が決まると残りの1つのデータの値は必然的に決まってしまい自由に変化することができない．したがって，分散を求めるときの自由度は $n-1$ となる．

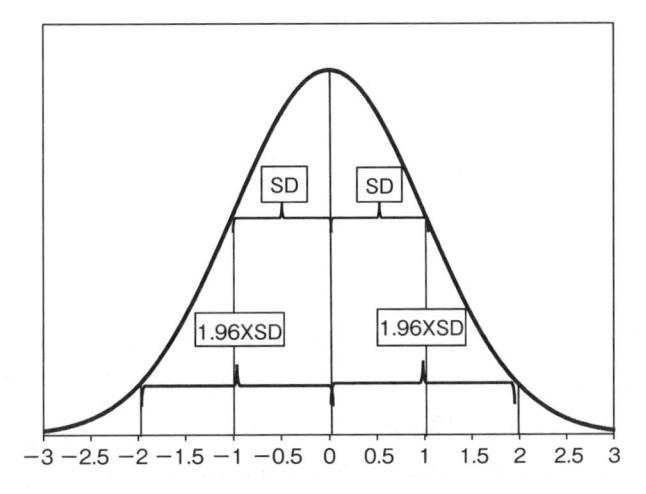

図 2.12 標準正規分布と平均値±SD，平均値±1.96SD の関係

えにくいようなら約2と覚えればよい）の範囲にデータ全体の95％が含まれる．

分散や標準偏差はデータのばらつきを数値で表現する際によく用いられる．しかし，データの分布によっては，注意が必要である．すなわち，分散や標準偏差は平均値からのばらつきの大きさを示しているが，中心的傾向のところで述べたように，データの分布によっては，平均値はデータの中心的傾向を示す特性値としては適切ではないことがある．そのような場合は，平均値からの偏差から求めた分散や標準偏差の値は，データのばらつきを示すのに適切ではないであろう．平均値の特徴と同じように，分散や標準偏差の値は外れ値の影響を受けやすく，非対称のデータのばらつきを示すのには適していない．

2.5.3 変動係数

2つ以上のデータがあるとき，どちらのばらつきが大きいかを比較したい場合には変動係数 coefficient of variance（cv）が用いられる．変動係数は標準偏差を平均値で割った値であり通常，100倍して％で表す．

$$cv(\%) = \frac{\sqrt{\dfrac{\sum_{i=1}^{n}(x_i - \bar{x})^2}{n-1}}}{\bar{x}} \times 100 = \frac{SD}{\bar{x}} \times 100$$

例えば，血液検査で，次のような結果が得られたとき，どちらの検査項目のばらつきが大きいかを比較したいときに変動係数を用いられる．

赤血球数：4,200,000 ± 500,000（個/mm^3）
血色素：15.2 ± 2.3（g/dL）

赤血球数の変動係数(％)：$\dfrac{500,000}{4,200,000} \times 100 \approx 11.9$

$$\text{血色素の変動係数(\%):} \frac{2.3}{15.2} \times 100 \approx 15.1$$

であるので，血色素のデータの方が，ばらつきの大きいことがわかる．

2.5.4 箱ひげ図

データを要約する際に，平均値，分散，標準偏差のように数値で表すのは非常に便利であるが，データの分布によっては，適切に要約できないことがある．分布に関わらず中心的傾向とばらつきを図で表現する方法として箱ひげ図がある．

箱ひげ図を図 2.13 に示した．得られたデータを小さい順に並べ，25%（もしデータが 100 個あったとしたら 25 番目の値），50%，75% にあたる値（パーセント点）を求める．それぞれ 25 パーセンタイル，50 パーセンタイル，75 パーセンタイルといわれることもある．50% 点は中央値である．

25% 点と 75% 点で四角を描き（幅には意味はない），50% 点で分割する．25% 点と 75% 点の間にデータの中央に位置する全体の半分のデータが含まれており，四分位範囲と呼ばれる．箱の中に菱形の四角形が書かれることがあるが，横の対角線が平均値を示している．

25% 点 − 1.5 × 四分位範囲の値を求め，データの最小値を比較し，大きい値までひげを描く．25% 点 − 1.5 × 四分位範囲よりも小さい値は"点"などで表示される（図 2.13 に 25% 点 − 1.5 × 四分位範囲よりも小さい値はないので，最小値がひげの下端になる）．

75% 点 + 1.5 × 四分位範囲の値を求め，データの最大値を比較し，小さい値までひげを描く．75% 点 + 1.5 × 四分位範囲よりも大きい値は"点"などで表示する（図 2.13 に 75% 点 + 1.5 × 四分位範囲までひげが描かれ，それよりも大きい値は"点"で示されている）．

"点"などで示された，25% 点 − 1.5 × 四分位範囲よりも小さい値，75% 点 + 1.5 × 四分位範囲よりも大きい値は外れ値であることを疑う．ただし，外れ値であることが明らかである場合を除いて，外れ値としてデータから除くことをしてはならない．

箱ひげ図を見ることで，25% 点以下，25% 点から 50% 点，50% 点から 75% 点，75% 点以上にそれぞれデータの 1/4 が存在していることになるので，全体のデータの分布状態を確認することができる．

"最短の半分"は，データの 50% を含む区間のうち最も短い範囲を示している．この範囲のデータの密度が高いことを示している．

2.5 データのばらつきの指標

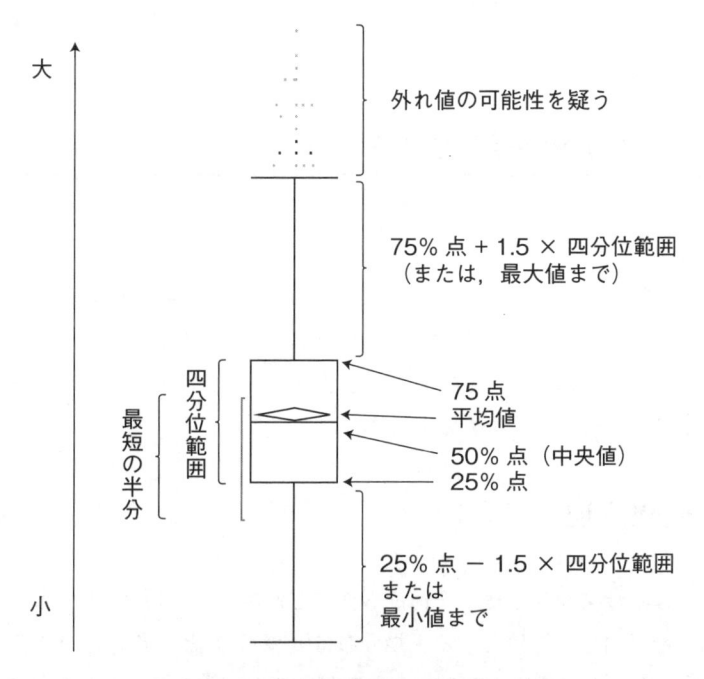

図 2.13 箱ひげ図の書き方

平均値の章で示した総コレステロール値と中性脂肪の値のデータをヒストグラムと箱ひげ図で示した結果を示す．

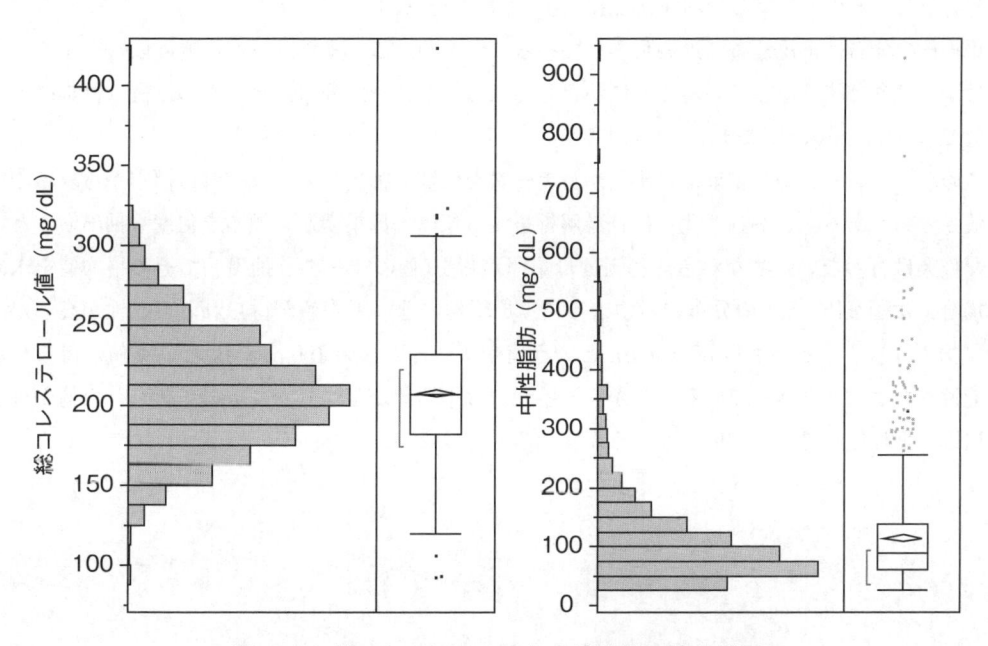

図 2.14 総コレステロールと中性脂肪の箱ひげ図

箱ひげ図を示すことで，平均値，中央値およびデータのばらつきを一度に示すことができる．2つの例を参考に，箱ひげ図からデータ全体の分布が推定できるように見方を練習してほしい．

2.6 中心極限定理と標準誤差

2.1 節母集団と標本の概念の中で標本のデータを用いて標本平均求める意味は母平均の推定値を求めていることを学んだ．ここでは，標本平均の分布について学ぶ．

母集団から標本を作成するたびにその標本から求めた平均値は変化することは容易に理解できる．すなわち，標本から求めた平均値もまた分布している．

2.6.1 中心極限定理

中心極限定理とは，母集団から標本を何度も作成した場合，「母集団の分布にかかわらず，標本平均の分布は，母平均を平均値とする正規分布に近づく．」という定理である．母集団の分布にかかわらずというところが重要である．中心極限定理のもう1つの重要な点は，標本平均の分布（正規分布）の平均値（ピークの位置）は母平均に等しいという点である．

図 2.15（A）は，健康成人の中性脂肪の値の分布であり，平均値は 111 mg/dL である．この集団を母集団と想定し，その中から 10 個のデータまたは 100 個のデータを取り出すことを 100,000 回繰り返し，その平均値の分布を図 2.15（B）と図 2.15（C）に示した．

平均値の分布は正規分布に近い形をしていることがわかる．また，分布の幅は取り出すデータの数が多ければ狭くなっていることに注目してほしい．また，分布のピークの位置は母集団の平均値である 111 mg/dL にほぼ一致している．

このシミュレーション結果は母集団からデータを何度も抽出してそれぞれの標本から求めた平均値の分布である．しかし，我々は統計解析をする際に，母集団から標本を何度も抽出するといった作業は行わない．すなわち，例えば母集団から 10 個のデータを抽出してその平均値を求めた場合には図 2.15（B）の分布に示すように，母平均に近い平均値が得られる可能性が高いが，母平均よりもずっと小さい 80 mg/dL という値やずっと大きい 150 mg/dL という値が得られる可能性もあることを示している．しかも，手元には平均値が 1 つしかないので得られた値が母平均に近い平均値が得られているかどうかを知るすべはない．

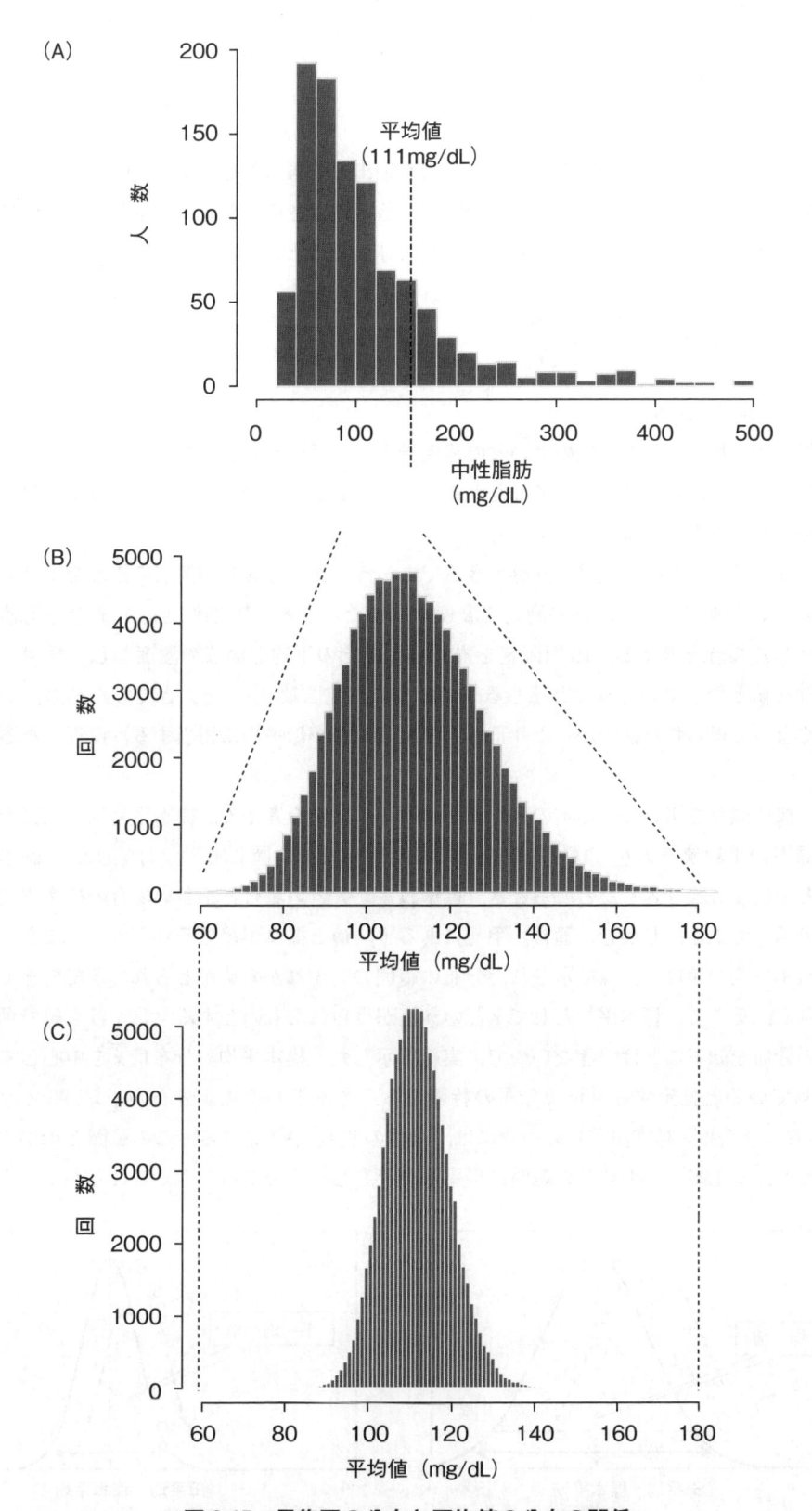

図 2.15　母集団の分布と平均値の分布の関係
（A）母集団，（B）母集団からデータを 10 個取り出した時の平均値の分布，（C）母集団からデータを 100 個取り出した時の平均値の分布

2.6.2 標準誤差

中心極限定理により，母集団から標本を何度も抽出して求めたその平均値の分布は正規分布することを学んだ．その平均値の正規分布のばらつきの大きさを標準偏差で示したものが標準誤差である．標準誤差 standard error（SE）は次式で求めることができる．

$$SE = \sqrt{\frac{\sum_{i=1}^{n}(x_i-\bar{x})^2}{n(n-1)}} = \frac{SD}{\sqrt{n}}$$

SD は標準偏差である．

標準誤差は，得られた平均値の値がどの程度母平均に近いかを示しており，母数（この場合は母平均）がどの程度の精度で推定されたかを示す値である．上の式で示したように標準誤差は標準偏差の値をルート n で割った値である．

次のように考えると標準誤差を直感できるであろう．ある医薬品の溶液の濃度をできるだけ正確に求めたいときに，一度だけの測定で濃度を決めたときと，10 回測定してその平均値を溶液の濃度とした場合を考える．10 回測定を繰り返してその平均を溶液の濃度として採用した方がより正確な値となっていそうだと感じる．これは，測定回数（n）を大きくした結果，標準誤差が小さくなって得られた濃度が，より正確な濃度（これが母平均に相当する）に近くなるからである．

次に，標準誤差を用いて，標本の平均値と母平均の関係を考える．標本平均は母集団から抽出された標本の平均値であり，様々な値をとる可能性がある．図 2.16 は，母集団から標本を抽出することを何度も繰り返したとするとき，標準誤差が大きい場合と小さい場合の標本平均の分布を点線で示してある．しかし，通常，手元にある平均値と標準誤差はそれぞれ 1 つである．手元にある標本平均の値は，点線で示された分布の範囲のいずれかの値がとられてきてできていると考えられる．そこで，標本平均として $\bar{x}$ という値が得られたものとする．我々は点線で示された母平均の分布を知ることはできないので，実線で示した，標本平均の分布は $\bar{x}$ を中心とする正規分布をしていると推定する．正規分布の特徴から，標本平均の正規分布の $\bar{x} \pm 1.96 \times$ 標準偏差（すなわち，$\bar{x} \pm 1.96 \times$ 標準誤差）の範囲には，全体の 95% が含まれる．この範囲と母平均の関係を考えると，$\bar{x} \pm 1.96 \times$ 標準誤差の範囲に母平均が存在しそうであると考えることができる．たま

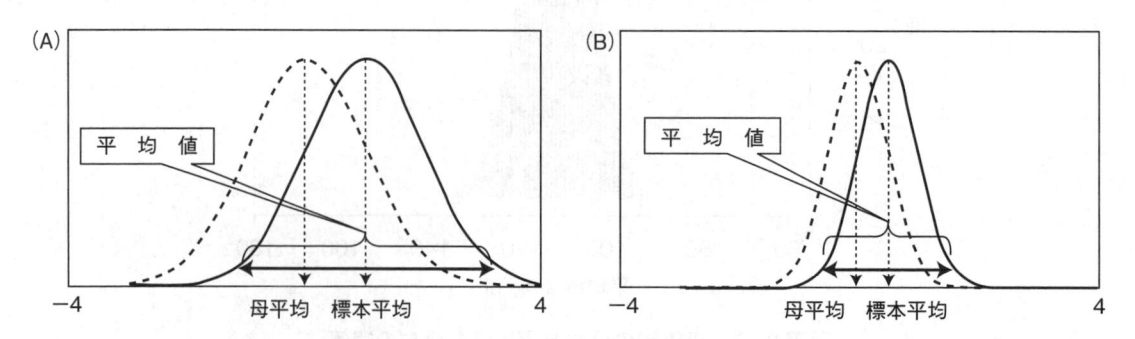

図 2.16 標準誤差が大きい場合（A）と小さい場合（B）の，母平均と標本平均の関係

たま得られた標本の平均値が正規分布の裾の値（すなわち母平均から離れた値）であることも考えられるが，標準誤差が小さいほうが，得られた標本平均の値が母平均に近い（より正確な）値であると推定することができる（図2.16を参照）．これらの理由から標準誤差は平均値の正確さを示す指標であるということができる．

平均値 ± 1.96 × 標準誤差の範囲を，95％信頼区間といい，母数が存在しそうな範囲を推定する（区間推定）際に利用される．

2.6.3　標準偏差と標準誤差の意味

標準偏差と標準誤差は，語感も計算式も非常に似ているが，その意味は異なっている．すなわち，標準偏差はデータのばらつきの大きさを示す値であり，標準誤差は平均値のばらつきの大きさ（あるいは平均の正確さ）を表す値である．

論文をみると，量的データは平均値±標準偏差で要約されていたり，平均値±標準誤差で表されている場合がある．この2つは目的に応じて使い分ける必要がある．すなわち，データのばらつきを示したい場合は標準偏差と用い，推定値の正確さを示したいときは標準誤差を用いる．

標準誤差は標準偏差よりも小さくなる（標準誤差は標準偏差をルート n で割った値である）ので，ばらつきが小さく見えるので平均値±標準偏差で表現すべき内容を平均値±標準誤差で表現するのは統計の誤用である．

表2.6に標準偏差と標準誤差の違いをまとめた．

表 2.6　標準偏差と標準誤差の違い

	標準偏差	標準誤差
計算式	$SD = \sqrt{\dfrac{\sum_{i=1}^{n}(x_i - \bar{x})^2}{n-1}}$	$SE = \sqrt{\dfrac{\sum_{i=1}^{n}(x_i - \bar{x})^2}{n(n-1)}} = \dfrac{SD}{\sqrt{n}}$
意味	データのばらつきを示す値である．	（何度も平均値を求めた場合の）平均値のばらつきを示す値である．
利用方法	データのばらつきの大きさを示すときに用いられる	得られた平均値が母平均にどれ位近いか（平均値の正確さ）を示すときに用いられる．
データ数依存性	データ数が大きければ，n に依存しない値である．	n を大きくすると小さな値となる．
区間の考え方	データの分布が正規分布の時，平均値±1.96SD の範囲にデータ全体の95％が含まれる．	データの分布にかかわらず，100回同じことを繰り返すと母平均は平均値±1.96SEの範囲に95回は含まれる．

標準偏差で示すべきデータには，データの平均値とともに，ばらつきを示したい場合がある．したがって，患者背景として年齢や血圧の値を表すときは，そのばらつきとともに表すために，平均値±標準偏差で表すのが適切である．

標準誤差で示すべきデータは，得られた平均値の正確さを示したいときである．標準誤差で表している場合は，解析した人は母平均の値が存在すると考えており，その母平均と標本平均の関

係を示したいと思っている場合である．例えば，試験溶液の濃度を複数回測定した結果をまとめる場合などがこれに当たる．

第3章 確率密度関数と分布関数

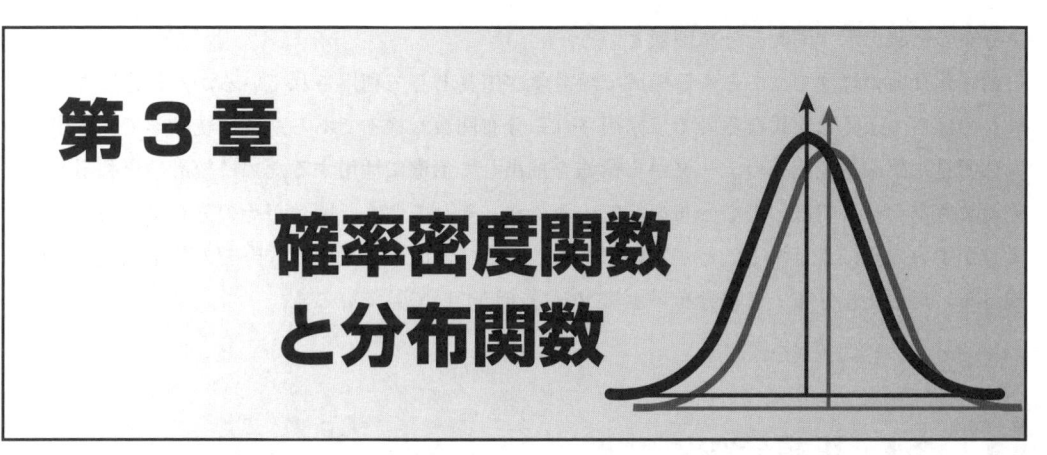

　統計学の世界では色々なデータが得られたとき，ばらつきがどのような関数によってうまく表現できるのかを考える．関数 function だから x が決まれば $f(x)$ が決まる．関数の種類によっては $f(x)$ の式が少し複雑になることもあるが，x に様々な数値を入れるとその個数分だけ $f(x)$ が計算される．例えば $x = 0, 1, 2, 3, \cdots\cdots$ であれば $f(0), f(1), f(2), f(3), \cdots\cdots$ と入れて，その分布がどのようになるのかをグラフにプロットしていけば，分布の形状を視覚的に確認することができる．$f(x) = 2x$ であれば x と $f(x)$ の関係は表 3.1，図 3.1 のようになり，$f(x) = x^2$ であれば表 3.2，図 3.2 のようになるという，いたってシンプルな規則である．

表 3.1　関数 $f(x) = 2x$ における x と $f(x)$ の関係

x	0	1	2	3	4	5	6	7	8	9	10
$f(x)$	0	2	4	6	8	10	12	14	16	18	20

表 3.2　関数 $f(x) = x^2$ における x と $f(x)$ の関係

x	0	1	2	3	4	5	6	7	8	9	10
$f(x)$	0	1	4	9	16	25	36	49	64	81	100

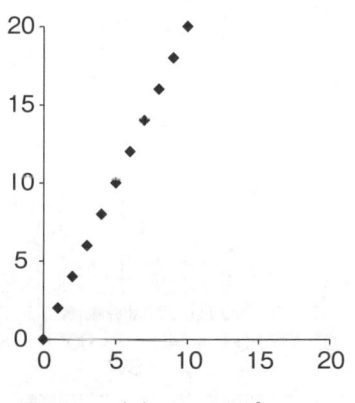

図 3.1　$f(x) = 2x$ のプロット

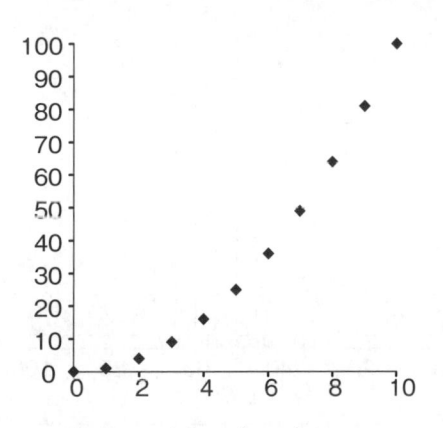

図 3.2　$f(x) = x^2$ のプロット

分布の形状を示す関数を分布関数という．

　情報化社会の現代ではあらゆる領域で統計学が道具として利用されているが，分野によってデータのばらつき具合が異なるので，繁用される分布関数も様々である．医療統計学では，患者の身体所見や臨床検査値等のデータから情報を抽出して治療に活用するために統計学を利用するが，そのようなデータではどんな分布をしているのか，そしてどんな関数がその分布に対して当てはまりがよいのかに着目することが重要である．ここでは医学・薬学の分野での使用頻度が高い正規分布・対数正規分布・二項分布・ポアソン分布について見ていこう．

3.1　正規分布

　データのばらつきといえばまず思い浮かぶのは正規分布ではないだろうか．そのくらい代表的な分布である．ある病院の診療科で対象となる患者100人の体重を集計したところ平均が50 kg，標準偏差が10 kgであった．100人分のデータを5 kg刻みでヒストグラムにしたものが図3.3である．刻みのことを階級という．このヒストグラムに正規分布の関数を当てはめたものが図3.4の曲線である．曲線とデータの分布がほぼ正規の形を表している．完全でなく"ほぼ"なのは階級の幅が5 kgと大きいからである．理論上の話だが，曲線は階級の幅を0に限りなく近づけていくと長方形の箱が細くなって棒が沢山並ぶ．そのようなヒストグラムとした場合の頂点を結ぶと，カクカクせず滑らかな曲線となる．図3.3，3.4のヒストグラムの下にあるバーコードのような線は，実際の体重データをプロットしたものである．平均の50 kg近辺にはデータが密集し，標準偏差10 kgを引いた40 kgあるいは10 kgを足した60 kg近辺から外側へ行くにつれてデータがまばらになるのがわかるだろう．その下の横長の図は箱ひげ図である．

　この曲線を表す関数を確率密度関数という．図3.3と図3.4ではヒストグラムの形は同じだが，

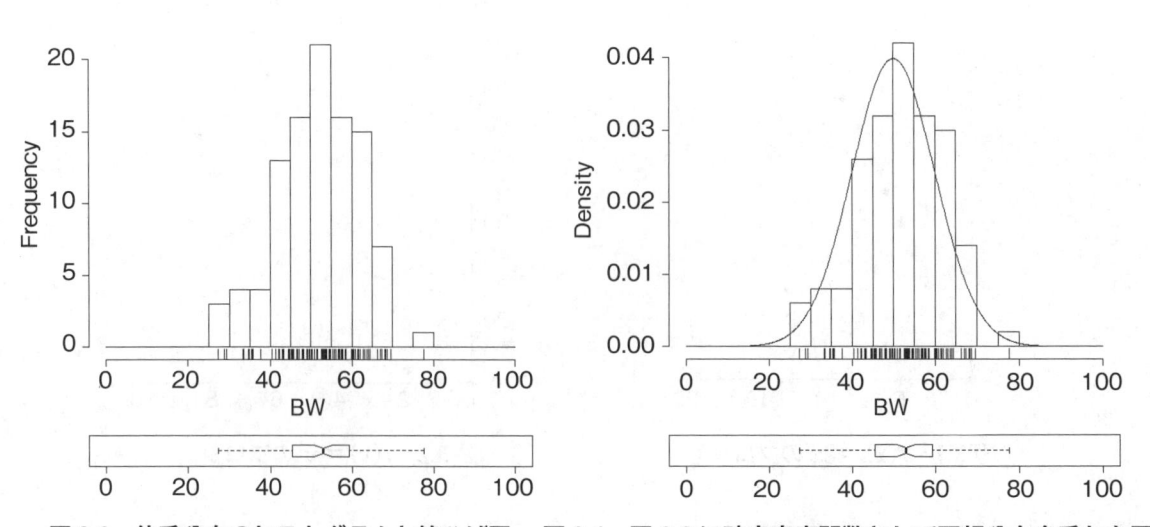

図3.3　体重分布のヒストグラムと箱ひげ図　　**図3.4　図3.3に確率密度関数として正規分布を重ねた図**

3.1 正規分布

縦軸の単位が違うことに気付いた人もいるだろう．図3.3は階級ごとの人数（頻度：frequency）であるが，図3.4は確率密度（density）となっている．ある体重以上の人が全体の何％いるのかを階級を細かくプロットしてつなぐと曲線が得られる．つまり確率の密度というわけである．正規分布は normal distribution というので N，平均は mean というので m のギリシャ文字 μ，標準偏差は standard deviation の頭の文字をとって，s のギリシャ文字 σ と略す．平均 μ，分散 σ^2（標準偏差 σ の2乗）の正規分布を $N(\mu, \sigma^2)$ と表記する．上の例をこれで表すと $N(50, 10^2)$ となる．

曲線の関数はどんな形をしているか気にならないだろうか．正規分布の確率密度関数は

$$f(x) = \frac{1}{\sqrt{2\pi}\sigma} \exp\left[-\frac{(x-\mu)^2}{2\sigma^2}\right] \tag{3.1}$$

となる．π は円周率 3.14……のことである．この式を無理に覚える必要はないが，よく見ると平均 μ と標準偏差 σ がわかればあとは x に順次任意の値を入れていけば $f(x)$ が求まるのがわかるだろう．つまり正規分布は μ と σ がわかれば形状が決まるのである．だから $N(\mu, \sigma^2)$ と表記する．この μ や σ をパラメータという．$N(50, 100)$ のパラメータは μ が50，σ が10である．式（3.1）へ実際に数値を入れてみよう．

$$f(10) = \frac{1}{\sqrt{2\pi}\times 10} \exp\left[-\frac{(10-50)^2}{2\times 10^2}\right] \cong 0.000000$$

$$f(20) = \frac{1}{\sqrt{2\pi}\times 10} \exp\left[-\frac{(20-50)^2}{2\times 10^2}\right] = 0.000443$$

$$f(30) = \frac{1}{\sqrt{2\pi}\times 10} \exp\left[-\frac{(30-50)^2}{2\times 10^2}\right] = 0.005399$$

$$f(40) = \frac{1}{\sqrt{2\pi}\times 10} \exp\left[-\frac{(40-50)^2}{2\times 10^2}\right] = 0.02420$$

$$f(50) = \frac{1}{\sqrt{2\pi}\times 10} \exp\left[-\frac{(50-50)^2}{2\times 10^2}\right] = 0.03989$$

このようにして x にもっと細かく数値を入れていった結果が左右対称な釣鐘型の曲線になるのである．

μ が0，σ が1，つまり $N(0, 1)$ の正規分布を標準正規分布という．図3.5はヒストグラム，図3.6はヒストグラムに確率密度関数の曲線を重ねた図である．

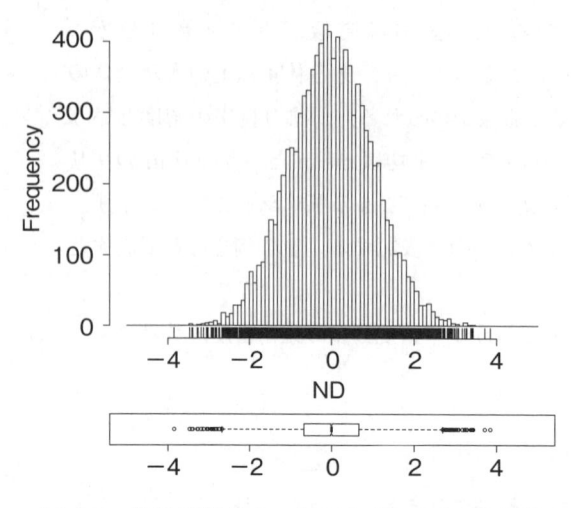

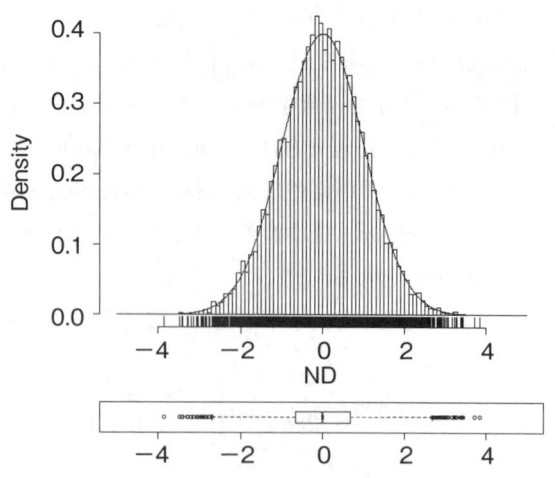

図 3.5 標準正規分布のヒストグラムと箱ひげ図

図 3.6 図 3.5 に確率密度関数を重ねた図

標準正規分布の関数は式 (3.1) の μ が 0, σ が 1 となるのでもっと簡単な形になる.

$$f(x) = \frac{1}{\sqrt{2\pi} \times 1} \exp\left[-\frac{(x-0)^2}{2 \times 1^2}\right] = \frac{1}{\sqrt{2\pi}} \exp\left(-\frac{x^2}{2}\right) \tag{3.2}$$

式 (3.2) へ実際に数値を入れてみよう.

$$f(0) = \frac{1}{\sqrt{2\pi}} \exp\left(-\frac{0^2}{2}\right) = 0.3990$$

$$f(1) = \frac{1}{\sqrt{2\pi}} \exp\left(-\frac{1^2}{2}\right) = 0.2420$$

$$f(2) = \frac{1}{\sqrt{2\pi}} \exp\left(-\frac{2^2}{2}\right) = 0.0540$$

$$f(3) = \frac{1}{\sqrt{2\pi}} \exp\left(-\frac{3^2}{2}\right) = 0.0044$$

$$f(4) = \frac{1}{\sqrt{2\pi}} \exp\left(-\frac{4^2}{2}\right) = 0.0001$$

このようにして x にもっと細かく数値を入れていった結果が左右対称な釣鐘型の曲線になるのである.

3.2 対数正規分布

多くの患者の体重データを集めると正規分布に近い形状となるが，臨床検査値に関しては必ずしもそうはならない．例えば肝機能検査値の AST（aspartate amino transferase）はどうだろう．以前は GOT（glutamic oxaloacetic transaminase）と呼ばれた肝機能障害の代表的なマーカーである．当病院での正常値は 10 〜 40 IU/L（国際単位 /L）である．大多数の健康な人はこの範囲に収まるが，一部 50 〜 100 程度の人がいて，ときに 100 以上，まれに 500 以上の人もいるだろう．ということは少なくともデータの分布は左右対称ではなく，右に裾野をひく形になるはずである．先ほど体重を集計した患者 100 人の AST を集計したところ平均が 33 IU/L，標準偏差が 43 IU/L であった．100 人分のデータを 10 IU/L 刻みでヒストグラムにしたものが図 3.7 である．明らかに正規分布ではない．正規分布でない場合，平均や標準偏差はあまり意味をなさない．そこで，すべての患者の AST データを対数変換してヒストグラムにしたものが図 3.8 である．この図によると正規分布しているように見える．このように元のデータを対数変換するとデータが正規分布になる場合を対数正規分布という．図 3.9，3.10 はヒストグラムに確率密度関数の曲線を重ねた図である．

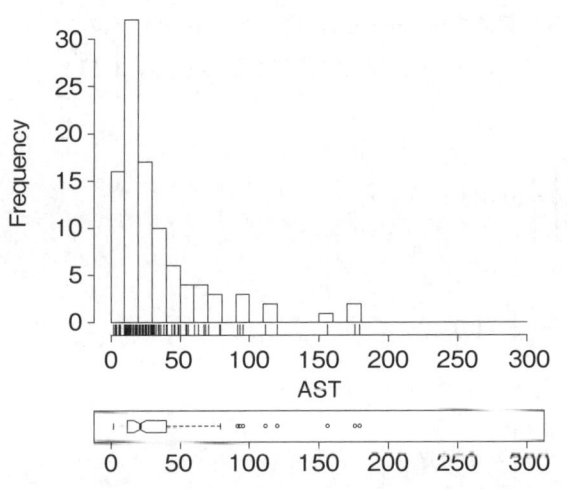

図 3.7 AST のヒストグラムと箱ひげ図 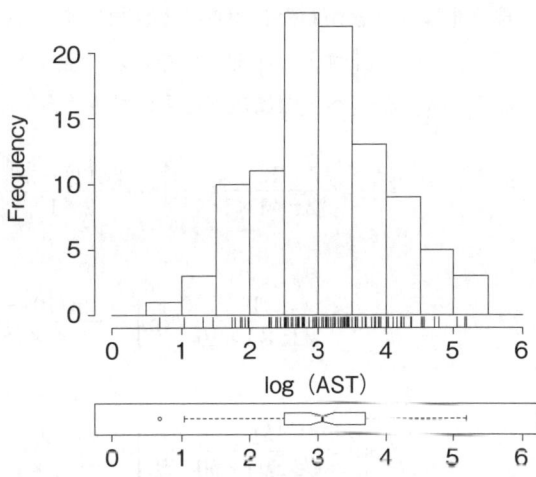　　**図 3.8** AST 対数変換値のヒストグラムと箱ひげ図

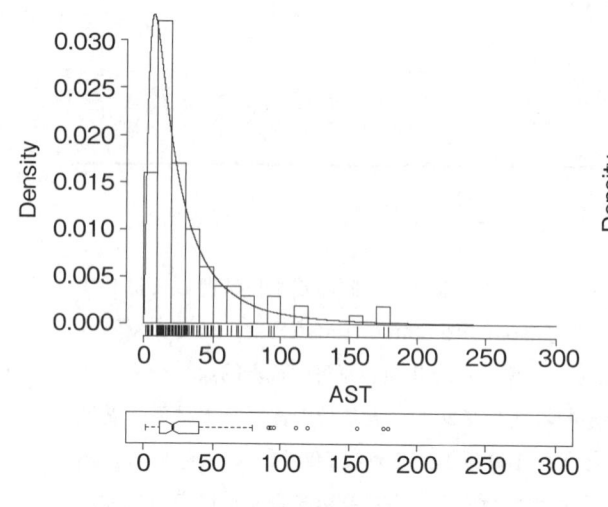

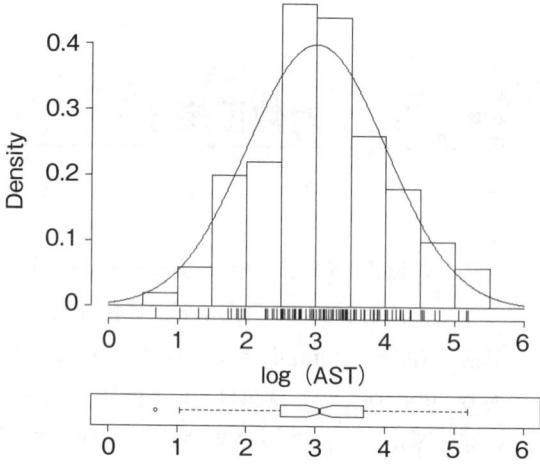

図 3.9　図 3.7 に確率密度関数を重ねた図　　図 3.10　図 3.8 に確率密度関数を重ねた図

　データを集計したところ平均が対数値で 3, 標準偏差が対数値で 1 であった. 対数正規分布の確率密度関数は

$$f(x) = \frac{1}{\sqrt{2\pi}\sigma x} \exp\left[-\frac{\{\ln(x)-\mu\}^2}{2\sigma^2}\right] \tag{3.3}$$

となる. この式も正規分布の式と同様無理に覚える必要はないが, よく見ると平均 μ と標準偏差 σ がわかればあとは x に順次任意の値を入れていけば $f(x)$ が求まるのがわかるだろう. 対数正規分布は μ と σ がわかれば形状が決まるのである. 英語で log-normal distribution というので $LN(\mu, \sigma^2)$ と表記する. 上記の例をこれで表すと, パラメータは μ が 3, σ が 1 なので $LN(3, 1)$ となる. 式 (3.3) へ実際に数値を入れてみよう.

$$f(1) = \frac{1}{\sqrt{2\pi}\times 1 \times 1} \exp\left[-\frac{\{\ln(1)-3\}^2}{2\times 1^2}\right] = 0.0044$$

$$f(10) = \frac{1}{\sqrt{2\pi}\times 1 \times 10} \exp\left[-\frac{\{\ln(10)-3\}^2}{2\times 1^2}\right] = 0.0313$$

$$f(50) = \frac{1}{\sqrt{2\pi}\times 1 \times 50} \exp\left[-\frac{\{\ln(50)-3\}^2}{2\times 1^2}\right] = 0.0053$$

$$f(200) = \frac{1}{\sqrt{2\pi}\times 1 \times 100} \exp\left[-\frac{\{\ln(100)-3\}^2}{2\times 1^2}\right] = 0.0011$$

$$f(100) = \frac{1}{\sqrt{2\pi}\times 1 \times 200} \exp\left[-\frac{\{\ln(200)-3\}^2}{2\times 1^2}\right] = 0.0001$$

このようにして x にもっと細かく数値を入れていった結果が図 3.9 の曲線になる．また式 (3.1) へ数値を細かく入れていった結果が図 3.10 の曲線になる．

$$f(1) = \frac{1}{\sqrt{2\pi} \times 1} \exp\left[-\frac{(1-3)^2}{2 \times 1^2}\right] = 0.0540$$

$$f(2) = \frac{1}{\sqrt{2\pi} \times 1} \exp\left[-\frac{(2-3)^2}{2 \times 1^2}\right] = 0.2420$$

$$f(3) = \frac{1}{\sqrt{2\pi} \times 1} \exp\left[-\frac{(3-3)^2}{2 \times 1^2}\right] = 0.3989$$

$$f(4) = \frac{1}{\sqrt{2\pi} \times 1} \exp\left[-\frac{(4-3)^2}{2 \times 1^2}\right] = 0.2420$$

$$f(5) = \frac{1}{\sqrt{2\pi} \times 1} \exp\left[-\frac{(5-3)^2}{2 \times 1^2}\right] = 0.0540$$

3.3 二項分布・Poisson 分布

ある医薬品 A の添付文書によると頭痛の副作用頻度が 5% と記載があった．このデータは 100 人の臨床試験により得られた結果である．つまり 100 人に投与したところ 5 人に頭痛が発生したということである．しかし，再度同様な臨床試験を行ったら頭痛の頻度が同じとは限らない．実際には繰り返し臨床試験を行うことは困難だが，仮に 100 回行ったとすると頭痛を起こすのが 5 人の確率はどのくらいかを計算することができる．このような二値データのばらつきを表現する関数を二項分布という．ではどのような式か見ていこう．試行回数（ここでは臨床試験の繰り返し数）を n，現象が起こる回数（ここでは頭痛が出現する人の数）を h，現象が起こる確率（ここでは頭痛が起こる確率）を p とすると

$$f(k) = {}_nC_k \times p^k \times (1-p)^{n-k} \tag{3.4}$$

となる．英語で binominal distribution というので $B(n, p)$ と表記する．上記の例をこれで表すと，パラメータは n が 100，p が 0.05 なので $B(100, 0.05)$ となる．式 (3.4) へ実際に数値を代入してみよう．臨床試験の回数 n に 100 を，副作用が出現する人の数 k に 0, 1, 2, ……を，副作用が出現する確率 p に 0.05 を入れると

$$f(0) = {}_{100}C_0 \times 0.05^0 \times (1-0.05)^{100-0} = 0.0059$$
$$f(1) = {}_{100}C_1 \times 0.05^1 \times (1-0.05)^{100-1} = 0.0312$$

$$f(2) = {}_{100}C_2 \times 0.05^2 \times (1-0.05)^{100-2} = 0.0812$$
$$f(3) = {}_{100}C_3 \times 0.05^3 \times (1-0.05)^{100-3} = 0.1396$$
$$f(4) = {}_{100}C_0 \times 0.05^4 \times (1-0.05)^{100-4} = 0.1782$$

となる．1人副作用が出現するのは100回中3回程度，2人副作用が出現するのは8回程度，3人が14回程度，4人が18回程度，……ということである．ヒストグラムにすると図3.11になる．

次にPoissonポアソン分布について見ていこう．Poisson分布とはまれに起こる現象を表す分布として有名である．まれに起こる現象とは上記の例でいうと，pが小さく，nが大きいということである．事故が起こる確率を計算するのによく利用される．副作用も一種の事故である．関数の形は

$$f(x) = \frac{e^{-\lambda} \times \lambda^x}{x!} \tag{3.5}$$

となる．eはネイピア数（$=2.71828$……）である．λはラムダと読む．λが決まれば$f(x)$が求まるのでパラメータはλのみである．ここで仮に$\lambda=5$とする．英語でPoisson distributionというのでPo(λ)と表記し，ここではPo(5)になる．上記と同様な例で式（3.5）へ実際に数値を代入してみよう．

$$f(0) = \frac{e^{-\lambda} \times \lambda^x}{x!} = \frac{e^{-5} \times 5^0}{0!} = 0.0336$$

$$f(1) = \frac{e^{-\lambda} \times \lambda^x}{x!} = \frac{e^{-5} \times 5^1}{1!} = 0.0842$$

$$f(2) = \frac{e^{-\lambda} \times \lambda^x}{x!} = \frac{e^{-5} \times 5^2}{2!} = 0.1404$$

$$f(3) = \frac{e^{-\lambda} \times \lambda^x}{x!} = \frac{e^{-5} \times 5^3}{3!} = 0.1747$$

$$f(4) = \frac{e^{-\lambda} \times \lambda^x}{x!} = \frac{e^{-5} \times 5^4}{4!} = 0.1755$$

となる．1人副作用が出現するのは100回中8回程度，2人副作用が出現するのは14回程度，3人が17回程度，4人が18回程度，……ということである．ヒストグラムにすると図3.12になる．

3.3 二項分布・Poisson 分布

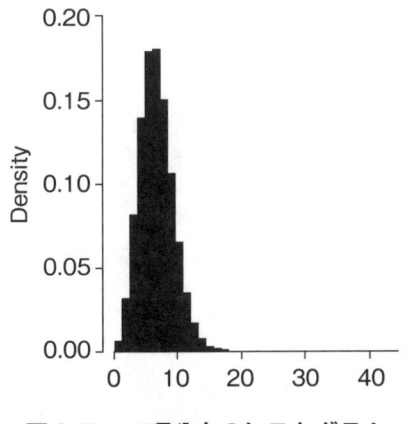

図 3.11 二項分布のヒストグラム

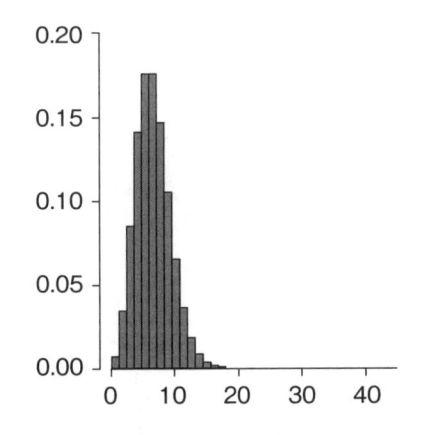

図 3.12 ポアソン分布のヒストグラム

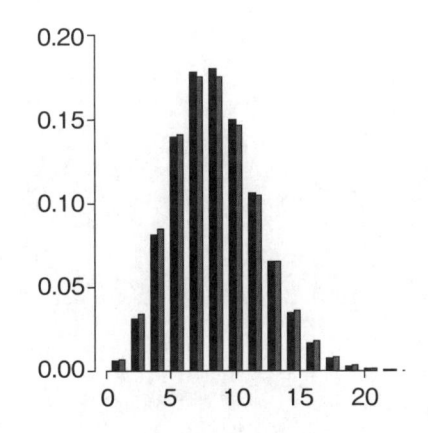

図 3.13 図 3.11, 3.12 を重ねたヒストグラム

二項分布（黒）と Poisson 分布（グレー）のヒストグラムを重ね合わせたものが図 3.13 となる．

先ほど仮に $\lambda = 5$ としたが，その理由について少しだけ触れておこう．二項分布 $B(n, p)$ において試行回数 n が非常に大きく，現象が起こる確率 p が非常に小さい時に，$n \times p = \lambda$ とおき，λ を一定に保ちながら $n \to \infty$ にすると

$$f(k) = {}_nC_k \times p^k \times (1-p)^{n-k} \xrightarrow[n \to \infty]{} \frac{e^{-\lambda} \times \lambda^k}{k!}$$

となる．これより

$$f(x = k) = \frac{e^{-\lambda} \times \lambda^x}{x!}$$

に近似できるという法則より $\lambda = 100 \times 0.05 = 5$ とした．

第4章 確　率

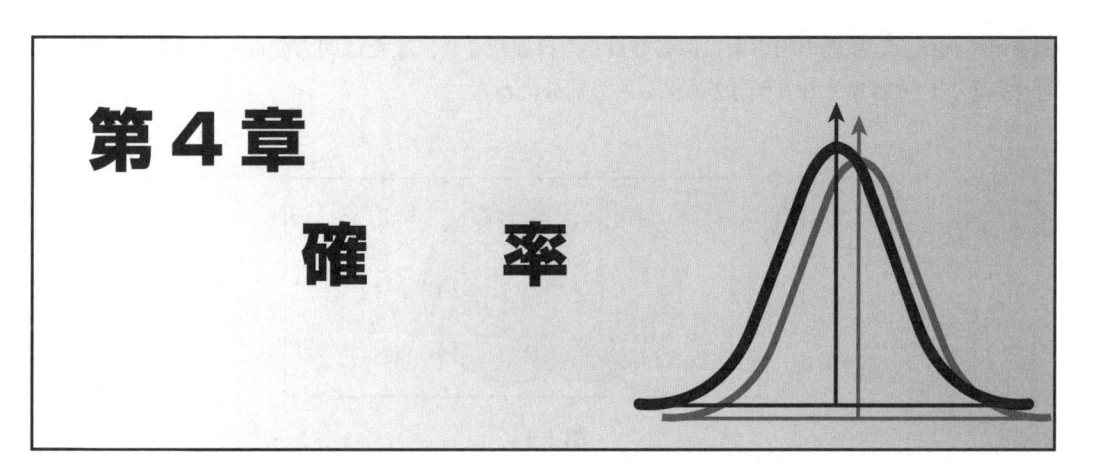

4.1　事象・確率に関する法則

　事象とは，実験，観察，調査の結果であり，確率が適用される基本要素のことである．例えば，2012年12月のある日，ある小学校の生徒全員を対象にインフルエンザの予防接種を受けたかどうかを調査したとしよう．この場合インフルエンザの予防接種を受けたという事象と，インフルエンザの予防接種を受けていないという2つの事象が起こり得る．またサイコロの目は確率論でよく用いられる例である．サイコロを1回投げたとき，1の目から6の目まで6つの事象が起こり得る．

　確率の分野では，事象をAやBなどといったアルファベットの大文字で表す．事象に関してはいくつかの法則が定義されているが，その法則についてベン図を用いて考えてみよう．

　2つの事象AとBが同時に成立する事象を**積事象**と呼び，A∩Bと表す．例えば，小学校6年生のあるクラスで，図書委員であることをA，風紀委員であることをB，どの委員にも属さないことをCで表す．AとBの積事象とは図書委員と風紀委員の両方をしているという事象になり図4.1のグレーの部分になる．

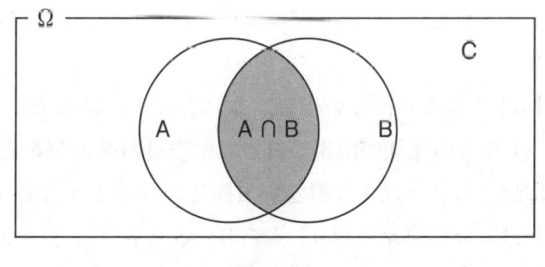

図4.1

　2つの事象AとBのうち少なくとも一方が成立する事象を**和事象**と呼び，A∪Bと表す．先の

例を用いれば，AとBの和事象は図書委員または風紀委員，または図書委員と風紀委員の両方をしているという事象となり図4.2のグレーの部分になる．

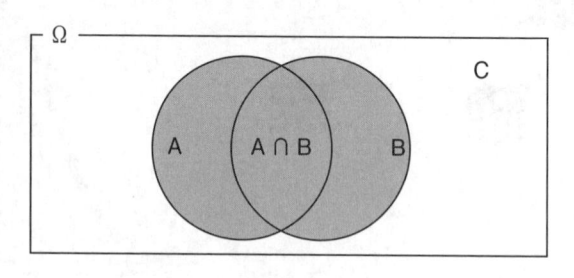

図 4.2

起こり得る事象のすべてを合わせた事象を**全事象**と呼び，Ωと表す．このクラスの生徒は図書委員か風紀委員をしている，または図書委員と風紀委員の両方をしている，もしくはどの委員にも属さないかのいずれかとなり，これらの事象をすべて合わせた全事象は図4.1や図4.2の全体となる．

Aが起こらない事象を**余事象**と呼び，A^cと表す．話を簡単にするために，先ほどのクラスでは図書委員しかないこととする．するとAの余事象は図書委員でないという事象となり，図4.3のグレーの部分となる．

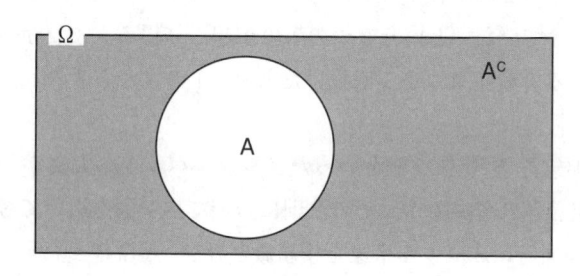

図 4.3

決して起こらない事象を**空事象**と呼び，ϕと表す．例えば，先ほどの余事象の例を用いれば，このクラスの生徒は図書委員かそうでないかのどちらかであり，2つの事象が同時に起こることはあり得ず，空事象となる（図4.3）．つまり図書委員であり同時に図書委員でないという矛盾した事象は決して起こらない．

2つの事象AとBが同時に起こり得ない場合，これを互いに排反である事象，すなわち**排反事象**と呼ぶ．もし，このクラスの生徒が図書委員と風紀委員の両方を兼任できないとなると，これら2つの事象が同時に起こることはあり得ない（図4.4）．つまりAとBの積事象A∩Bが空事象になるため，AとBは互いに排反となり，$A \cap B = \phi$と表すことができる．また，先の余事象でも取り上げたが，もしこのクラスの生徒が図書委員かそうでないかのどちらか一方であるなら，これら2つの事象が同時に起こることもあり得ない（図4.3）．つまりAとA^cの積事象が空事象になるため，AとA^cは互いに排反となり，$A \cap A^c = \phi$と表すことができる．このように事

象と余事象は必ず排反事象となる．

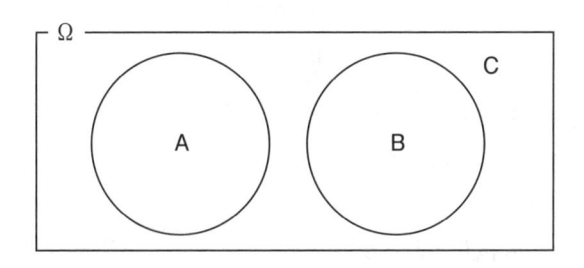

図 4.4

確率には多くの定義がある．Laplace ラプラスの定義，頻度論的定義，公理主義的定義などが提案されているが，本書で示す定義は頻度論的定義と呼ばれるものである．例えば実験を n 回繰り返し，事象 A が m 回起こったとすると，その比は m/n となり，これを，

$$P(A) = \frac{m}{n}$$

と表す．ここで実験回数 n を増やし，$n \to \infty$ のとき，事象 A が起こる真の確率（頻度確率）を，

$$P_n(A) = \lim_{n \to \infty} P_n(A)$$

と定義する．この定義では初めに全実験（観察）回数に対する事象 A の相対頻度を考えている．そして実験（観察）回数を大きくとることで，その極限として得られた相対頻度を，その事象の確率としているのである．

頻度論的定義の一例を挙げてみよう．厚生労働省発表の平成 23 年度の人口動態統計によれば，平成 23 年度に出生者数は 1,050,806 人で，最初の 1 年間生存した乳児は 1,047,196 人であった．出生者数 1,050,806 人の中で最初の 1 年間生存したという事象は 1,047,196 回起こったとみなすことができるので，

$$P(乳児が最初の 1 年間生存する) = \frac{1,047,196}{1,050,806}$$

$$= 0.99656$$

1,050,806 回の繰り返しは非常に大きいので頻度論的定義を満たす．

さて，もしすべての出生者数が最初の 1 年間生存したとすると，

$$P(乳児が最初の 1 年間生存する) = \frac{1,050,806}{1,050,806}$$

$$= 1$$

となり，確率の最大値は 1 となることがわかる．しかし，もしすべての出生者数が最初の 1 年間で死亡したとすると，

$$P(乳児が最初の1年間生存する) = \frac{0}{1,050,806}$$
$$= 0$$

となり，確率の最小値は0となる．
ここで重要な確率の公理の1つが出てきた．

$$0 \leq P \leq 1$$

すなわち，確率は0から1の値しかとらない．

また，事象Aに対する余事象A^cの確率は直接計算することができる．実験をn回繰り返し，事象Aがm回起こるとすれば，余事象A^cは$(n-m)$回起こることになる．nが十分に大きければ，

$$P(A^c) = \frac{n-m}{n} = 1 - \frac{m}{n} = 1 - P(A)$$

となる．したがって，乳児が最初の1年間生存しなかった確率は，

$$P(乳児が最初の1年間に生存しなかった) = 1 - P(乳児が最初の1年間に生存する)$$
$$= 1 - 0.99656$$
$$= 0.00344$$

となるわけである．

次に厚生労働省発表の平成22年乳児身体発育調査による出生時の体重を例に，再度排反事象を取り上げる．体重が2,000グラム未満の事象をAとし，2,000〜2,499グラムである事象をBとすると，乳児は同時に2つの体重グループに含まれることはないのでAとBは互いに排反となる．これら2つの事象が同時に起こることはあり得ないので，この積事象を確率で表記すると，

$$P(A \cap B) = 0$$

となるわけである．このように2つの事象が互いに排反であるとき，確率の**加法定理**によって，2つの事象のどちらかが起こる確率は，それぞれの事象が起こる確率の和と等しくなり，確率で表記すると，

$$P(A \cup B) = P(A) + P(B)$$

となる．乳児の体重が2,000グラム未満である確率が0.016, 2,000〜2,499グラムである確率が0.076であることから，どちらかの事象が起こる確率は，

$$P(A \cup B) = 0.016 + 0.076$$
$$= 0.092$$

となり，これは乳児の体重が2,500グラム未満である確率を表している．加法定理は3つ以上の互いに排反な事象の場合に拡張することもできる．体重が2,000グラム未満の事象をA_1, 2,000〜2,499グラムである事象をA_2, 2,500〜2,999グラムである事象をA_3, 3,000〜3,499グラムである事象をA_4, 3,500〜3,999グラムである事象をA_5, 4,000グラム以上である事象をA_6, そして不詳である事象をA_7とする．このようにn個の事象$A_1, A_2, \cdots, A_n$について，$A_1 \cap A_2 = \phi$, $A_1 \cap A_3 = \phi, \cdots$そのすべての組合せについて積事象が空事象であれば，

$$P(A_1 \cup A_2 \cup \cdots \cup A_n) = P(A_1) + P(A_2) + \cdots + P(A_n)$$

となる．これも重要な確率の公理である．

さて，これら $A_1 \sim A_7$ までの事象をすべて合わせると，全事象 Ω となることに気づく．それぞれの事象に対応した確率は，$P(A_1) = 0.016$, $P(A_2) = 0.076$, $P(A_3) = 0.393$, $P(A_4) = 0.393$, $P(A_5) = 0.106$, $P(A_6) = 0.009$, $P(A_7) = 0.007$ であることから，

$$\begin{aligned} P(\Omega) &= P(A_1 \cup A_2 \cup \cdots \cup A_n) \\ &= P(A_1) + P(A_2) + \cdots + P(A_n) \\ &= 0.016 + 0.076 + 0.393 + 0.393 + 0.106 + 0.009 + 0.007 \\ &= 1 \end{aligned}$$

となり，全事象の確率は 1 となるわけである．これも重要な確率の公理である．

4.2 条件付確率

ある事象 B の確率を，別の事象 A が起こった場合を条件として求めることがある．言い換えれば，先に A が起こることが B の確率に影響を与えるということになる．この確率を $P(B|A)$ と表す．これはどういうことなのか，表 4.1 に示した厚生労働省発表の平成 22 年乳児身体発育調査による出生時の体重データ（一部改変）を用いて考えよう．出生児が男子であるときに出生時体重が 2,500 グラム未満である確率というのは，単に出生時体重が 2,500 グラム未満の男子の確率とは異なる．なぜなら，前者は男子だという情報が前もって与えられた上での 2,500 グラム未満の確率だからである．

表 4.1　一般調査による出生時の体重別出生数

	男子（人）	女子（人）	総数（人）
総数	3,920	3,719	7,639
～ 499 g	0	2	2
500 ～ 999 g	8	9	17
1000 ～ 1499 g	13	20	33
1500 ～ 1999 g	36	41	77
2000 ～ 2499 g	253	331	584
2500 ～ 2999 g	1,398	1,606	3,004
3000 ～ 3499 g	1,659	1,340	2,999
3500 ～ 3999 g	479	329	808
4000 ～ 4499 g	38	20	58
4500 g ～	3	1	4
不詳	33	20	53
2500 g 未満	310	403	713

ここで確率の**乗法定理**により，2つの事象 A と B が同時に起こる確率は A が起こる確率に A という条件で B が起こる確率をかけたものに等しくなり，確率で表記すると，

$$P(A \cap B) = P(A)P(B|A)$$

となる．条件付確率 $P(B|A)$ は，上記の式から，

$$P(A \cap B) = P(A)P(B|A) \Leftrightarrow P(B|A) = \frac{P(A \cap B)}{P(A)}, \quad P(A) \neq 0$$

となる．もし A を出生児が男子である事象とし，B を出生児の体重が 2,500 グラム未満である事象とすれば，A∩B は出生時体重が 2,500 グラム未満の男子の確率なので，

$$P(A \cap B) = P(2,500 グラム未満の男子)$$

$$= \frac{310}{7,639}$$

$$= 0.041$$

となる．すなわち，全事象 Ω に対する事象 A∩B の確率だということである（図 4.5a）．また，

$$P(A) = P(男子)$$

$$= \frac{3,920}{7,639}$$

$$= 0.513$$

となるので，

$$P(B|A) = P(2500 グラム未満の男子|男子)$$

$$= \frac{P(A \cap B)}{P(A)}$$

$$= \frac{0.041}{0.513}$$

$$= 0.080$$

となる．これは，男子である事象 A に対する事象 A∩B の確率ということになる（図 4.5b）．

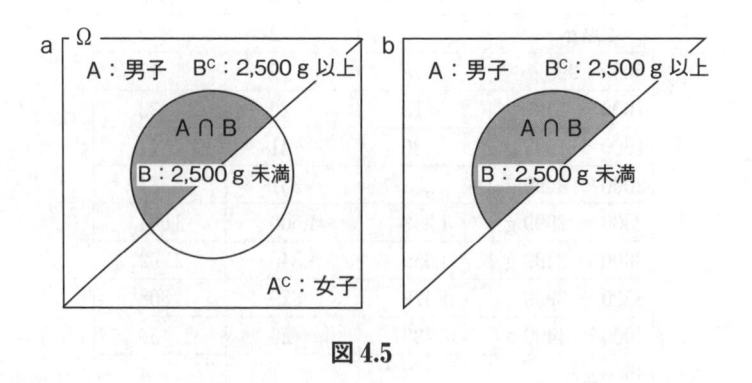

図 4.5

体重を計る前に出生児が男児だとわかってしまうと，2,500 グラム未満の体重となる可能性が，2,500 グラム未満の男児として生まれる可能性より大きくなるわけである．

先の例では，事象 A の結果が事象 B の結果に影響を与えるということだった．しかし，事象 A の結果が事象 B の結果に影響を与えないこともある．このとき，事象 A と事象 B は独立であるという．もし，事象 A と事象 B が独立であるなら，

$$P(B|A) = P(B)$$
$$P(A|B) = P(A)$$

したがって，この特別な場合を確率の乗法定理で表すと，

$$P(A \cap B) = P(A)P(B|A) = P(A)P(B)$$
$$P(A \cap B) = P(B)P(A|B) = P(A)P(B)$$

となる．

すなわち，2つの事象 A と B が同時に起こる確率は，A が起こる確率と B が起こる確率をかけたものに等しくなる．

4.3 Bayes の定理

最後に Bayes ベイズの定理と呼ばれる条件付確率の関係式を紹介しよう．ある病院で結核の感染を調べるため 1820 人の健康診断をした．いくつかの検査の結果，結核に感染している人は 30 人，結核に感染していなかった人は 1790 人という結果になった．また結核の検査項目の中には胸部 X 線検査も含まれていて，73 人が陽性を示し，1747 人が陰性を示した．まとめると表 4.2 となる．

表 4.2

胸部 X 線	結核 感染 (D^+)	結核 非感染 (D^-)	計
陽性 (T^+)	22	51	73
陰性 (T^-)	8	1739	1747
計	30	1790	1820

D^+ は結核に感染している事象とする．D^- は結核に感染していない事象，つまり D^+ の余事象とする．それぞれの事象の確率は，

$$P(D^+) = \frac{30}{1820}$$
$$= 0.016$$
$$P(D^-) = \frac{1790}{1820}$$
$$= 0.984$$

となる．ここで

つまり，D^+ と D^- を合わせると全事象となることに気づく．明らかに，D^+ と D^- は互いに排反であるので，

$$\Omega = D^+ \cup D^-$$

$$\begin{aligned}P(\Omega) &= P(D^+ \cup D^-) \\ &= P(D^+) + P(D^-) \\ &= 0.016 + 0.984 \\ &= 1\end{aligned}$$

となる．次に T^+ を胸部 X 線検査の結果が陽性である事象だとすれば，その事象の確率は，

$$\begin{aligned}P(T^+) &= \frac{73}{1820} \\ &= 0.040\end{aligned}$$

となる．図示すると図 4.6 のようになる．

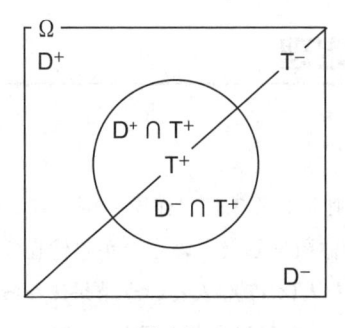

図 4.6

健康診断の検査結果が陽性の場合考えることといえば，病気である可能性はどの程度なのかということであろう．つまり，胸部 X 線検査の結果が陽性であるとき結核に感染している条件付確率 $P(D^+|T^+)$ に興味があるわけである．乗法の定理から，

$$P(D^+|T^+) = \frac{P(D^+ \cap T^+)}{P(T^+)}$$

となる．この式の右辺の分子は，乗法の定理から，

$$P(D^+ \cap T^+) = P(D^+)P(T^+|D^+)$$

となる．また分母は，

$$T^+ = (D^+ \cap T^+) \cup (D^- \cap T^+)$$

でもあるので，胸部 X 線結果が陽性である確率は，

$$\begin{aligned}P(T^+) &= P[(D^+ \cap T^+) \cup (D^- \cap T^+)] \\ &= P(D^+ \cap T^+) + P(D^- \cap T^+) \\ &= P(D^+)P(T^+|D^+) + P(D^-)P(T^+|D^-)\end{aligned}$$

となる．まとめると，

$$P(\mathrm{D}^+|\mathrm{T}^+) = \frac{P(\mathrm{D}^+)P(\mathrm{T}^+|\mathrm{D}^+)}{P(\mathrm{D}^+)P(\mathrm{T}^+|\mathrm{D}^+) + P(\mathrm{D}^-)P(\mathrm{T}^+|\mathrm{D}^-)}$$

となるわけである．この関係式のことを Bayes の定理と呼ぶ．さて，$P(\mathrm{T}^+|\mathrm{D}^+)$ は結核に感染しているとき検査結果が陽性である条件付確率なので，

$$P(\mathrm{T}^+|\mathrm{D}^+) = \frac{22}{30}$$
$$= 0.733$$

となり，また $P(\mathrm{T}^+|\mathrm{D}^-)$ は結核に感染していないのに検査結果が陽性となる条件付確率なので，

$$P(\mathrm{T}^+|\mathrm{D}^-) = \frac{51}{1790}$$
$$= 0.028$$

となる．
すべての確率の数値を関係式に代入すると，

$$P(\mathrm{D}^+|\mathrm{T}^+) = \frac{P(\mathrm{D})P(\mathrm{T}^+|\mathrm{D}^+)}{P(\mathrm{D}^+)P(\mathrm{T}^+|\mathrm{D}^+) + P(\mathrm{D}^-)P(\mathrm{T}^+|\mathrm{D}^-)}$$
$$= \frac{0.016 \times 0.733}{0.016 \times 0.733 + 0.984 \times 0.028}$$
$$= 0.299$$

となり，胸部 X 線検査の結果が陽性であるとき結核に感染している可能性は約 30％ ということになる．

さて，結核に感染している確率 $P(\mathrm{D}^+)$ は病院で健康診断を受けた人を対象にした確率であった．健康診断を受けた人は日本人全体という大きな集団から無作為に抽出されたとは見なせない．なぜなら，結核の感染を心配して病院で健康診断を受けた人とそうでない人とでは結核に感染している確率が違うかもしれないからである．したがって $P(\mathrm{D}^+)$ としては，もっと一般的な集団で結核に感染しいている確率を用いることが妥当だと考えられる．厚生労働省発表の結核登録者情報調査年報集計結果によれば，平成 22 年度は 100,000 人当たり 18.2 人の結核患者が報告されている．$P(\mathrm{D}^+)$ としてこの値を用いると，

$$P(\mathrm{D}^+) = \frac{18.2}{100{,}000}$$
$$= 0.000182$$

となる．すると一般的な集団 100,000 人を対象とした結核に感染していない確率 $P(\mathrm{D}^-)$ は，D^- が D^+ の余事象であることから，

$$P(\mathrm{D}^-) = 1 - P(\mathrm{D}^+)$$

$$= 1 - 0.000182$$
$$= 0.999818$$

となる．これらの確率を再び関係式に代入すると，

$$P(\mathrm{D}^+|\mathrm{T}^+) = \frac{P(\mathrm{D})P(\mathrm{T}^+|\mathrm{D}^+)}{P(\mathrm{D}^+)P(\mathrm{T}^+|\mathrm{D}^+) + P(\mathrm{D}^-)P(\mathrm{T}^+|\mathrm{D}^-)}$$

$$= \frac{0.000812 \times 0.733}{0.000812 \times 0.733 + 0.999818 \times 0.028}$$

$$= 0.004743$$

となり，先ほどの健康診断を受けた人から計算された $P(\mathrm{D}^+|\mathrm{T}^+)$ とは異なる結果となった．一般的な集団では胸部 X 線検査の結果が陽性であるとき結核に感染している可能性はおよそ 0.5％ となる．

Bayes の定理では $P(\mathrm{D}^+)$ を事前確率と呼ぶ．これは事象 D の起こるさまについてあらかじめもっていた確率とみなせる．それに対して，$P(\mathrm{D}^+|\mathrm{T}^+)$ は事後確率と呼ぶ．これは事象 T^+ であることを知った後で，D の起こるさまについてもつこととなった確率とみなせる．

第5章 推定

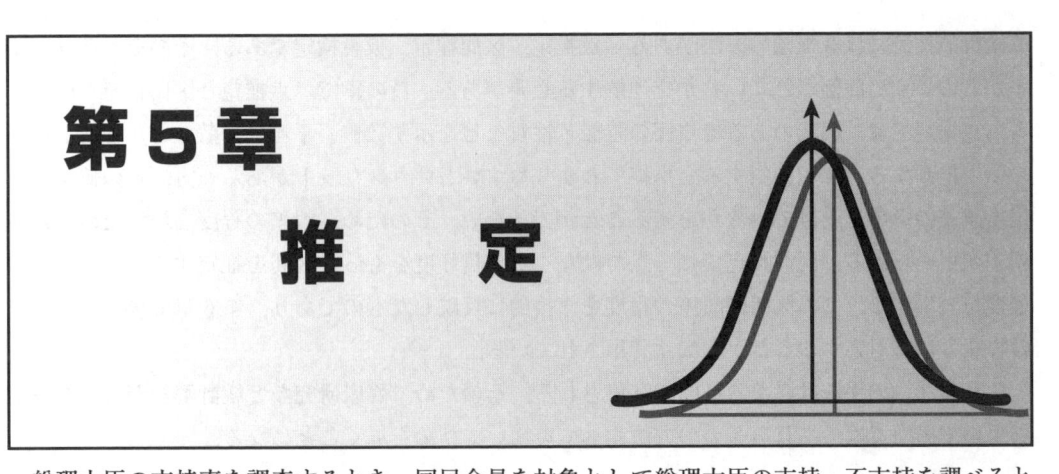

　総理大臣の支持率を調査するとき，国民全員を対象として総理大臣の支持・不支持を調べると正確に支持率を把握することができる．輸入牛が何らかの病気にかかっていないかを調べるために，すべての輸入牛に検査を行うと最も安全である．このように，結論を得たい対象集団があり，その全員を調査対象とする調査形式を全数調査という．全数調査からは知りたいことを正確に把握することができる一方，実際に行うとなるとコスト・時間・労力などの面から現実的でない場合がある．そこで，結論を得たい対象集団（**母集団** population）から一部（**標本** sample）を取り出して調査を行い，その結果をもとに母集団に関する推測を行う，という様式の調査がしばしば行われる．このような調査形式を標本調査という．全数調査と標本調査の結果は完全に一致することはないものの，標本が母集団を適切に代表していれば標本調査の結果は全数調査の結果に近くなるであろう．全数調査と標本調査の結果のずれは誤差として捉えることができる．誤差が大きいと標本調査の結果は信頼することができない．よって，導こうとしている結論に対して誤差がどの程度寄与しているかを評価することは重要である．誤差の評価には統計学が用いられる．そのため，標本に基づいて母集団に関する結論を得る一連の推測過程のことを**統計的推測**と呼ぶ．図 5.1 は母集団・標本・統計的推測の枠組みを示したものである．

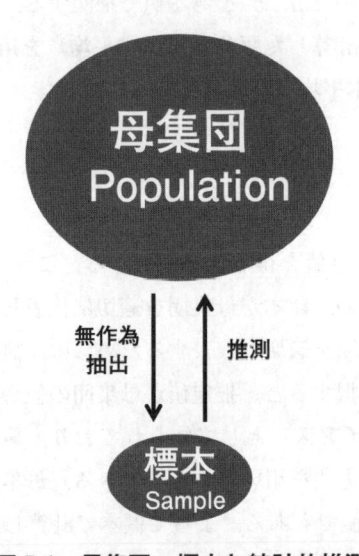

図 5.1　母集団・標本と統計的推測

統計的推測には3種類の方法がある．点推定，区間推定，仮説検定である．そのそれぞれで誤差がどのように評価されているかを理解する必要がある．この章では点推定と区間推定を解説する．点推定では，興味のある母集団の特徴・性質などを示す数値（平均や分散など）をある単一の値で推測する．点で推測すると単純でわかりやすいというメリットがある一方，その値がどの程度誤差の影響を受けているかを知ることができない．そのため，誤差の程度を示すために標準誤差が用いられる．区間推定では，点ではなくある信頼度をもった区間を推定することで誤差の程度を表現する．この区間は誤差の程度を直接的に反映したものであり，第6章で扱う仮説検定の枠組みにも対応することから広く利用されている．

これら3つの手法は異なる目的で利用される．そのため，臨床研究など統計解析が重要な役割を果たす局面では，これら3つの方法すべてを用いて結論を導くことになる．

5.1 点推定

健康な50歳代日本人の血圧分布を調べる．全数調査で全員の血圧を得ることは不可能であるから標本調査を行う．これまでの研究結果や海外の報告を見ていると，血圧は正規分布に近い形で分布していたので母集団の血圧に正規分布を仮定しよう．そうすると，母集団の血圧分布を推測するためには正規分布のパラメータである平均 μ と分散 σ^2 を求めればよいことになる．このように，母集団に理論的な確率分布を仮定すると推測が単純になる，という利点がある．当然，母集団の血圧分布が正規分布に一致すると考えているわけではない．うまく近似できるだろう，と考えているのである．健康な50歳代日本人を100人ランダムに選んで血圧を測定し，これを標本とした．

点推定では100人の標本を用いて μ, σ^2 をある値で推測する．この結果を**推定値**と呼ぶ．例えば，μ を推測するために標本で計算した平均値（標本平均）を用いることにしたとき，100人の血圧を $x_1, \cdots, x_{100}$ とすると，標本平均 $\bar{x}$ は

$$\bar{x} = \frac{1}{100} \sum_{i=1}^{100} x_i$$

であるからこれを用いて μ の推定値を得ることができる．こうして計算した標本平均と μ が一致することは考えられないものの，標本が母集団を適切に代表していればそれなりに近い値を得られているだろう．標本が母集団を適切に代表するためには，**無作為（ランダム）**に標本を選択するとよい．作為的に標本を選択すると，推定値が母集団の値から大きくずれてしまう（誤差ではない）．この問題は**偏り（バイアス）**として知られており，後述する．ところで，μ の推定値を得るために標本平均ではない方法を用いることもできる．母集団に正規分布を仮定している状況では，μ は分布の中央を示す値でもある．よって標本で計算した中央値を用いて μ の推定値を得ることもできる．もしくは，ある区切りを設けて最頻値を用いることもできるであろう．では，

どの推定値を用いて μ を推測するのがよいだろうか．言い換えると，標本平均が135.2，中央値が140.2，最頻値が130と得られたときに，どの値を μ の推定値として採用するべきであろうか．普通に考えると，μ に最も近い推定値を「良い推定値」とすればよいのであるが，μ の本当の値は全数調査を行わないとわからないし，わかったとしても標本が複数存在するとどの推定値が良いかを一意的に決められなくなる．ある標本では標本平均が μ に最も近く，別の標本では中央値が最も近い，ということが起こり得るからである．そこで，推定値の良さを議論するのではなく，推定値の平均的な良さを考えてみる．

この概念を理解するために，仮想的な実験を考える．図5.2は正規分布を仮定した同じ母集団から標本のランダム抽出を何回も繰り返し行ったことを示している．この繰り返し数を K とおく．それぞれの標本のサンプルサイズ（標本に含まれるデータの数）はすべて同じとする．通常，標本は1個であるから，実際にこのような繰り返しを行うのは非常に困難であることに注意する．あくまで仮想的な実験である．

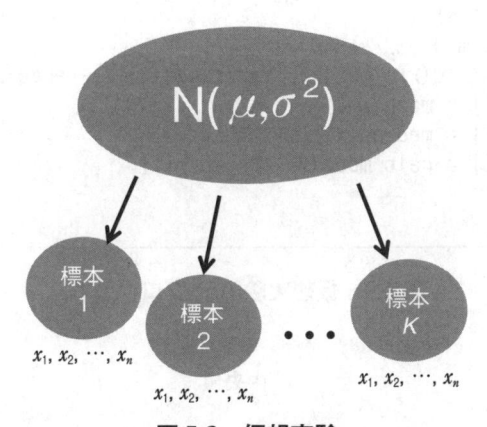

図 5.2　仮想実験

それぞれの標本は異なる人で構成されるから，標本平均，中央値，最頻値が同じ値となる標本はほとんど出現しない．推定値の平均的な良さは，K 個の標本それぞれで3種類の推定値を求め，その分布（ヒストグラムなど）を評価することで考察できる．この分布のことを**標本分布**という．標本分布は各標本からの推定値を母集団からの観測値であるかのように扱ったものと考えればよい．標本平均を考えているときは標本平均の標本分布，中央値を考えているときは中央値の標本分布と呼ぶ．このような，一見不可能に見える考察はコンピュータを用いた仮想実験・シミュレーションで実現することができる．ここでは以下の手順で行った．

1. 母集団分布に正規分布を仮定，母平均は100，母分散は10と仮定
2. そこからサンプルサイズ100の標本を1000個作成
3. それぞれの標本で標本平均，中央値，最頻値を計算
4. 各推定値のヒストグラムを作成

参考までに，統計ソフトRでこの仮想実験を行うプログラムを図5.3に記す．また，標本分布に対応する推定値のヒストグラムとそれを滑らかにつなげたものを図5.4に示す．

```
N = 100          # 標本のサンプルサイズ
K = 1000         # 母集団から抽出する標本の数
m = 100          # 母平均
s = sqrt(10)     # 母標準偏差

# 最頻値
calc.mode = function(x, brks) {
  rr = hist(x, breaks=brks, plot=F)
  return(rr$breaks[which(rr$counts==max(rr$counts))])
}

# 乱数の設定
set.seed(100000)

ests = matrix(NA, K, 3)

# 繰り返し計算
for (i in 1:K) {
  x = rnorm(N, m, s)
  br = seq(min(x), max(x), by=(range(x)[2]-range(x)[1])/10)
  ests[i,1] = mean(x)
  ests[i,2] = median(x)
  ests[i,3] = calc.mode(x, brks=br)[1]
}
```

図 5.3　仮想実験の R プログラム

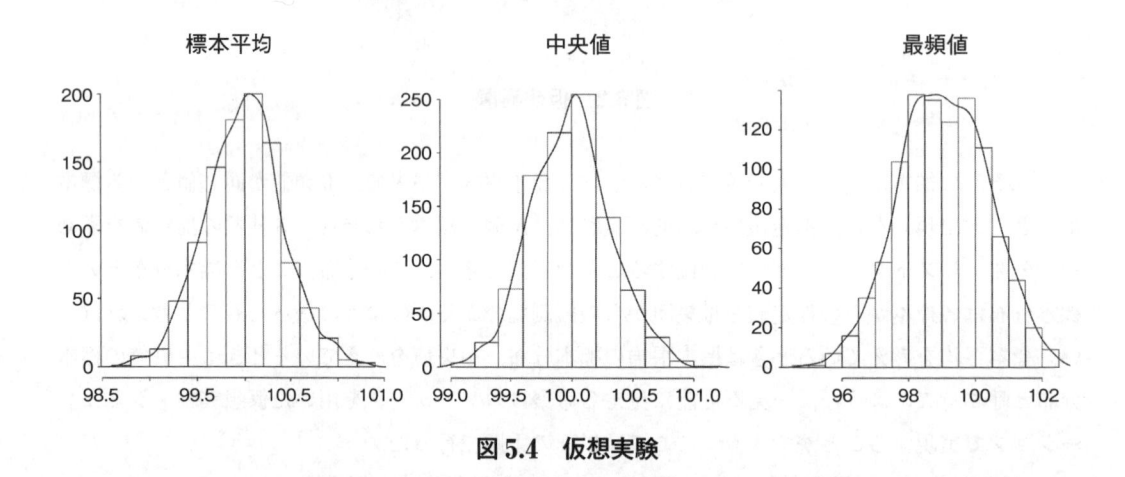

図 5.4　仮想実験

それぞれの標本分布は母平均の 100 付近を中心とした左右対称の釣鐘型をしているように見える．標本平均と中央値の分布に比べ，最頻値の分布は幅広くなっていることがわかる．1000 個の標本平均の平均値，すなわち k 番目の標本の標本平均を $\bar{x}_k$ としたときに

$$\bar{\bar{x}} = \frac{1}{1000}\sum_{k=1}^{1000}\bar{x}_k$$

を求めると 99.996 であり，1000 個の標本平均の標準偏差

$$\sqrt{\frac{1}{1000-1}\sum_{k=1}^{1000}(\overline{x}_k - \overline{\overline{x}})^2}$$

を求めると 0.320 であった．同じ計算を中央値と最頻値でも行ったものを表 5.1 にまとめる．

表 5.1 仮想実験の結果（要約統計量）

	標本平均	中央値	最頻値
平均	99.996	100.004	99.067
標準偏差	0.320	0.407	1.313

ヒストグラムによる標本分布（図 5.4）と要約統計量（表 5.1）の結果から次のことがわかる．
- 標本分布は正規分布のような左右対称な釣鐘型をしている
- 標本分布の平均は母平均に近い
- 標本分布の標準偏差・分散は標本平均のものが最も小さい

推定値の平均的な良さ，すなわち標本分布を比較するうえで注意すべき箇所は，
- 標本分布の中央が母平均に近いところにあること
- ばらつきが小さいこと

の 2 点である．もし，標本分布の中央が母平均に近くなければ，何を点推定で得ようとしているかがわからなくなってしまう．また，標本分布の中央が母平均に近くても，ばらつきが大きければ個々の推定値はあまり信用できなくなってしまう．通常の標本調査では標本は 1 個であるから，標本分布のばらつきの程度は点推定の精度を考える上で重要な要素である．よって，推定値の平均的な良さを仮想実験で評価すると，標本平均が最も良い性質を有する，という考察結果が得られる．この仮想実験が示すことを簡単にいうと，母平均を点推定するときは標本平均を用いればよい，ということである．

これまでは推定値の平均的な良さを考察してきた．言い換えると，推定方法の良さを考えていることに他ならない．つまり，点推定を行うとき，標本平均，中央値，最頻値という推定方法があり，そのどれを使って推測するのが良いかという問題を考えればよいことになる．母集団の未知パラメータを推定するときの推定方法のことを**推定量** estimator と呼ぶ．母集団の平均を標本平均で推定しようとしたときは標本平均が推定量となり，母集団の分散を不偏分散

$$\frac{1}{n-1}\sum_{i=1}^{n}(x_i - \overline{x})^2$$

で推定しようとしたときは不偏分散が推定量となる．これまで考えてきた推定値の平均的な良さは，推定量の良さという概念で置き換えることができる．最も良い点推定を行うためには，最も良い推定量を用いればよいのである．推定量の標本分布を考え，その中心が母平均に近いこととばらつきが小さいことをもって良い推定量を決めるのである．推定量の標本分布を考察する方法の 1 つに，これまで見てきた仮想実験がある．

標本分布は仮想実験を行わなくても理論的な考察でも得ることができる．仮想実験では小さな違いを見出せなかったり，同等であることを示すのが困難であったりする．だが，理論的に考察を行うことができればそれが可能である．ここでは標本平均の標本分布に関する理論的な考察結果のみ解説する．それを**中心極限定理** central limit theorem という．

5.1.1　中心極限定理

平均 μ，分散 σ^2 の母集団からサンプルサイズ n の標本を無作為抽出して μ を推定する．推定量として標本平均を考えると，n が十分大きいときに標本分布は正規分布となり，その平均は μ，分散は σ^2/n である．

標本分布が正規分布になるという箇所は重要である．なぜなら標本分布が 2 個のパラメータで記述できるということを意味しているからである．このことは仮想実験で得たヒストグラムが正規分布のような形になっていることからも確認できる．標本分布の平均が μ に一致することは直感に沿う結果であろう．仮想実験でも，標本平均の平均（99.996）はほぼ母集団の平均に等しかった．次に標準偏差を考える．母集団の標準偏差 σ は $\sqrt{10} = 3.162$ であるから，中心極限定理に従って標本分布の標準偏差を計算すると 0.316 となる．仮想実験では 0.320 であった（表 5.1）から，ほぼ等しい値を得ている．まとめると，中心極限定理で理論的に得られた標本分布に関する結果は，仮想実験で再現されたことになる．仮想実験では標本平均の平均が μ に一致することや，標本分布が正規分布であることを示すのは困難である．だが，理論的な方法によれば可能である．さらに，中心極限定理では母集団分布に正規分布を仮定していないことにも注意しなければならない．検査値などのように母集団が左右非対称な分布であっても，n が大きくなるにつれ標本平均の標本分布は正規分布に近くなっていく．

ある推定量の標本分布の平均が推定しようとしている母集団パラメータに一致するとき，その推定量を**不偏推定量**と呼ぶ．推定量が不偏でないとき，**偏り（バイアス）**があるという．また，不偏推定量の中で標本分布の分散が最も小さいものを**最小分散（不偏）推定量**と呼ぶ．これら 2 つの性質は推定量を選ぶときに理論的に確認していけばよい．ただし，理論的な考察が難しい場合は仮想実験を行って評価していくしかない．

標本分布の標準偏差を特別に**標準誤差** standard error（SE）と呼ぶ．標準偏差はデータのばらつきを示す指標で，分布は何でもよい．標準誤差は標本分布の標準偏差を指す．中心極限定理によると，推定量として標本平均を考えたとき標本分布の標準偏差は $\sigma/\sqrt{n}$ で与えられる．これが標準誤差である．標準誤差は推定値の精度を表現するために用いることができる．例えば，標本平均に SE を併記すると，標本分布が正規分布であることから誤差の程度を示すことができる．mean（SE）の欄に結果 A：50.1（1.3），結果 B：50.1（2.4）とあった場合，両者は同じ平均値であるものの A の標準誤差が小さいため精度の高い平均値であるといえる．対して標準偏差（SD）は，平均値だけでなくデータそのもののばらつきの指標でもある．したがって，標準偏差はデータの記述を目的として利用されることが多く，標準誤差は推測精度を示すことを目的として利用される．似たような名前であっても利用目的が異なるため注意して使い分けなければならない．標本平均の標準誤差は $\sigma/\sqrt{n}$ である．これが意味することは，サンプルサイズが大きくな

ると標準誤差が小さくなることである．つまり，サンプルサイズが大きい標本平均の精度は高くなることを意味する．よって，精度の高い点推定を行うためには，サンプルサイズが大きい標本調査を行えばよい．

確率変数 x が平均 μ，分散 σ^2 の正規分布を $N(\mu, \sigma^2)$ に従うとき，$x \sim N(\mu, \sigma^2)$ と記述する．x がある値以上になる確率 $\Pr\{x > a\}$ を求めたいとき，正規分布表（付表1）を使って求めることになるのだが，通常，確率統計の教科書・書籍には標準正規分布 $N(0, 1^2)$ の数表しか与えられておらず，任意の正規分布に従う確率変数で $\Pr\{x > a\}$ を求めることができない．そこで，確率変数の標準化という作業を行う．標準化とは，$N(\mu, \sigma^2)$ に従う確率変数を $N(0, 1^2)$ に従う確率変数に変換することである．詳細は省略するが，

$$Z = \frac{x - \mu}{\sigma}$$

と変換した確率変数 Z は標準正規分布に従う確率変数となる．$\Pr\{x > a\}$ を求めたい場合は，

$$b = \frac{a - \mu}{\sigma}$$

と定数 a を変換した定数 b を用いて $\Pr\{Z > b\}$ を数表から求めればよい．図 5.5 は標準化の例である．破線は $N(2, 1.5^2)$ で，実線は標準正規分布である．破線の正規分布で 4 より大きい領域の面積（灰色の領域），すなわち $x \sim N(2, 1.5^2)$ で $\Pr\{x > 4\}$ を求めたいとする．このとき，x を標準化すると標準正規分布（実線）に従う確率変数に変換されるのであるが，$(4 - 2)/1.5 = 1.33$ であるから変換後の標準正規分布では黒色の領域の面積を求めることに対応する．

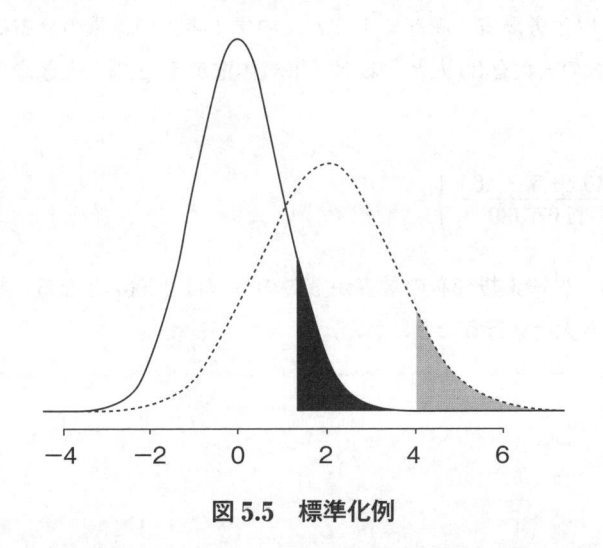

図 5.5 標準化例

例題 5.1

高血圧治療薬の市場規模をおおまかに把握するために，日本に収縮期血圧が 150 mmHg 以上である人がどの程度いるかを知りたい．厚生労働省平成 12 年実施第 5 次循環器疾患基礎調査（表Ⅲ-1 収縮期血圧）によると，2305 人で推測した母集団の平均値は 138.3 mmHg，標準偏差が

19.6 mmHg であった．母集団の血圧が正規分布し，これらの値が母集団のパラメータであると仮定する．ここでの目的は，母集団から無作為に選んだ人の血圧 x が 150 以上となる確率 $\Pr\{x \geq 150\}$ を求めることである．x を標準化した $Z = (x - 138.3)/19.6$ と，血圧の 150 mmHg を変換した $(150 - 138.3)/19.6 = 0.597$ を用いると，$\Pr\{x \geq 150\} = \Pr\{Z \geq 0.597\}$ であるから，これを標準正規分布の数表などで求めて 0.245 となる．

標本平均の標本分布は正規分布であることが中心極限定理で与えられている．よって上で解説した標準化は標本平均にも適用することができる．ある値以上の観察値を得る確率を求める場合は確率変数そのものを標準化すればよかったのだが，ある値以上の標本平均を得る確率を求める場合は標本平均を標準化する．$x_1, x_2, \ldots, x_n \sim N(\mu, \sigma^2)$，$x_1, x_2, \ldots, x_n$ は互いに独立であるとき，標本平均は $\bar{x} \sim N(\mu, \sigma^2/n)$ であるから，$\bar{x}$ を標準化するには

$$Z = \frac{\bar{x} - \mu}{\sigma/\sqrt{n}}$$

とすればよい．確率変数を標準化するときは標準偏差 σ で割ればよいのだが，標本平均を標準化するには標準誤差 $\sigma/\sqrt{n}$ で割ることに注意しなければならない．

例題 5.2

中学 1 年生でクラス対抗の綱引き大会を計画している．体重が重いほどこの競技は有利である．平均体重よりも 5 kg 以上大きくなるのは問題であるため，これがどの程度の確率で起こり得るかを評価しておく．厚生労働省の調査によると，中学 1 年生の体重の分布は $N(46.1, 11.07^2)$ とされている．1 クラスの人数を 30 人とすると，平均体重が 5 kg 以上大きくなる確率 $\Pr\{\bar{x} \geq 46.1 + 5\}$ は

$$\Pr\left\{Z \geq \frac{(46.1 + 5) - 46.1}{11.07/\sqrt{30}}\right\}$$

を求めると得られる．標準正規分布の数表からこの確率は 0.0067 となる．極めて小さいと判断し，予定どおり綱引き大会を行うことにした．

5.2 区間推定

　この節では統計的推測のまた別の方法である区間推定について考えていく．点推定では求めたい母集団パラメータの値を点で推測した．区間推定では，点でなく幅をもった区間で推測を行う．問題は区間の中心をどこに置くかと，区間幅の決め方である．これら2つのことを前節の中心極限定理と標準化を利用して理論的な枠組みで考えていく．
　標本平均を標準化したものは標準正規分布に従うことは標準化の箇所で解説した通りである．これを利用すると，標本平均 $\bar{x}$ を標準化したものが -1.96 から 1.96 の範囲にある確率は 95%，つまり，

$$\Pr\left\{-1.96 < \frac{\bar{x}-\mu}{\sigma/\sqrt{n}} < 1.96\right\} = 0.95$$

となる．この確率の中の不等式を変形していく．まず，各項に標準誤差 $\sigma/\sqrt{n}$ をかけると

$$-1.96\frac{\sigma}{\sqrt{n}} < \bar{x}-\mu < 1.96\frac{\sigma}{\sqrt{n}}$$

となる．次に各項から $\bar{x}$ を引いてマイナスをかけると，

$$\bar{x}-1.96\frac{\sigma}{\sqrt{n}} < \mu < \bar{x}+1.96\frac{\sigma}{\sqrt{n}}$$

となる．この式をもとの確率の中に戻すと，σ の値がわかっている場合（既知），区間

$$\left[\bar{x}-1.96\frac{\sigma}{\sqrt{n}},\ \bar{x}+1.96\frac{\sigma}{\sqrt{n}}\right]$$

が母平均を被覆する確率が 95% ということを意味する．σ の値がわからない場合（未知）は後述する．この区間を **95% 信頼区間** といい，標本があれば計算できるもののみで構成されていることに注意する．信頼区間は標本平均を中心とし，そこから標準誤差の ± 1.96 倍だけ幅をもっている．95% は信頼水準および信頼係数と呼び，区間がどの程度の信頼度で母平均を含むかを示す．90% 信頼区間，99% 信頼区間なども考えることができる．例えば，99% 信頼区間を計算したい場合は，標準正規分布に従う確率変数 Z が区間 $[-2.58, 2.58]$ に入る確率が 99% であることを利用し，

$$\Pr\left\{-2.58 < \frac{\bar{x}-\mu}{\sigma/\sqrt{n}} < 2.58\right\} = 0.99$$

から始め，区間

$$\left[\bar{x} - 2.58 \frac{\sigma}{\sqrt{n}},\ \bar{x} + 2.58 \frac{\sigma}{\sqrt{n}}\right]$$

を導くことになる．異なるのは標準誤差の前にかかる定数のみである．信頼水準が変わっても信頼区間の計算方法はこの定数のみが変わることに注意する．

　母平均の 95% 信頼区間が [-2, 3] と得られたとき，これはどのように解釈するべきであろうか．単純に解釈をすると，区間 [-2, 3] に母平均が入る確率は 95% と考えてしまうかもしれない．だが，この解釈は誤りである．なぜならこの解釈では母平均がランダムに変動しているように見えるからである．母平均はある決まった定数であり，標本のランダム抽出を行っても変動しない．標本のランダム抽出で変動するのは $\bar{x}$ を含む区間の方である．したがって「母平均がある区間にある確率」と解釈するのは間違いである．母平均でなく区間が変動している形で解釈しなければならない．図 5.6 は同じ母集団 $N(10, 10^2)$ からサンプルサイズ 50 の標本を 100 個作成し，そのそれぞれで 95% 信頼区間を計算してプロットしたものである．中央の線は母平均の 10 に対応する．このような形で図示すると，標本の無作為抽出で区間が変動している様子が理解できる．これら 100 個の信頼区間のうち，母平均を含んでいるものはおよそ 95 個となる．母平均を含んでいない信頼区間は太い線で示した．この例ではちょうど 5 個であり，常に 5 個となるわけではない．

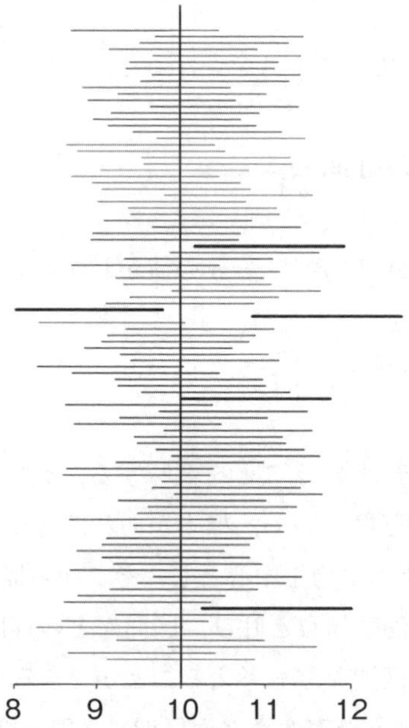

図 5.6　信頼区間

もし，99% 信頼区間を計算すれば，100 個の信頼区間のうち母平均を含むものは 99 個程度となる．前節では仮想実験を通して標本分布を理解した．図 5.6 の例のように，信頼区間を解釈する

上でも仮想実験は有用である．注意すべきことは，通常の標本調査で目にするのは仮想実験のような 100 個の信頼区間ではなく，ただ 1 個の信頼区間である．そのため，初めは区間が変動する形で適切に解釈することが難しいかもしれない．今後，実際に信頼区間を計算するときには，「もし同じ標本抽出を 100 回繰り返せば，95 回は母平均を含んでいるような区間」と意識して解釈することが大切である．

同じ信頼水準で推定した信頼区間が 2 個あるとき，長い信頼区間と短い信頼区間のどちらが統計的推測を行う上で有用であろうか．長い信頼区間は母平均が存在するかもしれない範囲が広いことを意味する．それだけ多くの可能性を考慮しなければならず，あいまいな情報しか得られていないということである．統計的推測を行う上で有用なのは短い信頼区間の方である．よって，標本調査を設計・デザインするときは信頼区間が短くなるようにすると得られる情報が多くなる．では，どういう時に信頼区間は短くなるのだろうか．標準正規分布の上側 $\alpha\%$ 点を z_α とすると，$(1-\alpha)\times 100\%$ 信頼区間の幅は

$$2 \cdot z_{\alpha/2} \frac{\sigma}{\sqrt{n}}$$

となる．この解釈は標準誤差の解釈と同じであり，

- 母集団の標準偏差が大きくなるほど信頼区間は広くなる
- 標本のサンプルサイズが大きくなるほど信頼区間は狭くなる

ということである．どちらも直感的であるものの，統計的推測を行うときに母集団そのものを変えることはできない．そのため，少しでも精度の良い区間推定を行いたい場合は標本のサンプルサイズを大きくするしかない．ただし，区間幅はサンプルサイズの $-1/2$ 乗の関数であり，図 5.7 に示すような関係となる．横軸がサンプルサイズ，縦軸が区間幅である．

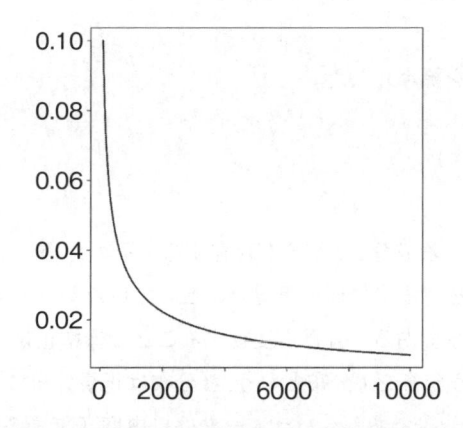

図 5.7　サンプルサイズと信頼区間の長さ

サンプルサイズが 1000 程度まで信頼区間は短くなっていく．しかし，それ以上にサンプルサイズを大きくしても区間幅はほとんど変化しない．つまり，労力に見合った推定精度の改善は見られないということである．実際，臨床試験のように人を対象にした実験を行うにあたって，サ

ンプルサイズはコストと密接に関係している．実験実施者にとってコストは少しでも小さくしたい要因である．サンプルサイズを大きくしすぎても精度の改善があまり見込めないのであれば，最低限必要とする精度が得られるようなサンプルサイズで実験を行うのが効率的である．まだ安全性が十分に証明されていない薬剤であれば，不必要なまでに多くの被験者で実験を行うのは倫理的でない．この例からも，必要な精度を事前に決めてから，それが得られる最低限のサンプルサイズで実験を行うことの重要性がわかる．

　信頼水準もまた区間幅に影響する要因の1つである．他の条件（母集団標準偏差，サンプルサイズ）が等しいとき，95%信頼区間よりも99%信頼区間の方が区間幅は広くなる．区間幅の式で考えると，$z_{0.05/2} < z_{0.01/2}$であることから自明である．また別の考え方として，信頼区間が母平均を含む回数を考えてみると理解しやすい．100個の標本で計算した信頼区間があるとする．95%信頼区間は100個のうちおよそ95個が，99%信頼区間はおよそ99個が母平均を含む．信頼区間がより多く母平均を含むためには単純に幅を広くすればよい．99%信頼区間は幅を広くすることによって95%信頼区間よりも多くの標本で母平均を含むことができるのである．

　ここまでは母集団の標準偏差σがわかっているとして母平均μの信頼区間を構成してきた．しかし，通常，μが不明でσだけがわかっているような状況はほとんどない．その場合σは標本から推定しなければならない．標本平均の標準化

$$z = \frac{\bar{x} - \mu}{\sigma/\sqrt{n}}$$

を行ったとき，σがわかっている値（推定する必要がない場合）であれば，標本の無作為抽出で変動するものは分子の標本平均のみである．σが未知でデータから推定した

$$S = \sqrt{\frac{1}{n-1} \sum_{i=1}^{n} (x_i - \bar{x})^2}$$

を用いる場合は，標本平均を標準化した

$$T = \frac{\bar{x} - \mu}{S/\sqrt{n}}$$

には分子と分母ともに変動する成分，$\bar{x}$とSが存在する．そのため，上のTは標準正規分布には従わない．分子だけの変動を考慮して標準正規分布としていたわけであり，そこでは分母の変動までは考慮されていないからである．分母も変動することで標準正規分布よりも大きなばらつきを示すようになる．Tが従う分布を **t 分布** という．t分布は正規分布によく似た分布で，0を中心とした左右対称の釣鐘形の分布である．パラメータは自由度ϕである[*]．つまり，ϕを決めることでt分布の形状は一意に決まる．t分布の裾の密度は正規分布よりも高く，図5.8に示すようにϕが大きくなるにつれて裾の密度が正規分布normalに近くなっていく．ϕが20になるとほとんど正規分布と変わらない．

---

[*] 本書では，自由度の記号を，巻末の分布表で使われているϕ（ファイ）に統一している．

5.2 区間推定

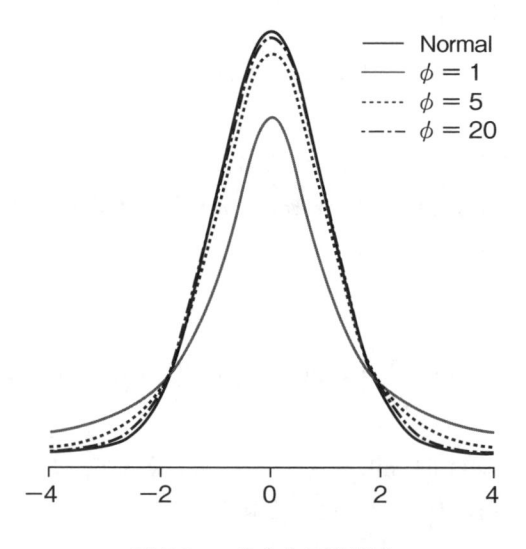

図 5.8 t 分布と正規分布

よって，母集団の標準偏差が未知のときに信頼区間を求めるには，σ でなく S を用いて標本平均を標準化した T が t 分布に従うことを利用する．このとき，ϕ は標本のサンプルサイズから 1 を引いたものである．サンプルサイズが 100 のとき自由度は 99，サンプルサイズが 20 のとき自由度は 19 である．母集団の標準偏差が未知のときの母平均の信頼区間は，ϕ を求め，その t 分布の上側 α% 点を t_α として，

$$\Pr\left\{-t_{\alpha/2} < \frac{\bar{x} - \mu}{S/\sqrt{n}} < t_{\alpha/2}\right\} = 0.95$$

から出発して t 分布を利用した 95% 信頼区間

$$\left[\bar{x} - t_{\alpha/2}\frac{S}{\sqrt{n}},\ \bar{x} + t_{\alpha/2}\frac{S}{\sqrt{n}}\right]$$

を導くことになる．σ が既知のときと異なるのは σ を S に，$z_{\alpha/2}$ を $t_{\alpha/2}$ にする箇所のみである．区間の解釈の仕方，区間幅に寄与するものは上で解説したとおりである．

例題 5.3

あるビール製造業者のビール量は瓶によってばらつきがある．製造業者が公表しているものによると，大瓶のビール量は 633 mL，標準偏差 3 mL でばらつく，とされている．本当に 633 mL 入っているかどうかを標本調査で調べることにした．20 本の瓶を無作為に選び，それぞれのビール量を測定し，ビール量の 95% 信頼区間を求めて評価する．20 本のビール量の平均値は 628 mL，標準偏差は 5 mL であった．製造業者が公表している標準偏差 3 mL を用いると，この値はデータから推定したものでないから正規分布を利用して 95% 信頼区間を求めることができ，

$$\left[\bar{x} - 1.96\frac{\sigma}{\sqrt{n}},\ \bar{x} + 1.96\frac{\sigma}{\sqrt{n}}\right] = \left[628 - 1.96\frac{3}{\sqrt{20}},\ 628 + 1.96\frac{3}{\sqrt{20}}\right] = [626.7,\ 629.3]$$

となる．この信頼区間は既定量である 633 mL を含んでいない．ところで，この製造会社が公表している標準偏差 3 mL ではなくデータから推定した標準偏差 5 mL を用いるとどうなるかを計算してみる．このとき，正規分布は利用できず，t 分布を利用する．ϕ は 19 であり，自由度 19 の t 分布では $t_{0.05/2} = 2.09$ であるから

$$\left[\bar{x} - 2.09\frac{S}{\sqrt{n}},\ \bar{x} + 2.09\frac{S}{\sqrt{n}}\right] = \left[628 - 2.09\frac{5}{\sqrt{20}},\ 628 + 2.09\frac{5}{\sqrt{20}}\right] = [625.7,\ 630.3]$$

となる．この場合も信頼区間は 633 mL を含まない．したがって，この製造業者のビールは既定量である 633 mL よりも少ないのではないか，と推測できる．

第6章　検　定

　この章では2種類の薬の効き目は同じなのか，新しい薬は従来の薬と比べて効き目に変わりはないのかなどの疑問に答えるための方法の1つである検定について学ぶ．検定では前提となる仮説があり，その仮説を確率の手法を駆使して検証するものである．この章では最初に検定の概要を解説し，そののち具体的な検定の手法を説明する．

6.1　仮説検定

　仮説検定とは，ある集団に対して仮説を立て，その仮説が正しいとみなしてよいかを確率理論を用いて検証する方法の1つである．例えば，今まで苦くて飲みにくい薬を何とか飲みやすいものにしようとして新しい薬を開発したとしよう．患者へのアンケート調査では従来の薬では40％の患者しか飲みやすいと答えていなかった．新しく開発した薬が従来のものより飲みやすい薬であると判断するためにはどのようにしたらよいか考えてみよう．薬が飲みやすいかを確認するためには，患者にアンケート調査を行ってみることになる．その結果，飲みやすいと答えた患者の割合が80％であったとしよう．この場合，従来の薬より飲みやすくなったと判断しても誰も異議をさしはさまないと考える．しかし，飲みやすいと答えた患者の割合が10％であれば，だれも新しい薬のほうが飲みやすいとは思わないであろう．さらに，アンケート調査により飲みやすいと回答した患者の割合が42％であったらどうであろうか．40％を超えているので飲みやすくなったと判断するであろうか，もしかしたらこの場合は従来のものとほとんど同じと判断するかもしれない．

　なぜこのような判断がなされるのであろうか．ここには仮説検定の基本となる考え方が含まれているので，もう少し深く上のような判断がなされるか考えてみたい．アンケート結果が42％であった場合においては，「飲みやすいと答えた患者が，従来のものが40％，新薬が42％であるから新薬のほうが多いので新薬のほうが飲みやすい．」と考えるよりも，「42％というのはたまたまで40％と大して変わらない．」と考えているのかもしれない．つまり「新薬についても飲みやすいと考える患者は40％であるが，たまたま今回のアンケート結果では42％という結果

になったに過ぎない.」，ゆえに「従来の薬と飲みやすさは同じである.」というふうに判断していると考えられる．言い換えると「両方の薬の飲みやすさが同じである場合には飲みやすいと答えた患者の割合が42%というアンケート結果が得られるということは十分ありうることである.」と判断するということである．10%とか80%などという結果が得られた場合はどうであろう．「両方の薬の飲みやすさが同じである場合には飲みやすいと答えた患者の割合が10%というアンケート結果が得られるということはめったにあり得ることではない.」，「両方の薬の飲みやすさが同じである場合に飲みやすいと答えた患者の割合が80%というアンケート結果が得られるということはめったにあり得ることではない.」と考えている．ゆえに10%という回答が得られれば新薬のほうが飲みにくいと判断し，80%という結果であれば新薬のほうが飲みやすいと判断する．42%であれば飲みやすさはどちらも同じであると判断する．このような判断が知らず知らずのうちになされている．少し注意してみるとこれらすべての場合，「2つの薬の飲みやすさが同じであれば」という仮説に基づいて，得られた結果の起こりやすさを判断していることがわかる．このような考え方が仮説検定の基本的な考え方である.

　つぎに問題となるのは，どのような結果が得られれば同じと判断しどのような場合は同じでないと判断するのかということである．上の例では10%や80%の場合は同じではない，42%の場合は同じと考えると判断したが，50%の場合はどうであろう．35%の場合は同じと判断するであろうか．いろいろな結果を想像すると，40%から遠く離れると違うと判断し，40%に近いと同じと判断するということはわかるが，その判断の境目はどこに存在するのであろうか．残念ながら我々は何%以上であれば違うというような判断を行う客観的基準を持ち合わせていない．しかしながら，我々は確率の知識を用いて新薬の飲みやすさが40%であれば42%という回答が得られる確率を計算することはできる．10%や80%という回答が得られる確率を計算することができる．この確率を有意確率（P値）という．したがって，我々ができることは，有意確率があまりにも小さすぎてめったに起こらないと判断できれば，「飲みやすさが同じという最初の仮説が正しくてめったに起こらないことが起こった.」と考えるよりも，「このような小さな確率になるのは最初の仮説が違っていたためである.」と考えて飲みやすさが同じという仮説を捨てる（棄却する），逆に有意確率が大きいものでよく起こると判断されればその仮説は捨てない（採択

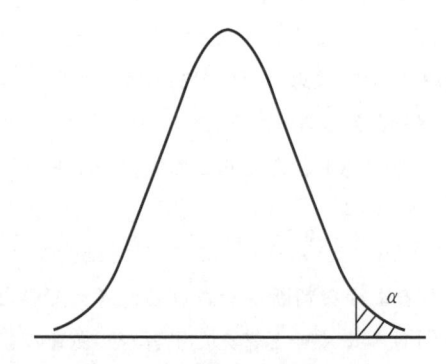

図 6.1　正規分布と有意水準
　統計量の分布が正規分布と仮定される場合，有意水準
α は斜線部分の面積で示される．
　P 値がこの面積よりも小さい場合は仮説は棄却される．

する），とする基準を定めることだけである．

そこで仮説を棄却するか採択するか判断の基準となる確率を定めなければならないが，一般的にこの確率は 0.05 や 0.01 が使用される．％表示で 5％，1％ として表す場合も多い．この基準となる確率を有意水準といい，記号 α で表す（図 6.1）．

上のような考え方に基づいて，仮説検定の手順を整理すると以下のようになる．

1. 仮説の設定

    仮説検定を行う際には最初に帰無仮説を設定する必要がある．

    新薬の例でいえば，考え方の基本として「従来の薬と新しい薬の飲みやすさは同じである．」という前提で確率を計算するのであるから，設定される仮説は

    「従来の薬と新しい薬で飲みやすいと回答する患者の割合は同じである．」

    もしくは

    「新しい薬が飲みやすいと回答する患者の割合は 40％ である．」

    などである．

2. 有意水準（α）の設定

    帰無仮説を捨てるか捨てないかの判断の基準となる確率を定める．多くの場合 5％か 1％ が採用される．これも実験の実施の前に定める．

3. 実験の実施

    適切な統計量を算出するための実際に実験や調査を行う．

4. 適切な検定統計量の算出

    実験や調査結果をもとに適切な検定統計量を算出する．

    新薬の例でいえばアンケート調査を行い飲みやすいと答えた患者の割合を算出する．

5. 帰無仮説を棄却するか採択するかの判断

    算出された検定統計量をもとに P 値を計算し，有意水準と比較して P 値が小さければ帰無仮説を棄却し，P 値が大きければ帰無仮説を採択する．

以上のような手順によって仮説検定を行う．

6.1.1 パラメトリック検定とノンパラメトリック検定

仮説検定の手順の 4 にあるように，仮説検定を行う際には適切な検定統計量の算出を行わなければならないが，その際重要になるのが母集団や標本がどのような分布になっているかである．特に間隔尺度や比例尺度で測られるデータの場合，その分布の様子によってどのような検定統計量が必要になり，またどのような検定方法を用いることができるかが決定される．

母集団や標本が正規分布など特定の分布に従っているとみなされる場合はそれをもとに適切な検定統計量を選び検定を行う．例えば薬を飲みやすいと考えている患者の割合が 40％ であるとき，アンケート調査でどのような割合の回答が得られるかは二項分布に従う．標本の平均値の分布は，母集団の分布にかかわらず正規分布に従う．このように母集団や標本が特定の分布に従うという仮定のもとに行う検定を総称して「パラメトリック検定」という．

母集団や標本についてのこのような前提が成り立たないような場合は，パラメトリック検定を

用いることができない．しかしながらこの場合は，母集団や標本の分布について何ら仮定を置かずに行う検定方法として，「ノンパラメトリック検定」を用いることができる．また，名義尺度や順位尺度に基づいて行う検定方法もノンパラメトリック検定と総称される．

6.1.2 帰無仮説と対立仮説

　仮説検定の手順のところで述べたように，検定を行う際にはある仮説を設定する必要がある．その仮説は検定により，採択するか棄却するかが決定される．その際計算されるP値は，新薬の例でいえば従来の薬と新薬とで飲みやすさは同じであるという前提で初めて計算が成り立つものである．しかしながら，実際に検定を行う場合に期待されるのは新薬のほうが飲みやすいと主張したい場合が多い．したがって，従来の薬と新薬とで飲みやすさは同じであるという仮説は本来否定されてしかるべきものと期待される．そのため検定の前提となるこの仮説は帰無仮説（H_0）と呼ばれる．仮説検定では2つのものを比較するときに両者が同じであるという前提に立たなければ確率を計算できない場合が多い．例えば，A，B 2つのクラスでの平均身長が等しいといえるかについて仮説検定を行う場合や，製品の不良率が従来と同じかなどの場合である．このような比較では両者が同じであると仮定したときに実際の実験や調査で得られた結果以上の違いが出る確率を計算することができる．しかしながら，実際に確かめたいことは2クラスの平均身長は違うということや不良率は従来よりも少なくなっているということのほうが多い．そのため本来であれば帰無仮説は2クラスの平均身長は異なるとか，不良率は従来よりも少ないという仮説にしてそれが成り立つことを証明したい．このような仮説を証明しようとすると2クラスの平均身長が何cm異なるのか，不良率は何%改善されたのかがわからなければ確率の計算ができない．しかしながら，それらの平均身長の差や改善された割合がわかっていれば検定を行う必要はない．そのため仮説検定では違いがいくらであるかというような直接的な証明法ではなく，「A，B 2つのクラスでの平均身長が等しい．」とか，「製品の不良率が従来と同じである．」などの帰無仮説を否定することにより本来主張したいことの証明を行う背理法という手法がとられる．それが仮説検定をよりわかりにくいものとしている．

　さらに仮説が棄却された場合にどのような仮説が成り立つかをあらかじめ考える必要がある．そのような仮説を対立仮説（H_1）という．新薬の例でいえば「従来の薬と新薬は飲みやすさが異なる．」というのが対立仮説となる．上の例でいえば，「A，B 2つのクラスでの平均身長は異なる．」，「製品の不良率は従来と異なる．」などである．不良率の場合は問題ないが，「A，B 2つのクラスでの平均身長が等しい．」という帰無仮説に対する対立仮説は「A，B 2つのクラスでの平均身長は異なる．」というものだけでなく「Aクラスのほうが平均身長は高い．」とか「Aクラスのほうが平均身長は低い．」などという対立仮説も考えられる．どのような対立仮説を立てるかは検定を行う前に考える必要がある．片側検定のところで述べるように，対立仮説の設定によって判断の基準が異なる場合がある．

6.1.3 第一種の過誤と第二種の過誤

　仮説検定では帰無仮説を採択するか棄却するかという判断を行うが，設定された仮説が正しいか誤っているかを判定することはできない．というのは新薬を飲みやすいと考えている患者の割合が 40% であるか否の真偽を決定するためには，患者全員にアンケートを行い全患者から回答を得なければならないが，そのことが可能であるとは誰も考えないであろう．さらにこの場合の患者というのは，現在の患者だけでなく，将来その薬を飲むことになるかもしれない将来的な「患者」も含まなければならない．そのような「患者」にアンケート調査を行うことは不可能である．つまり，母集団のすべての対象に対して実験や調査を行えない場合，仮説の真偽は判定できない．例えば，医薬品の保存期間が 1 年であるという仮説を明らかにするには，製造したすべての製品を 1 年間保存してその安定性を調べなければならないが，そのようなことをすると販売できる製品がなくなってしまう．また，軟膏をケースに充てんする際，定められた量が充てんされているという仮説を検証するためにはすべての製品を開封して調べなければならない．この場合も市場に出す製品がなくなってしまう．したがって，このような場合にはいくつかの製品を取り出して調査し，その結果をもとに仮説検定を行うことになる．しかしながら，仮説検定では設定された仮説を採択するとか棄却するという判定を行うことになるため，この判定を誤る場合がある．

　例えば，新薬を飲みやすいと考えている患者の割合は 40% である，という仮説をもとに有意水準 5% で仮説検定を計画し 1,000 人の患者にアンケート調査した結果，43.6% という結果が得られたとしよう．仮説が正しいとした場合，飲みにくいという回答が 43.6% 以上になる確率を計算するには $n = 1,000$，$p = 0.4$ の二項分布を利用するが，この場合は $\mu = np$, $\sigma = \sqrt{np(1-p)}$ という正規近似式を用いて P 値を計算する．標準正規分布表から P 値は 0.0102 となる．すなわち，新薬を飲みやすいと考えている患者の割合が 40% であるとした場合でも，43.6% 以上の患者が飲みにくいと回答する可能性は 0.0102 ある．しかしながら，この結果は有意水準以下なので仮説は棄却するということになる．

　この場合の 0.0102 の可能性があるということは，仮説が正しいとした場合でも 43.6% という値が得られる可能性が 0 ではないということを示している．したがって，有意水準以下であるから仮説を棄却するという判断が誤っているかもしれないということになる．

　他方，得られた回答結果が 40.0% であったらどうであろうか．この場合仮説とぴったり一致したから仮説が正しいと判断してよいであろうか．この場合も実際は新薬を飲みにくいと考えている患者の割合が 40% でないにもかかわらず，たまたま 40.0% という値が得られて仮説を採択するという間違った判断をしてしまう可能性がある．

　このように仮説検定においては誤った判断をしてしまう場合が 2 通り考えられる．最初の例の場合のように帰無仮説が正しいにもかかわらず P 値が有意水準以下であったため帰無仮説を棄却する誤り，これを第一種の過誤（α エラー）という．後者のように帰無仮説が正しくないもかかわらず P 値が有意水準以上であったため帰無仮説を採択してしまう誤り，これを第二種の過誤（β エラー）という．これを表にしたのが表 6.1 である．第一種の過誤と第二種の過誤は図 6.2

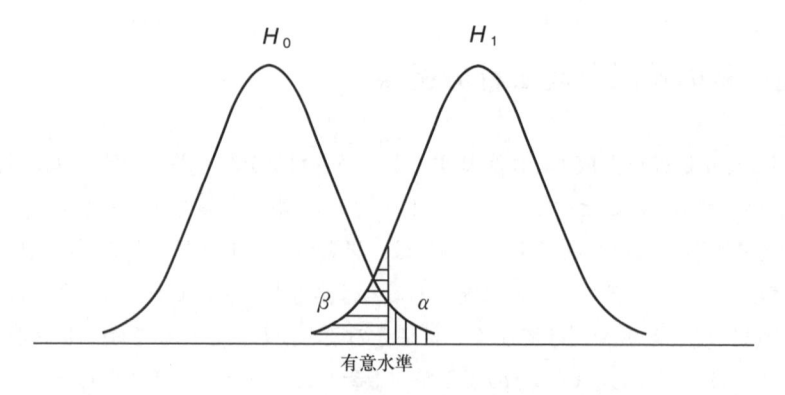

図 6.2　第一種の過誤と第二種の過誤
左の正規分布を帰無仮説が成り立つと仮定した場合の分布曲線，右の正規分布を対立仮説が成り立つと仮定した場合の分布曲線とする．この時，第一種の過誤は縦線の α の面積，第二種の過誤は横線の β の面積で表される．この場合，第一種の過誤を小さくしようとすると，縦線部分の面積 α を小さくする必要があるため基準となる値を右にずらすと横線部分で示した β の面積が大きくなり，結果として第二種の過誤が大きくなる．逆に，第二種の過誤を小さくしようと基準となる値を左にずらすと α の部分が大きくなる．すなわち第一種の過誤が大きくなる．

に示すように，第一種の過誤を小さくしようと有意水準の基準となる値を右に移動すると第二種の過誤が大きくなり，第二種の過誤を小さくしようと有意水準の基準となる値を左に移動させると第一種の過誤が大きくなるというトレードオフの関係にある．また，第二種の過誤を起こさない確率（1 − p）を「検出力」ともいう．これは帰無仮説が誤りの時に帰無仮説を棄却する確率のことである．

表 6.1　第一種の過誤と第二種の過誤

	帰無仮説が真	帰無仮説が偽
帰無仮説を採択	正しい判定	第二種の過誤
帰無仮説を棄却	第一種の過誤	正しい判定

6.1.4　両側検定と片側検定

　仮説検定を行う際には帰無仮説を立て，それは 2 群間に差がないというような仮説になるということは前に述べた．また，帰無仮説が棄却された場合にとりうる仮説を対立仮説ということも述べた．ここではこの対立仮説はどのようなものになり得るかを考察してみたい．例えば大学 1 年生の A クラスと B クラスの平均身長が同じといえるかということを検定する場合を考えてみよう．この場合の帰無仮説は「A クラスと B クラスの平均身長は同じである．」となる．対立仮説は帰無仮説が棄却されたときに採用される仮説であるから，「A クラスと B クラスの平均身長は同じではない．」ということになる．しかしながら，もう少し立ち入って考えてみると，「この同じではない」という意味は，A クラスのほうが平均身長が高いとか，B クラスのほうが平均身

長が高いということを言っているわけではないということがわかる．ただ単に平均身長が違うということであり，Aクラスが高いかBクラスが高いかは問わないということである．

一方，例えば中学3年生と高校1年生の平均身長が同じか否かを検定することを考えてみよう．この場合も帰無仮説は「中学3年生と高校1年生の平均身長が同じである．」ということになる．この場合に帰無仮説が棄却されたときどのような対立仮説が考えられるであろうか．一般的には「中学3年生と高校1年生の平均身長が同じである．」の否定であるから対立仮説は「中学3年生と高校1年生の平均身長は同じではない．」ということになる．しかしながら，大学1年生のAクラスとBクラスの平均身長の検定の場合と異なり，中学3年生と高校1年生の平均身長が同じではないといった場合には，中学生のほうが高校生よりも平均身長が低いと考えるのが自然である．常識的に中学生が高校生よりも平均身長が高いとは考えにくい．そのため対立仮説は「高校1年生のほうが平均身長が高い．」とする方が自然である．

中学3年生と高校1年生の平均身長が同じであるという仮説が否定されるのは高校生が身長が高いという結果が得られた場合であり，高校生が身長が低いという結果が得られてもそれはめったにないことであり常識的にも考えられないので，高校生のほうが中学生よりも平均身長が低いとするよりもそのような場合には平均身長は同じとみなすというふうにする．これを図に示すと

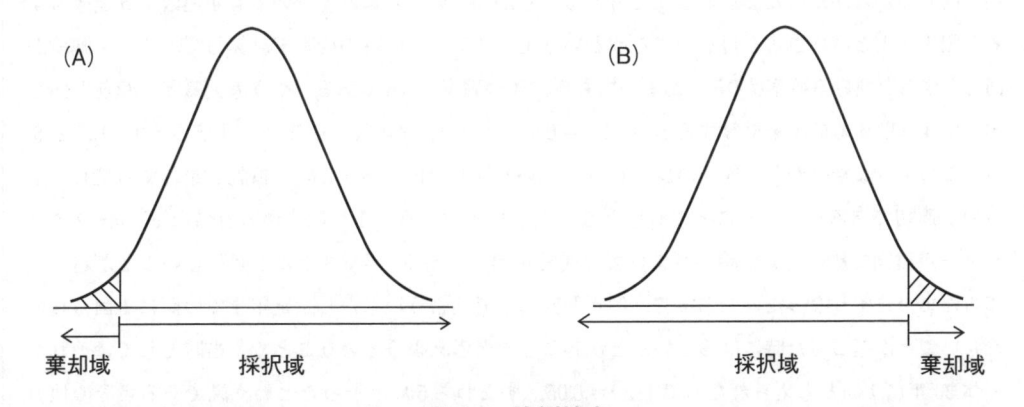

図 6.3 片側検定

グラフ（A）および（B）のように棄却域が確率分布の左側もしくは右側のみに設定されるような検定方法を片側検定という．

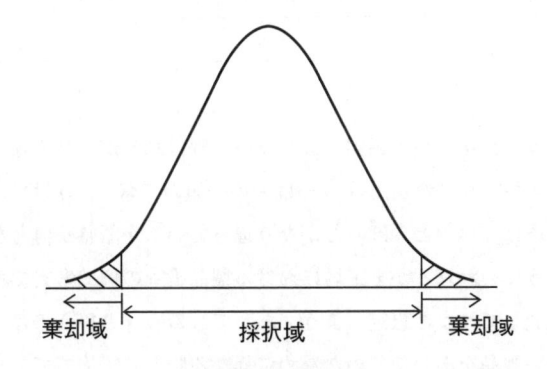

図 6.4 両側検定

棄却域が確率分布の右側と左側に設定されるような検定方法を
両側検定という．

図6.3のようになる．有意水準を境に帰無仮説を棄却する領域を棄却域といい，帰無仮説を採択する領域を採択域という．図のように棄却域を片側に定める検定を片側検定という．一方，大学生の例では対立仮説はAクラスとBクラスの平均身長が異なるとなるため，Aクラスの平均身長が高い場合も低い場合も帰無仮説は棄却される．これを図に示したのが，図6.4である．図のように棄却域を図の両側に定める検定方法を両側検定という．対立仮説をどのように設定するかによって棄却域が異なる．そのため有意水準を5%とした場合でも片側検定では図6.3のように片側に5%が設定されるが，両側検定においては有意水準の5%は左右均等に2.5%ずつ按分される．

コラム1

　有意水準に5%が多く採用されるのにはいくつかの由来があるが，はっきりとした根拠は不明である．1つの説は同じくらいの腕前と思っていた相手と勝負した際にどのくらい続けて負けた場合同じ腕前という思いを捨てて，相手の方が上と認めるか，その時の確率が5%程度であるというものである．実際に勝負をして2連敗や3連敗したぐらいでは相手が上とは納得しない．つまり，相手と同じであるがたまたま連敗したと考える．しかし，いくら負けず嫌いでも4連敗や5連敗もすると相手が上と認めざるを得ないだろうという説である．この時の確率を計算してみると，腕前が同じとすると負ける確率は0.5である．もちろん勝つ確率も0.5である．そう考えると，腕前が同じとして4連敗する確率を計算すると $(0.5)^4 = 0.625$ となり，5連敗する確率は $(0.5)^5 = 0.03125$ となる．このような結果から，きりの良い0.05くらいが同じ腕前であるという仮説を棄却する境目とするのが適切であろうということで5%となったという説．もう1つは，かの有名なFisherフィッシャーが農園で働いていた時，さまざまな異常が起こるが，2年や3年に1回珍しいことが起こってもたまたまそうなったのであって，例年と同じと考えよう．しかし，定年までの間に1回くらい珍しいことが起こった時には珍しいことが起こったと考えようということで，当時としてはそれが大体20年に1回と考えられたので1/20 = 0.05，すなわち5%となったという説である．その他の説もあるが結局のところ明確なものはない．5%にも科学的な根拠がないのであるから，5%に決まった経緯についても明確な話がなくても良いのかもしれない．

コラム2

　第一種の過誤はαエラー，第二種の過誤はβエラーと呼ばれるがこれを覚える方法としてαの先頭の「あ」にかけて，あわてもののα，βエラーはβの先頭の「べ」にかけて，ぼんやりもののβと覚える．もっともβの方は「べ」と「ぼ」とかなり違っているが語感が何となく覚えやすい感じがする．どうしてこのようにいわれるかを工場における製品検査の例で考えてみよう．製品検査で異常があるかないかを検査していると想定しよう．あわてもののαというのは，検査をしている人が他の物と同じ異常のない製品をあわてていたために異なる物として捨ててしまったということである．本来同じである物を異常として捨てるということは帰無仮説が正しいにもかかわらずこれを棄却するのと同じであると考えられることからαエラーをあわてもののαと覚える．この場合製品を

破棄するので工場が損をすることから，第一種の過誤は生産者危険とも呼ばれる．一方，ぼんやりものの β というのは，検査をしている人が異常のある製品をぼんやりしていたために見逃して他の製品と同じとしてしまったということである．異常である物を他の製品と同じとして捨てないということは，帰無仮説が間違っているにもかかわらずこれを棄却しないのと同じであると考えられることから β エラーをぼんやりものの β と覚える．この場合，破棄すべき製品を破棄しないので消費者が異常なものを買わされることになるため，第二種の過誤は消費者危険ともいわれる．

6.2 平均値の差の検定

多く用いられる統計的仮説の検定方法である．基本的には2つの平均値の差を検定するもので，帰無仮説（H_0）を「2つの平均値は等しい」として仮説検定する．

6.1節で扱った，有意水準 α を特定し，また，両側あるいは片側検定のどちらに該当するかを特定しなくてはならないが，通常は両側検定が用いられる．

平均値の差の検定は，「母集団と標本」を比較する場合と「標本と標本」を比較する場合に分かれるが，まず「母集団と標本」の比較について触れる．

6.2.1 母数との比較

無作為抽出した標本が，その母集団に属するという帰無仮説により検定を行う．帰無仮説が棄却された場合，標本はその母集団に属さない．すなわち差があるとする．標本数が多い場合（$n \geq 30$）や母分散が既知の場合には正規分布を用い，標本数が少ない場合（$n < 30$）には t 分布を用いる．

A 母平均値と標本平均値の差の検定（母分散が既知か，あるいは標本数が多い場合）

無限母集団では母数がわからないが，ヒトの生理的基準値，工場の錠剤などの生産品，全国平均値などは母平均とみなせる．これらを既知の母平均（μ）として，標本平均値（$\bar{x}$）と差があるかを検定することができる．母集団から無作為に標本を抽出し，平均値を求めるとその値は必ずしも母平均値と一致しないが，抽出操作を繰り返すと標本平均値（$\bar{x}$）は母平均値（μ）の周辺に分布し，母平均値と標本平均値の差（$\mu - \bar{x}$）は正規分布を示す．この正規分布を標準化するために，Z 変換をすると次式になる．

$$Z = \frac{|\bar{x} - \mu|}{\sqrt{\sigma^2/n}} = \frac{|\bar{x} - \mu|}{\sigma/\sqrt{n}}$$

具体的な検定の手順としては，帰無仮説（H_0）として標本平均値と母平均値は等しい（$H_0: \bar{x} = \mu$）を立て，Z_{cal}の値を求める．

$$Z_{cal} = \frac{|\bar{x} - \mu|}{\sigma/\sqrt{n}}$$

ここで，$\bar{x}$は標本平均，μは母平均，σは母標準偏差，nは標本数である．

次に，有意水準αを定め，正規分布表（付表1）から棄却限界値を求める．判定としては，Z_{cal}値が棄却限界値よりも小さければ，帰無仮説を棄却し，対立仮説を採択することになるので，標本平均値と母平均値は異なるという結論になる．逆の場合は帰無仮説が採択され，標本平均値と母平均値は等しいという結論になる．

例題6.1

A薬科大学の卒業生が薬剤師国家試験を受験した．卒業生242名の平均点は68.3点で，全国平均は65.8点，標準偏差は16.1点であった．A薬科大学卒業生の平均点は全国平均より高いといえるか，有意水準5％で検定せよ（薬剤師国家試験は345問だが，例題では100点満点として扱っている）．

［検定の手順］

1) 帰無仮説（H_0）として，A薬科大学の平均値と全国平均値は等しい（$H_0: \bar{x} = \mu$）を立てる．
2) Z_{cal}の値を求める．ここで，$\bar{x} = 68.3$，$\mu = 65.8$，$\sigma = 16.1$，$n = 242$である．

$$Z_{cal} = \frac{68.3 - 65.8}{16.1/\sqrt{242}} = 2.42$$

3) 有意水準$\alpha = 0.05$におけるZ_0値を正規分布表（付表1）から求める．
   $Z_0(0.025) = 1.96$
4) 判定：$Z_{cal} = 2.42 > Z_0(0.025) = 1.96$となる．図6.5の斜線部分が棄却領域であり，$Z_{cal} = 2.42$は棄却領域に入るので，帰無仮説は棄却される．したがって，A薬科大学卒業生の薬剤師国家試験の平均点は全国平均に比べ有意に高いといえる．

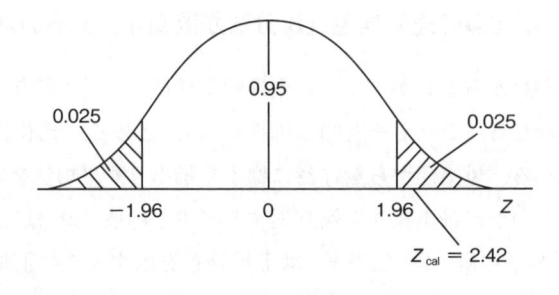

図6.5

B 母平均値と標本平均値の差の検定（母分散未知の場合）

母分散が未知の場合や標本数が少ない場合は，t分布を用いて標準化し，自由度（$\phi = n - 1$）のt分布表を用いて検定する．

具体的な検定の手順としては，帰無仮説（H_0）として標本平均値と母平均値は等しい（$H_0 : \bar{x} = \mu$）を立て，t_{cal}の値を求める．

$$\text{平均値} \quad \bar{x} = \frac{(x_1 + \cdots + x_n)}{n}, \qquad \text{標準偏差} \quad SD = \sqrt{\frac{\sum(x_i - \bar{x})}{n}} \quad \text{とすると}$$

$$t_{cal} = \frac{|\bar{x} - m|}{\frac{SD}{\sqrt{n}}}$$

自由度（$\phi = n - 1$）を求め，有意水準（α）を決めて，t分布表より，$t_0 = t_\phi(\alpha)$の値を求める．判定としては，$t_{cal} \geq t_\phi(\alpha)$ならば，$t_{cal}$値が$t_\phi(\alpha)$で求められる棄却領域の中に入るので，帰無仮説（$H_0$）が棄却されて両群の値は異なる，すなわち有意差ありと判断する．

〔例題6.1で全国平均の分散（標準偏差）が不明で，A薬科大学卒業生の標準偏差が18.3であった場合，A薬科大学卒業生の平均点は全国平均より高いといえるか，有意水準5%で検定せよ．〕

[検定の手順]

標本数が多いことから $\sigma \fallingdotseq SD$ として検定できる．

1) この場合は次式よりt_{cal}値を計算し，自由度（$\phi = n - 1$）に対するt分布表の値と比較する．
2) A薬科大学卒業生の標準偏差が18.3なので，t_{cal}は次のようになる．

$$t_{cal} = \frac{68.3 - 65.8}{18.3/\sqrt{242}} = 2.125$$

3) 有意水準が0.05なので，t分布表（付表2）より$t_{241}(0.05) = 1.960$（t_{241}はt_∞として扱う）
4) 判定：$t_{cal} = 2.125 > t_{241}(0.05) = 1.960$なので，帰無仮説は棄却される．つまり全国平均に比べ有意に高いといえる．

例題6.2

ある製薬工場で，1錠中の主薬の含有量が100 mgと規定されている錠剤が1万錠製造された．品質管理のため，任意に抽出された10個の錠剤の含有量を測定したところ，次の通りであった．製造された錠剤中には規定量の主薬が含まれているか，有意水準5%で検定せよ．

98, 111, 109, 86, 104, 115, 89, 110, 98, 114 （mg）

[検定の手順]

標本数が少ないので，標本の不偏分散Vを用いてt分布検定を応用する．

1) 帰無仮説（H_0）として，製造された錠剤中の主薬の含有量と規定の主薬の含有量は等しい（$H_0 : \bar{x} = \mu$）を立てる．

2) 錠剤10個の含有量の平均（$\bar{x}$）および標準偏差（SD）を求める．
$$\bar{x} = 103.4, \quad SD = 10.3$$

3) 検定統計値 t_{cal} を求める．
$$t_{cal} = \frac{|103.4 - 100|}{\frac{10.3}{\sqrt{10}}} = 1.063$$

4) 自由度 ϕ を求める．$\phi = 9$

5) t 分布表（付表2）より，$t_0 = t_\phi(\alpha)$ の値を求める．
有意水準が 0.05 なので，$t_9(0.05) = 2.262$

6) 判定：$t_{cal} = 1.063 < t_9(0.05) = 2.262$ であり，t_{cal} 値が棄却領域の中に入らないので，帰無仮説（H_0）が採択される．したがって，製造された錠剤の主薬含量は 100 mg であると考えてよい．

6.2.2　2群間の平均値の差の検定

　実際の検定では，2つの異なる母集団の平均値を比較する場合が多いと思われる．2つの群の平均値を比較する場合，データが1対の標本から得られるのか，独立な標本から得られるのか，すなわち，2群間に「対応がある」か「対応がない」かによって検定の方法が異なる．さらに，「対応がない2群」の場合，それぞれの群が正規分布をするか，しないかによって，正規分布する場合はパラメトリック法，正規分布しない場合はノンパラメトリックを用いる．

　図6.6に2群間の平均値の差の検定を行う場合の決定樹を1例として示す．検定法には数多くの種類があるが，この章では，図6.6の決定樹に示した検定法を取り扱うこととする．この決定樹では，2群間の平均値の差の検定を行う場合，まず，2群のデータが「対応がある」か，「対応がない」かを判断する．データに「対応がある」ときは，データが正規分布を示す場合はパラメトリック法の「対応のある t-検定 paired t-test」，正規分布を示さない場合はノンパラメトリック法の「Wilcoxon ウィルコクソン 符号付順位和検定」を紹介している．

　データに「対応がない」ときには，最初に正規性の検討を行い，パラメトリック法が対象になるか，ノンパラメトリック法が対象になるかを振り分けている．決定樹では「変数変換による正規化」を示してあるが，近年では統計ソフトの発達もあり，「変数変換による正規化」はほとんど行われず，正規性がない場合は，ノンパラメトリック法が用いられている．

　データに正規性がある場合は，まず，2群の分散が等しいかどうかを「F-検定」で検討し，分散が等しければ「Student スチューデントの t-検定」を用いることができるが，分散が等しくない場合は「Student の t-検定」を用いることができない．この場合は，計算式に分散が配慮された「Welch ウェルチの検定」を用いることになる．データに正規性がない場合は，「Mann-Whitney マン・ホイットニーの U-検定」を紹介している．

6.2 平均値の差の検定

```
                    2群間の平均値の差の検定
                    /                    \
            対応のある2群              対応のない2群
                |                          |
        ┌───────────────┐              正規性の検討
        │ Paired t-test │             /           \
        │ (パラメトリック法) │        <正規>         <非正規>
        │ Wilcoxon 符号付順位和検定 │    │               │
        │ (ノンパラメトリック法)    │    │          変数変換
        └───────────────┘         ←<可能>    による正規化
                              等分散の検定          │
                              (F-検定)         <不可能>
                            /         \          │
                       <等分散>    <不等分散>  Mann-Whitney U-検定
                          │           │      (Wilcoxon順位和検定)
                    Student t-検定  Welchの検定  (ノンパラメトリック法)
```

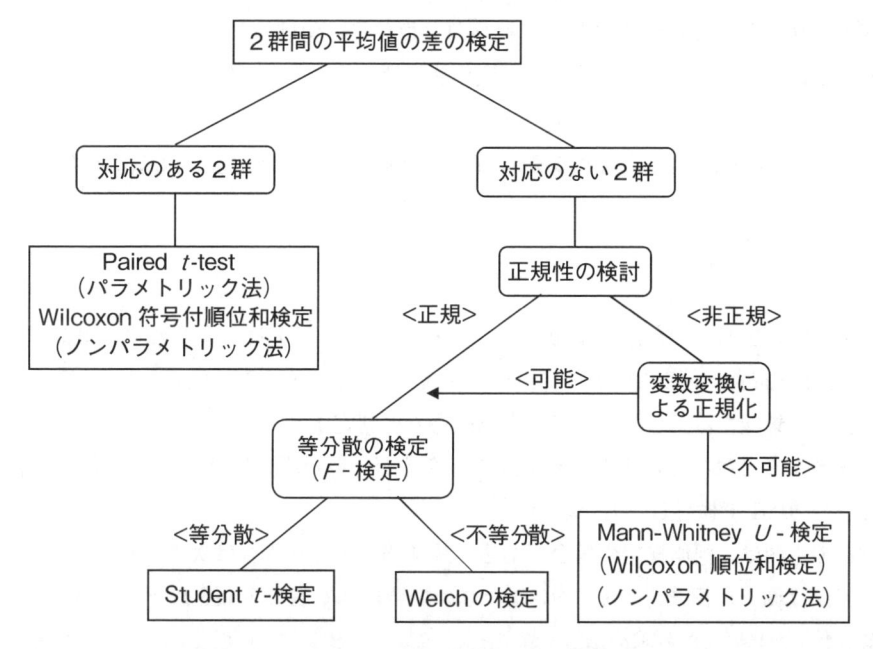

図 6.6 決定樹《2群間の平均値の差の検定》

A 対応のある場合（対応のある2群の平均値の差の検定）

　同じ患者，同じ動物に薬物を投与したときの投与前と投与後の変化を比較する場合などは，投与前と投与後の2つのデータの間に対応があることになる．このようなときは，投与前後に変化（増加したか，減少したかなど）があるかどうかを検定することができる．

　この際に，2群の差の分布形式（変量型データか，変数型データか）によって2つの検定方法が用いられる．

　変量型データの場合：対応のある t-検定 paired t-test（パラメトリック法）

　変数型データの場合：Wilcoxon 符号付順位和検定（ノンパラメトリック法）

1) 対応のある2群間の t-検定 paired t-test（パラメトリック法）

　同じ個体から得られた"対応がある"データの場合の2群間の平均値の差の検定方法である．2群間に対応がある場合には，各対応のあるデータの差の平均値が0からどの程度偏っているかどうかを検定して，2群間に差があるかを検定する．対応するデータの差（Z_i）が正規分布に従う連続変数を対象とした検定法である．Z_i の母平均 $\mu = |x_i - y_i|$ に関して，帰無仮説（H_0）：$\mu = 0$ を，対立仮説 H_1：$\mu \neq 0$ に対して検定する手法である．

　ここで扱うデータは次のような形式のものである．

番　号	1	2	……	n
投与前	x_1	x_2	……	x_n
投与後	y_1	y_2	……	y_n

＊例数は両群とも同じ（n）

帰無仮説（H_0）として各個体において投与前と投与後の値は等しい（$H_0: x_i = y_i$）を立て，両群の対応する値，すなわち同じ番号の下の投与前と投与後の2つの値の差を Z_i とする．

$$Z_1 = x_1 - y_1, \quad \cdots\cdots \quad Z_n = x_n - y_n$$

次に，$Z_1 \cdots\cdots Z_n$ の平均値：$\bar{Z}$ と標準偏差：SD を求め，検定統計値 t_{cal} を次式で求める．

$$t_{cal} = \frac{|\bar{Z}|}{SD/\sqrt{n}}$$

自由度 $\phi = n - 1$ を求め，有意水準を定めて，その値を α とする．有意水準が 0.05 なら，$\alpha = 0.05$ である．t 分布表（付表2）から自由度 ϕ の $t_0 = t_\phi(\alpha)$ を求める．判定として，$t_{cal} \geq t_\phi(\alpha)$ なら，帰無仮説を棄却する．したがって，有意差ありと判定する．

検定で重要なことは，有意水準 $\alpha = 0.05$ で有意差が付いた場合には，さらに上の水準である，$\alpha = 0.01$，$\alpha = 0.001$ で検討した方がよい．

［注］上記の手順は，両側検定の場合である．片側検定を行う場合は次のようになる．

○対立仮説が片側（片側検定）で，$H_2: \mu > 0$ の場合は基本的な手順を以下のように修正する．

検定統計値 t_{cal} を次式から求める．

$$t_{cal} = \frac{|\bar{Z}|}{SD/\sqrt{n}}$$

有意水準を定めて，その値を $\alpha/2$ とする．有意水準が 0.05 なら，$\alpha/2 = 0.05$ である．t-分布表から自由度 ϕ の $t_0 = t_\phi(\alpha/2)$ を求める．判定として，$t_{cal} \geq t_\phi(\alpha/2)$ なら，帰無仮説を棄却する．したがって，有意差ありと判定する．

○対立仮説が片側（片側検定）で，$H_3: \mu < 0$ の場合は，上記の修正で x と y を取り換える．

例題 6.3

発熱している患者10名に対して解熱鎮痛薬（A）を経口投与し，1時間後に次のような結果を得た．Aの投与によって解熱作用がみられているかを検定せよ．

患者番号	1	2	3	4	5	6	7	8	9	10
投与前（℃）	38.6	38.5	39.0	38.3	38.7	38.1	38.5	38.2	38.4	38.8
投与後（℃）	37.2	37.6	38.5	37.5	38.1	36.8	37.8	37.2	37.6	38.2

［検定の手順］

1) 帰無仮説（H_0）として，各個体において解熱鎮痛薬（A）の投与前と投与後の体温は等しい（$H_0: \bar{x} = \bar{y}$）を立てる．

2) 両群の対応する値，すなわち同じ番号の下の投与前と投与後の2つの値の差（Z）を求める．

患者番号	1	2	3	4	5	6	7	8	9	10
差（Z）	1.4	0.9	0.5	0.8	0.6	1.3	0.7	1.0	0.8	0.6

3) 差（Z）の平均値：$\bar{Z}$ と標準偏差：SD を求める．

$$\bar{Z} = (1.4 + \cdots\cdots + 0.6)/10 = 8.6/10 = 0.86$$
$$SD = 0.299$$

4) 検定統計値 t_{cal} を求める．

$$t_{cal} = \frac{0.86}{0.299/\sqrt{10}} = 9.096$$

5) 自由度 ϕ を求める．

$$\phi = n - 1 = 10 - 1 = 9$$

6) 有意水準を定め，その値を α とする．有意水準が 0.05 なら，$\alpha = 0.05$ である．

7) t-分布表で自由度 ϕ の $t_0 = t_\phi(\alpha)$ を求める．

有意水準を 0.05 とすれば，$t_9(\alpha : 0.05) = 2.262$

有意水準を 0.01 とすれば，$t_9(\alpha : 0.01) = 3.250$

有意水準を 0.001 とすれば，$t_9(\alpha : 0.001) = 4.781$

8) 判定：$t_{cal} = 9.096 > t_9(\alpha : 0.001) = 4.781$ なので有意である．すなわち，解熱鎮痛薬（A）は $p < 0.001$，すなわち 0.1％ 以下の危険率で有意な解熱作用を示す．

2) 対応のある2群間で正規分布をしていないデータの場合の検定：Wilcoxon 符号付順位和検定（対応のある場合の Wilcoxon 検定）（ノンパラメトリック法）

母集団の正規性が成立しないとき，例えば投与前後の差の分布が正規性を示さない場合には，ノンパラメトリック法である Wilcoxon 符号付順位和検定を用いる．

ここで扱うデータは次の形式のものである．

番 号	1	2	……	n
投与前	x_1	x_2	……	x_n
投与後	y_1	y_2	……	y_n

＊例数は両群とも同じ（n）

帰無仮説（H_0）として各個体において投与前と投与後の値は等しい（$H_0 : \bar{x} = \bar{y}$）を立て，両群の対応する値，すなわち同じ番号の下の投与前と投与後の2つの値の差を D_i とする．

$$D_1 = x_1 - y_1 \quad \cdots\cdots \quad D_n = x_n - y_n$$

$D_1 \cdots\cdots D_n$ で，符号が正であるものの数 n_+ と負であるものの数 n_- を求める．$n = n_+ + n_-$ とするが，$D = 0$ の場合はそのデータを除く．差 D_i の絶対値 $|D_1| \cdots\cdots |D_n|$ について，それぞれが小さい方から何番目にあたるか順位を付ける．それぞれの値をそれらの順位で置き換え，$R_1 \cdots\cdots R_n$ とする．

同順位がない場合が前提であるが，同順位（差 D_i に同じ値がある）があるような場合は，順位に変換するときに平均順位をそれぞれに適用する．この場合の R_0 は次の近似式で求める．

$$R_0 = n(n+1)/4 - u(\alpha)\sqrt{\sum R_i^2/4} - 0.5$$

$u(\alpha)$ は正規分布表（付表1）から求める．両側5％点，0.05 のとき $u(\alpha)$ は 1.96 となる．

$D_1\cdots D_n$ の中で，それぞれの値が正である n_+ 個に対応する順位データの和，すなわち正の差の順位和 R_+ と負である n_- 個に対応する順位データの和，すなわち負の差の順位和 R_- を求める（$R_+ + R_- = n(n+1)/2$ で検算できる）．

※ノンパラメトリック法では，順位を付けて検定するので，順位の付けかたを間違えないように必ず検算をしたほうが良い．

R_+ あるいは R_- の小さい方を R_{cal} 値として採用する．有意水準を定め，その値を α とする．Wilcoxon の符号付順位和検定の有意点の表（付表8）から n と α に対応する R_0 を求める．n が大きくて数表がない場合は，次式で R_0 を求める．

$$R_0 = n(n+1)/4 - u(\alpha)\sqrt{n(n+1)(2n+1)/24} - 0.5$$

判定としては，$R_{cal} \leq R_0$ ならば，帰無仮説を棄却し，有意差ありと結論する．

例題 6.4

10匹のラットにA剤を投与し，投与前後のある血液中成分（単位：μg/dL）を測定したところ次のような結果を得た．A剤はこの血液中成分に影響を与えるかどうかを検定せよ．

ラット No.	1	2	3	4	5	6	7	8	9	10
投与前	8.0	6.0	3.5	2.0	7.0	6.5	5.0	8.5	5.5	7.5
投与後	7.5	4.3	3.5	2.4	6.4	3.2	4.8	8.0	5.8	5.3

本例題では投与前後の差の分布が非対称分布なので，ノンパラメトリック法である Wilcoxon 符号付順位和検定を用いる．

［検定の手順］

1) 帰無仮説（H_0）として，各個体において投与前と投与後の血液中成分量は等しい（$H_0 : \bar{x} = \bar{y}$）を立てる．

2) 両群の対応する値，すなわち同じ番号の下の投与前と投与後の2つの値の差 D_i を求める．

ラット No.	1	2	3	4	5	6	7	8	9	10
差 (D_i)	-0.5	-1.7	0	+0.4	-0.6	-3.3	-0.2	-0.5	+0.3	-2.2

3) $D_1\cdots D_n$ で，符号が正であるものの数 n_+ と負であるものの数 n_- を求めると，本例題では，$n_+ = 2$，$n_- = 7$ であり，No.3 の差（D）が 0 なので，そのデータを除いて $n = 9$ となる．

4) 差（D）の絶対値について，それぞれが小さい方から何番目にあたるか順位を付けると次のようになる．

差 (D_i)	-0.5	-1.7	0	+0.4	-0.6	-3.3	-0.2	-0.5	+0.3	-2.2
+の値の順位				3					2	
-の値の順位	4.5	7			6	9	1	4.5		8

5) 本例題では同順位があるので，近似式で R_0 を求める．
$$R_0 = 9(9+1)/4 - 1.96\sqrt{(4.5^2 + 7^2 + 3^2 + 6^2 + 9^2 + 1^2 + 4.5^2 + 2^2 + 8^2)/4} - 0.5 = 5.48$$

6) R_+ と R_- を求めると，$R_+ = 5$，$R_- = 40$（検算：$9(9+1)/2 = 45 = R_+ + R_- = 5 + 40$）
R_+ あるいは R_- の小さい方を R_{cal} 値として採用するので，$R_{cal} = 5$ となる．

7) 有意水準を定め，その値を α とする．

8) 判定：$R_{cal} = 5 < R_0 = 5.48$ なので，帰無仮説を棄却する．したがって，A 剤はこの血液中成分に影響を与える．

B 対応のない場合（対応のない2群の平均値の差の検定）

図 6.6 の決定樹に示すように正規性の検討の後，まず 2 つの群の分散が等しいかを「F-検定」を用いて検討する．分散が等しい（等分散）場合は「Student t-検定」を行い，分散が等しくない（不等分散）場合には「Welch の検定」を行う．

1) F-検定（等分散性の検定）（パラメトリック法）

それぞれ正規性を示すデータの対応のない 2 群の平均値の差の検定を行うには，まず F-検定により分散が等しい（等分散）か，等しくない（不等分散）かを検定する．2 群の平均値の差の検定において，等分散のときには t-検定を用い，等分散でないときには Welch の検定などを用いるので，F-検定は平均値の差の検定に t-検定を用いるか，Welch の検定などを用いるかを判断するための予備検定として使われることが多い．F-検定で計算する統計量 F_{cal} を 2 群の分散の F 比という．

この検定で扱うデータは次の形式のものである．それぞれ正規分布を示すことが前提である．

| A 群 | x_1 | x_2 | …… | x_m | （例数は m） |
| B 群 | y_1 | y_2 | …… | y_n | （例数は n） |

帰無仮説（H_0）として，2 群の分散には差がない（$\sigma_x^2 = \sigma_y^2$）を立て，2 群の不偏分散 S_x^2，S_y^2 を求める．

$$S_x^2 = \frac{\sum (x_i - \bar{x})^2}{m - 1}$$

$$S_y^2 = \frac{\sum (y_i - \bar{y})^2}{n - 1}$$

次に，$F_{cal} = S_y^2 / S_x^2$ を求める．F_{cal} すなわち F 比は 1 以上になる値を採用する．したがって，$S_x^2 \geq S_y^2$ のときは $F_{cal} = S_x^2 / S_y^2$ となり，$S_x^2 < S_y^2$ のときは $F_{cal} = S_y^2 / S_x^2$ となる．

さらに，第 1 自由度（ϕ_1）と第 2 自由度（ϕ_2）を求める．$S_x^2 \geq S_y^2$ のときは，$\phi_1 = m - 1$，ϕ_2

$= n - 1$ であり，$S_x^2 < S_y^2$ のときは，m と n を入れ替えて $\phi_1 = n - 1$, $\phi_2 = m - 1$ となる.

有意水準を決め，その値を α とする．有意水準 0.05（5%）のとき $\alpha = 0.05$ となる.

F-分布表（付表 4-1）からの値 $F_{\phi_1\phi_2}(\alpha/2)$ を読む．ただし，片側検定の場合には $F_{\phi_1\phi_2}(\alpha)$ を読む.

有意水準を 5% とし，F-分布表から $F_0 = F_{\phi_1\phi_2}(0.025)$ を求める．判定として，$F_{cal} < F_0$ のときは，帰無仮説（H_0）が採択されて，分散は等しい（等分散）となり，t-検定の対象となる．逆に，$F_{cal} \geq F_0$ のときは，帰無仮説（H_0）が棄却されて，分散は異なる（不等分散）となり，t-検定ができない（Welch 法などを行う）.

例題 6.5

エーテルの麻酔時間に及ぼすクロルプロマジンの増強作用を検討するために，マウスを 2 群に分けて対照群には生理食塩液を，処置群にはある用量のクロルプロマジン塩酸塩液を腹腔内投与した．麻酔持続時間の指標として正向反射が消失してから回復するまでの時間（秒）を測定し，次のような結果を得た．2 群の分散性を検定せよ.

動物番号	1	2	3	4	5	6	7	8	9	10	
対照群 (x)	122	81	93	150	145	84	106	125	136	115	(秒)
処置群 (y)	130	125	110	173	152	186	108	165	157	−	(秒)

［検定の手順］

1) 帰無仮説（H_0）として，2 群の分散には差がない（$\sigma_x^2 = \sigma_y^2$）を立てる.
2) 2 群の不偏分散を求める.

    $S_x^2 = 599.1 \quad S_y^2 = 784.6$

3) F_{cal} は 1 以上になる値を採用するので，$F_{cal} = S_y^2/S_x^2 = 784.6/599.1 = 1.31$ となる.
4) 第 1 自由度（ϕ_1）と第 2 自由度（ϕ_2）を求める.

    $S_x^2 < S_y^2$ なので，$\phi_1 = 9 - 1 = 8$, $\phi_2 = 10 - 1 = 9$

5) 有意水準を 5% とし，この場合は両側検定なので F-分布表から $F_0 = F_{\phi_1\phi_2}(0.025)$ を求める.
6) 判定：$F_{cal} = 1.31 < F_0 = 4.10$ であるので帰無仮説が採択される．したがって，両群の分散は等しいと判定する.

2) Student スチューデントの t-検定 Student t-test（パラメトリック法）

例数が 30 以下のように少ないときに，2 群の平均値の差の検定に正規分布を用いた検定を用いると誤りが起こりやすいことから，Student によって t-分布表を用いる方法として考案された．対応のない場合の 2 群の平均値の差の検定であることから，unpaired t-test とも呼ばれる．母集団が正規分布を示し，かつ分散が等しいことを前提とした検定法である.

この検定で扱うデータは次の形のものである．それぞれ正規性を示すことが前提である.

6.2 平均値の差の検定

対照群	x_1	x_2	……	x_m	（例数は m）
処置群	y_1	y_2	……	y_n	（例数は n）

＊例数は m と n としてあるが，同数でもよい．

帰無仮説 (H_0) として，両群の麻酔時間は等しい ($\mu_x = \mu_y$) を立て，両群それぞれの平均：$\bar{x}$, $\bar{y}$ を求める．

$$\bar{x} = \frac{(x_1 + \cdots + x_m)}{m} \qquad \bar{y} = \frac{(y_1 + \cdots + y_n)}{n}$$

次に，両群それぞれの平方和：S_x, S_y を求める．

$$S_x = (x_1 - \bar{x})^2 + \cdots + (x_m - \bar{x})^2$$
$$S_y = (y_1 - \bar{y})^2 + \cdots + (y_n - \bar{y})^2$$

検定統計値 t_{cal} を次式から求める．

$$t_{\mathrm{cal}} = \frac{|\bar{x} - \bar{y}|}{\sqrt{\dfrac{S_x + S_y}{m + n - 2}\left(\dfrac{1}{m} + \dfrac{1}{n}\right)}}$$

自由度 ϕ を，$\phi = m + n - 2$ で求める．
有意水準を決め，その値を α とする．
t-分布表より，$t_0 = t_\phi(\alpha)$ の値を求める．
判定として，$t_{\mathrm{cal}} \geq t_\phi(\alpha)$ ならば，t_{cal} 値は棄却領域の中に入るので帰無仮説 (H_0) が棄却されて，両群の母平均は異なる（有意差あり）と判定する．

〔注〕上記の手順は両側検定の場合である．片側検定を行う場合は次のようになる．
○対立仮説が片側（片側検定）で，$H_2 : \mu_x > \mu_y$ の場合は基本的な手順を以下のように修正する．
　検定統計値 t_{cal} を次式から求める．

$$t_{\mathrm{cal}} = \frac{\bar{x} - \bar{y}}{\sqrt{\dfrac{S_x + S_y}{m + n - 2}\left(\dfrac{1}{m} + \dfrac{1}{n}\right)}}$$

有意水準を定めて，その値を $\alpha/2$ とする．有意水準が 0.05 なら，$\alpha/2 = 0.05$ である．t 分布表から，$t_\phi(\alpha/2)$ の値を求める．判定として，$t_{\mathrm{cal}} \geq t_\phi(\alpha/2)$ なら，帰無仮説 (H_0) を棄却して，両群の母平均は異なる（有意差あり）と判定する．
○対立仮説が片側（片側検定）で，$H_3 : \mu_x < \mu_y$ の場合は，上記の修正で x と y を取り換える．

例題 6.6

前述の F-検定の〔例題 6.5〕について，用いた用量のクロルプロマジンにエーテル麻酔時間に対する作用があるかどうかについて t-検定をせよ．

［検定の手順］
1) 帰無仮説（H_0）として，両群の麻酔時間は等しい（$\mu_x = \mu_y$）を立てる．
2) 両群それぞれの平均を求める．

$$\bar{x} = 115.7 \qquad \bar{y} = 145.1$$

3) 両群それぞれの平方和を求める．

$$S_x = 5392.1 \qquad S_y = 6276.9$$

4) 検定統計値 t_{cal} を求める．

$$t_{cal} = \frac{|115.7 - 145.1|}{\sqrt{\dfrac{5392.1 + 6276.9}{10 + 9 - 2}\left(\dfrac{1}{10} + \dfrac{1}{9}\right)}} = 2.442$$

5) 自由度 ϕ を求める．

$$\phi = 10 + 9 - 2 = 17$$

6) t-分布表より，$t_0 = t_\phi(\alpha)$ の値を求める．

有意水準を0.05とすれば，$t_{17}(0.05) = 2.110$

有意水準を0.01とすれば，$t_{17}(0.01) = 2.898$

7) 判定：$t_{cal} = 2.442 > t_{17}(0.05) = 2.110$ なので帰無仮説（H_0）が棄却される．したがって，用いた用量のクロルプロマジンはエーテル麻酔時間を5%以下の危険率で有意に延長する．

---

3) Welch ウェルチの検定（パラメトリック法）

母集団が正規分布を示すが，分散が異なる2群の平均値の差の検定法であり，F-検定で分散の比が有意であったときに用いる．

動物，臨床データの場合，2群の母分散が異なることは考えにくい．さらに，母分散が異なる2群を比較することは意味がないともいえるが，あえて分散が等しくない2群の差を検定する場合などに用いられる．

この検定で扱うデータは次の形式のものである．それぞれ正規分布を示すことが前提である．

対照群	x_1	x_2	……	x_m	（例数は m）
処置群	y_1	y_2	……	y_n	（例数は n）

＊例数は m と n としてあるが，同数でもよい．

帰無仮説（H_0）：両群の麻酔時間は等しい（$\mu_x = \mu_y$）について検定を行う．

両群それぞれの平均：$\bar{x}, \bar{y}$ を求める．

$$\bar{x} = \frac{(x_1 + \cdots + x_m)}{m} \qquad \bar{y} = \frac{(y_1 + \cdots + y_n)}{n}$$

両群それぞれの不偏分散：S_x^2, S_y^2 を求める．

$$S_x^2 = \frac{\sum (x_i - \bar{x})^2}{m-1} \qquad S_y^2 = \frac{\sum (y_i - \bar{y})^2}{n-1}$$

検定統計値 t_{cal} を次式から求める.

$$t_{\text{cal}} = \frac{|\bar{x} - \bar{y}|}{\sqrt{\dfrac{S_x^2}{m} + \dfrac{S_y^2}{n}}}$$

自由度 ϕ を次式から求める.

$$\phi = \frac{(S_x^2/m + S_y^2/n)^2}{\dfrac{(S_x^2/m)^2}{m-1} + \dfrac{(S_y^2/n)^2}{n-1}}$$

有意水準を決め,その値を α とする.有意水準が 0.05(5%)ならば $\alpha = 0.05$

ϕ が整数のときは,t 分布表で $t_0 = t_\phi(\alpha)$ の値を求める.

ϕ が整数でないときは,ϕ の小数部分を切り捨てた整数 n_1 と切り上げた整数 n_2 とを求め,次式で $t_\phi(\alpha)$ を求める.

$$t_\phi(\alpha) = \frac{120/n_1 - 120/\phi}{120/n_1 - 120/n_2} t_{n_2}(\alpha) + \frac{120/\phi - 120/n_2}{120/n_1 - 120/n_2} t_{n_1}(\alpha)$$

判定として,$t_{\text{cal}} \geq t_\phi(\alpha)$ ならば帰無仮説(H_0)が棄却されて,両群の母平均値は異なる(有意差あり)と判定する.

[注] 上記の手順は両側検定の場合である.

○対立仮説が片側(片側検定)で,$H_2: \mu_x > \mu_y$ の場合は基本的な手順を以下のように修正する.

検定統計値 t_{cal} を次式から求める.

$$t_{\text{cal}} = = \frac{|\bar{x} - \bar{y}|}{\sqrt{\dfrac{S_x^2}{m} + \dfrac{S_y^2}{n}}}$$

有意水準を定めて,その値を $\alpha/2$ とする.有意水準が 0.05 なら,$\alpha/2 = 0.05$ である.t 分布表より,$t_\phi(\alpha/2)$ の値を求める.判定として,$t_{\text{cal}} \geq t_\phi(\alpha/2)$ なら,帰無仮説を棄却して,両群の母平均は異なる(有意差あり)と判定する.

○対立仮説が片側(片側検定)で,$H_3: \mu_x < \mu_y$ の場合は,上記の修正で x と y を取り換える.

例題 6.7

F-検定の〔例題 6.5〕と同様の実験で次のような結果が得られ,2 群の分散が等しくなかった.用いた用量のクロルプロマジンにエーテル麻酔時間に対する作用があるかどうかについて

Welchの検定をせよ.

動物番号	1	2	3	4	5	6	7	8	9	10	
対照群	122	81	93	150	145	84	106	125	136	115	(秒)
処置群	140	151	145	173	152	164	168	171	157	−	(秒)

［検定の手順］

1) 帰無仮説（H_0）として，両群の麻酔時間は等しい（$\mu_x = \mu_y$）を立てる.
2) 両群それぞれの平均：$\bar{x}$, $\bar{y}$ を求める.
$$\bar{x} = 115.7 \qquad \bar{y} = 157.9$$
3) 両群それぞれの不偏分散：S_x^2, S_y^2 を求める.
$$S_x^2 = 599.1 \qquad S_y^2 = 138.5$$
4) 検定統計値 t_{cal} 求める.

$$t_{\text{cal}} = \frac{|115.7 - 157.9|}{\sqrt{\dfrac{599.1}{10} + \dfrac{138.5}{9}}} = 4.795$$

5) 自由度 ϕ を求める.

$$\phi = \frac{(599.1/10 + 138.5/9)^2}{\dfrac{(599.1/10)^2}{10-1} + \dfrac{(138.5/9)^2}{9-1}} = 13.24$$

6) 有意水準を決め，その値を α とする．有意水準が 0.05（5%）ならば $\alpha = 0.05$
7) 本例題では，ϕ が整数ではないので $n_1 = 13$, $n_2 = 14$ とし，$t_\phi(\alpha)$ を求める.

① 有意水準を 0.05 とすると $\alpha = 0.05$，t-分布表から $t_{13}(0.05) = 2.160$, $t_{14}(0.05) = 2.145$ なので，

$$t_{13.24}(0.05) = \frac{120/13 - 120/13.24}{120/13 - 120/14} \times 2.145 + \frac{120/13.24 - 120/14}{120/13 - 120/14} \times 2.160 = 2.156$$

② 有意水準を 0.01 とすると $\alpha = 0.01$，t-分布表から $t_{13}(0.01) = 3.012$, $t_{14}(0.01) = 2.977$ なので，

$$t_{13.24}(0.01) = \frac{120/13 - 120/13.24}{120/13 - 120/14} \times 2.977 + \frac{120/13.24 - 120/14}{120/13 - 120/14} \times 3.012 = 3.003$$

③ 有意水準を 0.001 とすると $\alpha = 0.001$，t-分布表から $t_{13}(0.001) = 4.221$, $t_{14}(0.001) = 4.140$ なので，

$$t_{13.24}(0.001) = \frac{120/13 - 120/13.24}{120/13 - 120/14} \times 4.140 + \frac{120/13.24 - 120/14}{120/13 - 120/14} \times 4.221 = 4.200$$

8) 判定：$t_{\text{cal}} = 4.795 > t_{13.24}(0.001) = 4.200$ なので帰無仮説が棄却される．したがって，用いた用

量のクロルプロマジンはエーテル麻酔時間を 0.1 % 以下の危険率で有意に延長すると判定する．

2）Mann-Whitney マン・ホイットニーの U-検定 Mann-Whitney U-test（ノンパラメトリック法）

［正規分布をしていないデータの場合］

対応のない2群（A群とB群）のデータについて，正規分布でないときに用いられる．標本の大きさが相当大きければ，t-検定の約 95 % の検定効率をもつという．この検定は Wilcoxon の順位和検定（Wilcoxon 検定）と質的には同じである．

この検定で扱うデータは次の形式のものである．

A群	x_1	x_2	……	x_m	（例数は m）
B群	y_1	y_2	……	y_n	（例数は n）

帰無仮説（H_0）として，両群の順序関係に偏りがないと考えて，両群（A群：標本数 n_A, B群：標本数 n_B）の全観察値に小さい方から順位をつける．同じ数値のデータがある場合は，その中央の順位（平均順位）を用いる．次に，各群の順位和 R_A, R_B を求める．

検算として，$R_A + R_B = (n_A + n_B)(n_A + n_B + 1)/2$ でなければならない．次式より $U_{cal\ A}$, $U_{cal\ B}$ を求め，小さい方の値を U_{cal} 値とする．

$$U_{cal\ A} = n_A n_B + \frac{n_B(n_B+1)}{2} - R_b \qquad U_{cal\ B} = n_A n_B + \frac{n_A(n_A+1)}{2} - R_a$$

有意水準を定め，Mann-Whitney の U-検定表（付表7-1）の U の限界値 U_0 を求める．判定として，$U_{cal} < U_0$ のとき，帰無仮説（H_0）が棄却されて，両群の順序関係に偏りがある（有意差あり）と判定する．

［注］U_{cal} 値の別の求め方

両群のデータを大きい順に並べ換える．A群の個々のデータに着目し，その個々のデータについてそれより大きいB群のデータの数を求め，その合計を $U_{cal\ -1}$ とする．同順位がある場合は，着目した値より完全に大きいデータの数とそれに同順位のデータ数を加算した数との平均をとる．次に，B群の個々のデータについても同様にし，$U_{cal\ -2}$ を求める．$U_{cal\ -1}$ と $U_{cal\ -2}$ を比較し，小さい方の値を U_{cal} 値とする．

例題 6.8

マウスを2群に分け，薬物AとBの鎮痛作用をスコア化により検討した．その結果次のようなスコア値を得た．AとBで鎮痛作用に違いがあるか検定せよ．

動物番号	1	2	3	4	5	6	7
A群	2	5	2	3	4	3	3
B群	7	6	5	5	8	5	—

[検定の手順]

1) 帰無仮説 (H_0) として，両群の順序関係に偏りがないとする．
2) 両群（A群：標本数 n_A，B群：標本数 n_B）の全観察値に小さい方から順位をつける．
3) 同じ数値のデータがある場合は，その中央の順位（平均順位）を用いる．

A群	2	5	2	3	4	3	3	
順位	1.5	8.5	1.5	4	6	4	4	$R_A = 29.5$
	12	11	8.5	8.5	13	8.5		$R_B = 61.5$
B群	7	6	5	5	8	5		

4) 各群の順位和 R_A, R_B を求める．$R_A = 29.5$, $R_B = 61.5$
   検算をして，順位の付け方に誤りがないかを確認する．
   $$29.5 + 61.5 = 91.0 = (7+6)(7+6+1)/2$$
5) $U_{cal\,A}$, $U_{cal\,B}$ を求める．

$$U_{cal\,A} = 7 \times 6 + \frac{6(6+1)}{2} - 61.5 = 1.5$$

$$U_{cal\,B} = 7 \times 6 + \frac{7(7+1)}{2} - 29.5 = 40.5$$

6) 小さい方の値を U_{cal} 値とするので，$U_{cal} = 1.5$ である．
7) 有意水準を 0.05 とすると，$n_a = 7$，$n_b = 6$ なので，$U_0 = 6$
   有意水準を 0.01 とすると，$n_a = 7$，$n_b = 6$ なので，$U_0 = 3$
8) 判定：$U_{cal} = 1.5 < U_0 = 3$ なので，帰無仮説 (H_0) が棄却される．したがって，両群は 1% 以下の危険率で有意差ありと判定する．

〔注〕U_{cal} 値の別の求め方

1) 両群のデータを大きい順に並べ換える．

A群			5			4	3	3	3	2	2
B群	8	7	6	5	5	5					

2) A群の個々のデータに着目し，その個々のデータについてそれより大きい B群のデータの数

を求め，U_{cal-1} を算出する．例題では 5 に同順位があり，5 より完全に大きい B 群のデータの数が 3，同順位のデータ数を加算した数が 6 であるので，平均の 4.5 を用いる．A 群の 4 以下のデータより完全に大きい B 群のデータはそれぞれ 6 である．

$$U_{cal-1} = \underline{4.5} + 6 + 6 + 6 + 6 + 6 + 6 = 40.5$$

3) 次に，B 群の個々のデータについても同様にし，U_{cal-2} を求める．B 群の 8，7，6 より大きいデータは A 群にないので，それぞれ 0 となる．B 群の 5 については，完全に大きい A 群のデータの数が 0，同順位のデータ数が 1 なので，平均の 0.5 を用いる．

$$U_{cal-2} = 0 + 0 + 0 + \underline{0.5} + \underline{0.5} + \underline{0.5} = 1.5$$

4) U_{cal-1} と U_{cal-2} を比較し，小さい方の値を U_{cal} 値とする．したがって，U_{cal} 値は 1.5 となり，上述の U-検定と同じ値となる．

第7章 分散分析

　分散分析 analysis of variance（ANOVA）とは，測定値の全体変動（全測定値のバラツキ）を実験因子（因子効果による分散）と誤差（偶然に生ずるバラツキ；誤差分散）にわけて比較し，誤差を除く実験因子が偶然誤差による統計的変動を見込んだ上でも，全体変動に何らかの影響を与えているかどうかを解析する方法である．

　分散はある集団における個々の値のバラツキの指標であることから，分散分析を用いて，各群の平均値のバラツキ（群間変動）と群内のデータのバラツキ（群内変動）の大きさを比較し，F 分布を用いた検定を応用することにより，各群の平均値の違いを検定することができる．変動とはデータのバラツキを意味する用語であり，標本の偏差平方和のことである．この変動から不偏分散を導いて実際の検定に用いる．

　因子数が1の場合を一元配置，2の場合を二元配置，3の場合を三元配置，因子数2以上の場合をまとめて多元配置ともいう．

　本章では次のものを扱う．

1. 一元配置分散分析
2. 二元配置分散分析
   2-1　繰り返しのない二元配置分散分析
   2-2　繰り返しのある二元配置分散分析
   　　a. 繰り返しのあるデータに対応がない場合
   　　　「繰り返しのある要因-分散分析法」を用いて検定する
   　　b. 繰り返しのあるデータに対応がある場合
   　　　「反復測定-分散分析法」を用いて検定する

　一元配置分散分析，多元配置分散分析はいずれもパラメトリック検定であるが，一元配置分散分析に対応するノンパラメトリック検定として Kruskal-Wallis クラスカル・ワーリス検定が，二元配置分散分析（繰り返しのない場合）に対応するノンパラメトリック検定として Friedman フリードマン検定がある．

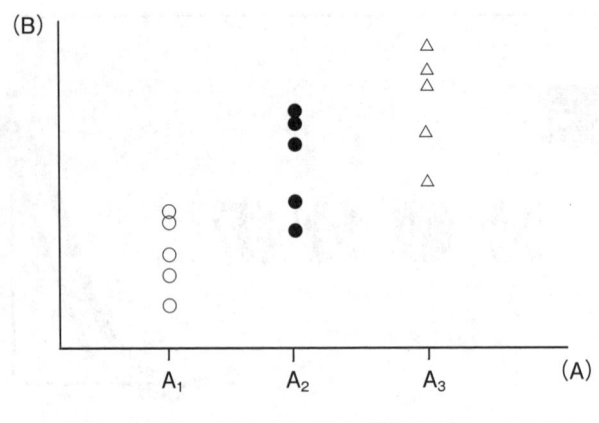

図7.1 データに対応がない場合

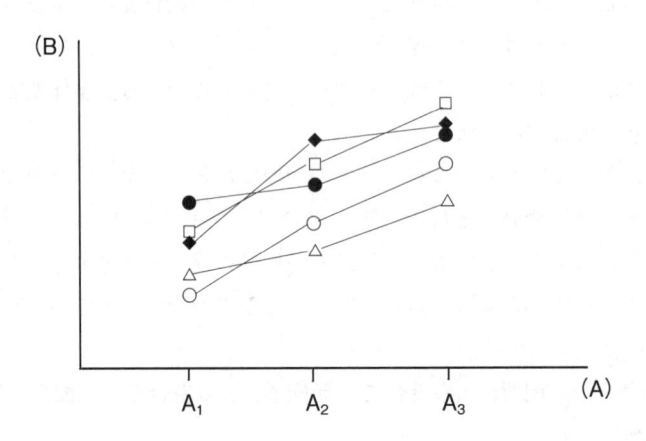

図7.2 データに対応がある場合
線で結んだものは同一個体からの反復測定データ．

7.1 一元配置分散分析

　一元配置分散分析 one-way analysis of variance（one-way ANOVA）とはデータの解析にあたり，因子数が1つの場合の分散分析である．

　全測定値に対して因子の影響があれば，因子によるバラツキ（分散）は1つの群の中の繰り返し（例数）による偶然性のバラツキ（誤差分散）と異なるはずであり，因子による分散と誤差分散の比を F 検定することによって，因子の効果の有意性が検定できる．

　この検定で扱うデータは次の形式のものであり，因子をA，その水準を a，繰り返し数をR $= r$ とする．

7.1 一元配置分散分析

A	1	2	⋯	i	⋯	a	
R 1	y_{11}	y_{21}	⋯	y_{i1}	⋯	y_{a1}	
2	y_{12}	y_{22}	⋯	y_{i2}	⋯	y_{a2}	
⋮	⋮	⋮		⋮		⋮	
j	y_{1j}	y_{2j}	⋯	y_{ij}	⋯	y_{aj}	
⋮	⋮	⋮		⋮		⋮	
r	y_{1r}	y_{2r}	⋯	y_{ir}	⋯	y_{ar}	
平均値	$\bar{y}_1$	$\bar{y}_2$	⋯	$\bar{y}_i$	⋯	$\bar{y}_a$	$\bar{y}$

$\bar{y}$：総平均値

各水準のデータはそれぞれ正規分布であり，等分散であると仮定できるものとする．帰無仮説 (H_0) として a 群の平均がすべて等しい ($\mu_1 = \mu_2 = \cdots = \mu_a$) をたて，まず，各群の平均を $\bar{y}_i$ 求める．

$$\bar{y}_1 = (y_{11} + y_{12} + \cdots + y_{1r})/n_1$$
$$\bar{y}_2 = (y_{21} + y_{22} + \cdots + y_{2r})/n_2$$
$$\vdots$$
$$\bar{y}_a = (y_{a1} + y_{a2} + \cdots + y_{ar})/n_a$$

総データ数 $n = n_1 + n_2 + \cdots + n_a$ を求め，総平均 $\bar{y} = (n_1\bar{y}_1 + n_2\bar{y}_2 + \cdots + n_a\bar{y}_a)/n$ を求める．

因子による平方和は因子内の水準の違いによるバラツキを表し，水準間平方和あるいは群間変動（級間変動，因子間変動）という．偶然誤差の平方和は水準内の繰り返し（例数）によるバラツキを表し，群内変動（級内変動，誤差変動）という．全体の平方和を全変動という．

群間変動（水準間平方和：SS_A）を次式から求める．

$$SS_A = \sum_{i=1}^{a} n_i(\bar{y}_i - \bar{y})^2$$
$$= n_1(\bar{y}_1 - \bar{y})^2 + n_2(\bar{y}_2 - \bar{y})^2 + \cdots + n_a(\bar{y}_a - \bar{y})^2$$

群内変動（誤差平方和：SS_R）を次式から求める．

$$SS_R = \sum_{i=1}^{a}\sum_{j=1}^{r}(y_{ij} - \bar{y}_i)^2$$
$$= (y_{11} - \bar{y}_1)^2 + (y_{12} - \bar{y}_1)^2 + \cdots + (y_{1r} - \bar{y}_1)^2$$
$$+ (y_{21} - \bar{y}_2)^2 + (y_{22} - \bar{y}_2)^2 + \cdots + (y_{2r} - \bar{y}_2)^2$$
$$+ \cdots\cdots\cdots\cdots\cdots$$
$$+ (y_{a1} - \bar{y}_a)^2 + (y_{a2} - \bar{y}_a)^2 + \cdots + (y_{ar} - \bar{y}_a)^2$$

全変動（全平方和：SS_y）を次式から求める．

$$SS_y = \sum_{i=1}^{a}\sum_{j=1}^{r}(y_{ij} - \bar{y})^2 = SS_A + SS_R$$

次に，各自由度 ϕ を求める．自由度 ϕ は因子 A の水準数が a であるから因子間変動は $\phi_A = (a-1)$ であり，誤差変動については 1 水準内の繰り返し数が r であるから $(r-1)$ で，これが a 水準であるので $\phi_R = a(r-1)$ となる．また，全平方和での自由度は $\phi_y = (ar-1)$ となる．

各分散 $V_A = SS_A/\phi_A$，$V_R = SS_R/\phi_R$ を求める．分散比（F 比）を求め，検定統計量の値 $F_{cal} = V_A/V_R$ とする．有意水準を決め，その値を α とする．有意水準が 0.05 ならば $\alpha = 0.05$ である．

F 分布表より，第 1 自由度 $\phi_1 = \phi_A$，第 2 自由度 $\phi_2 = \phi_R$ における値を求める．

判定として，$F_{cal} \geq F(\phi_A, \phi_R, \alpha)$ ならば帰無仮説が棄却されて有意であり，因子 A による違いがあるといえる．

分散分析を誤りなく行うには，分散分析表を用いるとよい．

〈分散分析表〉

要因	平方和	自由度	分散	分散比（F 比）	棄却限界値
因子：A	SS_A	$a-1$	V_A	V_A/V_R	$F(\phi_A, \phi_R, \alpha)$
誤差：R	SS_R	$a(r-1)$	V_R	—	
全体：y	SS_y	$ar-1$			

例題 7.1

4 種類の飼料（A〜D）を 1 群 5 匹のマウスに摂取させて，一定期間後の体重増加量（g）を測定したところ次のような結果を得た．飼料によって体重増加に差があるかを検定せよ．

飼料	a	b	c	d
動物番号　1	4	8	5	6
2	5	7	4	8
3	5	9	5	7
4	3	6	6	8
5	3	7	4	7

この例題では飼料の摂取による体重増加という 1 つの因子があり，飼料 A〜D の 4 水準があると考える．すなわち，因子数 1，その水準数 4 の一元配置を組むことができる．各飼料について 5 匹ずつのマウスを用いるので繰り返し数 R は 5 となる．

［検定の手順］

1) 帰無仮説（H_0）として，4 種類の飼料による体重増加の平均がすべて等しい（$\bar{y}_a = \bar{y}_b = \bar{y}_c = \bar{y}_d$）を立てる．
2) 各群の平均 $\bar{y}_i$ を求める．例題では，$\bar{y}_a = 4$，$\bar{y}_b = 7.4$，$\bar{y}_c = 4.8$，$\bar{y}_d = 7.2$
3) 総データ数 $n = 20$
4) 総平均 $\bar{y}$ を求める．例題では，$\bar{y} = (5 \times 4 + 5 \times 7.4 + 5 \times 4.8 + 5 \times 7.2)/20 = 5.85$
5) 各平方和を求める．
　・群間変動（水準間平方和：SS_A）：$SS_A = 5(4 - 5.85)^2 + 5(7.4 - 5.85)^2 + 5(4.8 - 5.85)^2 + 5(7.4 - 5.85)^2 = 43.75$

- 群内変動（誤差平方和：SS_R）：$SS_R = (4-4)^2 + (5-4)^2 + (5-4)^2 + (3-4)^2 + (3-4)^2 + (8-7.4)^2 + (7-7.4)^2 + (9-7.4)^2 + (6-7.4)^2 + (7-7.4)^2 + (5-4.8)^2 + (4-4.8)^2 + (5-4.8)^2 + (6-4.8)^2 + (4-4.8)^2 + (6-7.2)^2 + (8-7.2)^2 + (7-7.2)^2 + (8-7.2)^2 + (7-7.2)^2 = 14.8$
- 全変動（全平方和：SS_y）：$SS_y = 43.75 + 14.8 = 58.55$

6) 各自由度 ϕ を求める．

$$\phi_A = 4 - 1 = 3, \quad \phi_R = 4(5-1) = 16, \quad \phi_y = 4 \times 5 - 1 = 19$$

7) 分散を求める．

$$V_A = 43.75/3 = 14.583, \quad V_R = 14.8/16 = 0.925$$

8) 検定統計量の値 F_{cal} を求める．$F_{cal} = 14.585/0.925 = 15.765$

9) F分布表より，$F(\phi_A, \phi_R, \alpha)$ 値を求める．

第1自由度 $\phi_1 = 3$，　第2自由度 $\phi_2 = 16$

$F(3, 16, 0.05) = 3.239$

$F(3, 16, 0.01) = 5.292$

$F(3, 16, 0.001) = 9.006$

10) 判定：$F_{cal} = 15.765 > F(3, 16, 0.001) = 9.006$ なので帰無仮説が棄却される．したがって，0.1％以下の危険率で用いた飼料によって体重増加に差があるといえる．

〈分散分析表〉

要因	平方和	自由度	分散	分散比（F比）	棄却限界値
因子：A	43.75	3	14.583	15.765	$F(3, 16, 0.001)$
誤差：R	14.8	16	0.925	—	$= 9.006$
全体：y	58.55	19			

7.2 二元配置分散分析

7.2.1 繰り返しのない二元配置分散分析

2種類の因子（A，B）があり，それぞれの水準が a，b で，各群の繰り返しがない場合の二元配置分散分析 two-way analysis of variance（two-way ANOVA）である．例えば，血液中のある成分xの濃度を季節ごとに測定し，1) 季節による変動があるか，2) 個人差があるかを検定する場合，季節による変動を因子A，個人差を因子Bとして配置する．すなわち，因子Aの水

準 a も，因子 B の水準 b も正規母集団とみなされるとき，帰無仮説:「因子 A の水準間に差はない」および帰無仮説:「因子 B の水準間に差はない」を検定することになる.

全体変動（全体のバラツキ）を，因子 A（季節）による変動，因子 B（個人）による変動，誤差変動に分ける.

(全体変動) = (因子 A による変動) + (因子 B による変動) + (誤差変動)

・因子 A（季節）による変動を誤差変動と比較して大きいかを検定する.

(因子 A による変動) と (誤差変動) の比較　→　因子 A（季節）の検定

・因子 B（個人）による変動を誤差変動と比較して大きいかを検定する.

(因子 B による変動) と (誤差変動) の比較　→　因子 B（個人）の検定

この検定で扱うデータは次の形式のものである．それぞれ等分散を示すことが前提である.

B \ A	1	2	…	i	…	a	平均値
1	y_{11}	y_{21}	…	y_{i1}	…	y_{a1}	$\bar{y}_{\cdot 1}$
2	y_{12}	y_{22}	…	y_{i2}	…	y_{a2}	$\bar{y}_{\cdot 2}$
⋮	⋮	⋮		⋮		⋮	⋮
j	y_{1j}	y_{2j}	…	y_{ij}	…	y_{aj}	$\bar{y}_{\cdot j}$
⋮	⋮	⋮		⋮		⋮	⋮
b	y_{1b}	y_{2b}	…	y_{ib}	…	y_{ab}	$\bar{y}_{\cdot b}$
平均値	$\bar{y}_{1\cdot}$	$\bar{y}_{2\cdot}$	…	$\bar{y}_{i\cdot}$	…	$\bar{y}_{a\cdot}$	$\bar{y}_{\cdot\cdot}$

$\bar{y}_{i\cdot}$：列別平均値
$\bar{y}_{\cdot j}$：行別平均値
$\bar{y}_{\cdot\cdot}$：全体平均値

帰無仮説 (H_0) として，「因子 A（列因子）: 成分 x の血中濃度には季節差がない」および「因子 B（行因子）: 成分 x の血中濃度には個人差がない」を立てる．因子 A と因子 B について，それぞれ平均値 $\bar{y}_{i\cdot}$ と $\bar{y}_{\cdot j}$ を求め，全体平均 $\bar{y}_{\cdot\cdot}$ を求める.

$$\bar{y}_{\cdot\cdot} = (n_{A1}\bar{y}_{1\cdot} + n_{A2}\bar{y}_{2\cdot} + \cdots + n_{Aa}\bar{y}_{a\cdot})/n \quad \text{あるいは,}$$
$$\bar{y}_{\cdot\cdot} = (n_{B1}\bar{y}_{\cdot 1} + n_{B2}\bar{y}_{\cdot 2} + \cdots + n_{Bb}\bar{y}_{\cdot b})/n$$

因子間変動 A（因子 A の偏差平方和: SS_A）を次式で求める.

$$SS_A = b\sum_{i=1}^{a}(\bar{y}_{j\cdot} - \bar{y}_{\cdot\cdot})^2$$

因子間変動 B（因子 B の偏差平方和: SS_B）を次式で求める.

$$SS_B = a\sum_{i=1}^{b}(\bar{y}_{\cdot j} - \bar{y}_{\cdot\cdot})^2$$

全体変動（全偏差平方和: SS_y）を次式で求める.

$$SS_y = \sum_{i=1}^{a}\sum_{j=1}^{b}(\bar{y}_{ij} - \bar{y}_{..})^2$$

誤差変動（誤差平方和：SS_R）を求める．

$$SS_R = SS_y - SS_A - SS_B$$

各自由度 ϕ を求める．

$$\phi_A = a - 1, \quad \phi_B = b - 1, \quad \phi_R = (a-1)(b-1),$$
$$\phi_y = ab - 1$$

各分散 V を求める．

$$V_A = SS_A/\phi_A, \quad V_B = SS_B/\phi_B, \quad V_R = SS_R/\phi_R$$

検定統計量の値 $F_{\text{cal A}}$, $F_{\text{cal B}}$ を次式で求める．

$$F_{\text{cal A}} = V_A/V_R$$
$$F_{\text{cal B}} = V_B/V_R$$

有意水準を決め，その値を α とする．有意水準が 0.05 ならば $\alpha = 0.05$

F 分布表より，第 1 自由度 $\phi_1 = \phi_A$（あるいは $\phi_1 = \phi_B$），第 2 自由度 $\phi_2 = \phi_R$ における値を求める．

$$F(\phi_A, \phi_R, \alpha), \quad F(\phi_B, \phi_R, \alpha)$$

因子 A：第 1 自由度 $(a-1)$，第 2 自由度 $(a-1)(b-1)$

因子 B：第 1 自由度 $(b-1)$，第 2 自由度 $(a-1)(b-1)$

判定として，

- $F_{\text{cal A}} \geq F(\phi_A, \phi_R, \alpha)$ ならば帰無仮説が棄却されて，危険率 $p = \alpha$ で有意であり，因子 A による違いがあるといえる．
- $F_{\text{cal B}} \geq F(\phi_B, \phi_R, \alpha)$ ならば帰無仮説が棄却されて，危険率 $p = \alpha$ で有意であり，因子 B による違いがあるといえる．

分散分析を誤りなく行うには，分散分析表を用いるとよい．

〈繰り返しのない二元配置分散分析法の分散分析表〉

要因	平方和	自由度	分散	分散比（F比）	棄却限界値
因子 A 変動	SS_A	$a-1$	V_A	V_A/V_R	$F(\phi_A, \phi_R, \alpha)$
因子 B 変動	SS_B	$b-1$	V_B	V_B/V_R	$F(\phi_B, \phi_R, \alpha)$
誤差変動	SS_R	$(a-1)(b-1)$	V_R	—	
全体変動	SS_y	$ab-1$			

例題 7.2

健常人 5 名について，血液中のある成分 x の濃度を季節ごとに測定し，次のような値が得られた．成分 x の血中濃度には 1) 個人差があるか，2) 季節による変動があるかについて検定せよ．

B \ A	季節 春	夏	秋	冬
健常人 1	8	5	7	11
2	7	5	9	11
3	4	5	8	10
4	5	3	6	9
5	9	7	13	15

[検定の手順]

1) 帰無仮説（H_0）として，「因子 A：成分 x の血中濃度には季節差がない」，「因子 B：成分 x の血中濃度には個人差がない」を立てる．

2) 因子 A と因子 B について，それぞれ平均値 $\bar{y}_{i\cdot}$ と $\bar{y}_{\cdot j}$，全体平均 $\bar{y}_{\cdot\cdot}$ を求める．

B \ A	季節 春	夏	秋	冬	平均値
健常人 1	8	5	7	11	7.75
2	7	5	9	11	8
3	4	5	8	10	6.75
4	5	3	6	9	5.75
5	9	7	13	15	11
平均値	6.6	5	8.6	11.2	7.85

3) 因子間変動 A（SS_A）を求める．

$$SS_A = 5\{(6.6 - 7.85)^2 + (5 - 7.85)^2 + (8.6 - 7.85)^2 + (11.2 - 7.85)^2\} = 107.35$$

4) 因子間変動 B（因子 B の偏差平方和：SS_B）を求める．

$$SS_B = 4\{(7.75 - 7.85)^2 + (8 - 7.85)^2 + (6.75 - 7.85)^2 + (5.75 - 7.85)^2 + (11 - 7.85)^2\} = 62.3$$

5) 全体変動（全偏差平方和：SS_y）を求める．

$$\begin{aligned}SS_y &= \{(8 - 7.85)^2 + (7 - 7.85)^2 + (4 - 7.85)^2 + (5 - 7.85)^2 + (9 - 7.85)^2\} \\ &+ \{(5 - 7.85)^2 + (5 - 7.85)^2 + (5 - 7.85)^2 + (3 - 7.85)^2 + (7 - 7.85)^2\} \\ &+ \{(7 - 7.85)^2 + (9 - 7.85)^2 + (8 - 7.85)^2 + (6 - 7.85)^2 + (13 - 7.85)^2\} \\ &+ \{(11 - 7.85)^2 + (11 - 7.85)^2 + (10 - 7.85)^2 + (9 - 7.85)^2 + (15 - 7.85)^2\} \\ &= 182.55\end{aligned}$$

6) 誤差変動（誤差平方和：SS_R）を求める．

$$SS_R = 182.55 - 107.35 - 62.3 = 12.9$$

7) 各自由度 ϕ を求める．

$$\phi_A = 4 - 1 = 3, \quad \phi_B = 5 - 1 = 4, \quad \phi_R = (4 - 1)(5 - 1) = 12,$$
$$\phi_y = 4 \times 5 - 1 = 19$$

8) 各分散を求める．

$$V_A = 107.35/3 = 35.78, \quad V_B = 62.3/4 = 15.58, \quad V_R = 12.9/12 = 1.08$$

9) 検定統計量の値 $F_{\text{cal A}}$，$F_{\text{cal B}}$ を求める．

$$F_{cal\,A} = 35.78/1.08 = 33.130, \qquad F_{cal\,B} = 15.58/1.08 = 14.426$$

10) F 分布表より，$F(\phi_A, \phi_R, \alpha)$，$F(\phi_B, \phi_R, \alpha)$ の値を求める．

　　因子 A：第 1 自由度 $\phi_1 = 3$，第 2 自由度 $\phi_2 = 12$

　　　　$F(3, 12, 0.05) = 3.490$

　　　　$F(3, 12, 0.01) = 5.953$

　　　　$F(3, 12, 0.001) = 10.804$

　　因子 B：第 1 自由度 $\phi_1 = 4$，第 2 自由度 $\phi_2 = 12$

　　　　$F(4, 12, 0.05) = 3.259$

　　　　$F(4, 12, 0.01) = 5.412$

　　　　$F(4, 12, 0.001) = 9.633$

11) 判定：

　　因子 A：$F_{cal\,A} = 33.130 > F(3, 12, 0.001) = 10.804$ なので帰無仮説が棄却される．したがって，0.1％以下の危険率で成分 x の濃度には季節差があるといえる．

　　因子 B：$F_{cal\,B} = 14.426 > F(4, 12, 0.001) = 9.633$ なので帰無仮説が棄却される．したがって，0.1％以下の危険率で成分 x の濃度には個人差があるといえる．

〈繰り返しのない二元配置分散分析法の分散分析表〉

要因	平方和	自由度	分散	分散比（F比）	棄却限界値
因子 A 変動	107.35	3	35.78	33.130	$F(3, 12, 0.001) = 10.804$
因子 B 変動	62.3	4	15.58	14.426	$F(4, 12, 0.001) = 9.633$
誤差変動	12.9	12	1.08	—	
全体変動	182.55	19			

7.2.2　繰り返しのある二元配置分散分析

実験では各群の例数が 1 例ではなく複数であり，繰り返し（複数の実験例数）のあるのが通常であることから，繰り返しのある二元配置分散分析がよく用いられる．さらに，繰り返しのある二元配置分散分析はデータに「対応がない場合」と「対応がある場合」に分かれる．

A　繰り返しのある二元配置分散分析で繰り返しのあるデータに対応がない場合

2 種類の因子によって分類された各群からのデータが複数であり，データに対応がない場合に，因子ごとに群の間に差があるかどうかを検定する二元配置分散分析である．繰り返しのある二元配置分散分析法では，まず 2 種類の因子が互いに影響を及ぼしていないかが問題となる．2 種類の因子が独立であれば，それぞれの因子ごとに検討することができるが，2 種類の因子が互いに影響しているときは，2 種類の因子を分けて検討することはできない．2 種類の因子が互いに影響を及ぼし合っているときに「交互作用がある」という．交互作用は A×B と表現され，相殺作用や相乗作用がある．

因子 A，B の間に交互作用がない場合は，一元配置分散分析の場合と同じように，$F_A = V_A/V_R$ を水準 A_i 間の統計量，$F_B = V_B/V_R$ を水準 B_j 間の統計量として検定する．

因子 A，B の間に交互作用がある場合は，単純に水準 A_i 間の差の検定や，水準 B_j 間の差の検定はできない．しかし，水準 A_i 間の差や，水準 B_j 間の差についてはある程度の傾向を把握することができる．水準間の差を検定したいのであれば，(A_i, B_j) を 1 つの水準とみなし，$a \times b$ 個のすべての水準 (A_i, B_j) $(i = 1, \cdots, a ; j = 1, \cdots, b)$ によって分類される一元配置分散分析法で水準 (A_i, B_j) 間の差を検定する．

例えば，患者に 3 種類の治療薬を投与して，その効果を治療薬と患者の性別（男，女）の 2 種類の因子を考えて調べる場合，因子 A の水準 a も，因子 B の水準 b も正規母集団とみなされるとき，帰無仮説として，「因子 A，B の間には交互作用はない」，「因子 A の水準間に差はない」，「因子 B の水準間に差はない」を検定することになる．この場合，全体変動（全体のばらつき）を，因子 A（治療薬）による変動，因子 B（患者の性別；男，女）による変動，交互作用変動，誤差変動に分けて考えると，（全体変動）＝（因子 A による変動）＋（因子 B による変動）＋（交互作用変動）＋（誤差変動）となる．

すなわち，因子 A による変動を誤差変動と比較して大きいかを検定する．

　　　　（因子 A による変動）と（誤差変動）の比較　→　因子 A（治療薬）の検定

　　　　因子 B による変動が誤差変動と比較して大きいかを検定する．

　　　　（因子 B による変動）と（誤差変動）の比較　→　因子 B（患者の性別）の検定

　　　　因子 A と因子 B の交互作用について検定する．

　　　　（交互作用変動）と（誤差変動）の比較　→　交互作用の検定

　　　　交互作用がない場合は誤差変動を修正（プーリング：交互作用変動と誤差変動を 1 つにまとめる）することもある．

　　　　（交互作用変動）＋（誤差変動）　→　（修正した誤差変動）

この検定で扱うデータは次の形式のものである．それぞれ等分散を示すことが前提である．

B \ A	1	2	$\cdots$	i	$\cdots$	a	平均値
1	y_{111} y_{112} $\vdots$ y_{11k} $\vdots$ y_{11r}	y_{211} y_{212} $\vdots$ y_{21k} $\vdots$ y_{21r}	$\cdots$ $\cdots$ $\vdots$ $\cdots$ $\vdots$ $\cdots$	y_{i11} y_{i12} $\vdots$ y_{i1k} $\vdots$ y_{i1r}	$\cdots$ $\cdots$ $\vdots$ $\cdots$ $\vdots$ $\cdots$	y_{a11} y_{a12} $\vdots$ y_{a1k} $\vdots$ y_{a1r}	$\bar{y}_{\cdot 1 \cdot}$
2	y_{121} y_{122} $\vdots$ y_{12k} $\vdots$ y_{12r}	y_{221} y_{222} $\vdots$ y_{22k} $\vdots$ y_{22r}	$\cdots$ $\cdots$ $\vdots$ $\cdots$ $\vdots$ $\cdots$	y_{i21} y_{i22} $\vdots$ y_{i2k} $\vdots$ y_{i2r}	$\cdots$ $\cdots$ $\vdots$ $\cdots$ $\vdots$ $\cdots$	y_{a21} y_{a22} $\vdots$ y_{a2k} $\vdots$ y_{a2r}	$\bar{y}_{\cdot 2 \cdot}$

⋮	⋮	⋮	⋮	⋮	⋮	⋮	⋮
j	y_{1j1} y_{1j2} ⋮ y_{1jk} ⋮ y_{1jr}	y_{2j1} y_{2j2} ⋮ y_{2jk} ⋮ y_{2jr}	⋯ ⋯ ⋯ ⋯	y_{ij1} y_{ij2} ⋮ y_{ijk} ⋮ y_{ijr}	⋯ ⋯ ⋯ ⋯	y_{aj1} y_{aj2} ⋮ y_{ajk} ⋮ y_{ajr}	$\bar{y}_{\cdot j \cdot}$
⋮	⋮	⋮	⋮	⋮	⋮	⋮	⋮
b	y_{1b1} y_{1b2} ⋮ y_{1bk} ⋮ y_{1br}	y_{2b1} y_{2b2} ⋮ y_{2bk} ⋮ y_{2br}	⋯ ⋯ ⋯ ⋯	y_{ib1} y_{ib2} ⋮ y_{ibk} ⋮ y_{ibr}	⋯ ⋯ ⋯ ⋯	y_{ab1} y_{ab2} ⋮ y_{abk} ⋮ y_{abr}	$\bar{y}_{\cdot b \cdot}$
平均値	$\bar{y}_{1\cdot\cdot}$	$\bar{y}_{2\cdot\cdot}$	⋯	$\bar{y}_{i\cdot\cdot}$	⋯	$\bar{y}_{a\cdot\cdot}$	$\bar{y}_{\cdots}$

帰無仮説（H_0）として，次のような仮説を立てる．
　　交互作用について：　　　　　「治療薬と性別には交互作用がない」
　　行因子；患者の性別について：「患者の性別により薬の効果に差がない」
　　列因子；治療薬について：　　「治療薬による効果に差がない」

因子 A と因子 B について，それぞれ平均値 $\bar{y}_{i\cdot\cdot}$ と $\bar{y}_{\cdot j\cdot}$ を求め，全データ数を n として全体平均 $\bar{y}_{\cdots}$ を求める．

因子間変動 A（因子 A の偏差平方和：SS_A）を次式で求める．

$$SS_A = br\sum_{i=1}^{a}(\bar{y}_{i\cdot\cdot} - \bar{y}_{\cdots})^2$$

因子間変動 B（因子 B の偏差平方和：SS_B）を次式で求める．

$$SS_B = ar\sum_{i=1}^{b}(\bar{y}_{\cdot j\cdot} - \bar{y}_{\cdots})^2$$

全体変動（全偏差平方和：SS_y）を次式で求める．

$$SS_y = \sum_{i=1}^{a}\sum_{j=1}^{b}\sum_{k=1}^{r}(\bar{y}_{ijk} - \bar{y}_{\cdots})^2$$

交互作用の変動（$SS_{A\times B}$）を次式で求める．

$$SS_{A\times B} = n\sum_{i=1}^{a}\sum_{j=1}^{b}(\bar{y}_{ij\cdot} - \bar{y}_{i\cdot\cdot} - \bar{y}_{\cdot j\cdot} - \bar{y}_{\cdots})^2$$

誤差変動（誤差平方和：SS_R）を求める．

$$SS_R = SS_Y - SS_A - SS_B - SS_{A \times B}$$

各自由度 ϕ を求める．

$$\phi_A = a - 1, \quad \phi_B = b - 1, \quad \phi_{A \times B} = (a - 1)(b - 1)$$
$$\phi_R = ab(r - 1), \quad \phi_y = abr - 1$$

各分散 V_A, V_B, $V_{A \times B}$, V_R を求める．

$$V_A = SS_A/\phi_A, \quad V_B = SS_B/\phi_B, \quad V_{A \times B} = SS_{A \times B}/\phi_{A \times B}, \quad V_R = SS_R/\phi_R$$

検定統計量の値 $F_{\text{cal A}}$, $F_{\text{cal B}}$, $F_{\text{cal A} \times \text{B}}$ を次式で求める．

$$F_{\text{cal A}} = V_A/V_R$$
$$F_{\text{cal B}} = V_B/V_R$$
$$F_{\text{cal A} \times \text{B}} = V_{A \times B}/V_R$$

有意水準を決め，その値を α とする．有意水準が 0.05 ならば $\alpha = 0.05$ である．
F 分布表より，第 1 自由度 $\phi_1 = \phi_A$（あるいは $\phi_1 = \phi_B$, $\phi_1 = \phi_{A \times B}$），第 2 自由度 $\phi_2 = \phi_R$ における値を求める．

因子 A：$F(\phi_A, \phi_R, \alpha)$,
因子 B：$F(\phi_B, \phi_R, \alpha)$,
交互作用 B：$F(\phi_{A \times B}, \phi_R, \alpha)$

判定として，

- $F_{\text{cal A} \times \text{B}} \geq F(\phi_{A \times B}, \phi_R, \alpha)$ ならば帰無仮説が棄却されて，危険率 $p = \alpha$ で有意であり，因子 A，B の間に交互作用のあることが認められる．
- $F_{\text{cal A} \times \text{B}} < F(\phi_{A \times B}, \phi_R, \alpha)$ ならば帰無仮説が採択されて，因子 A，B の間に交互作用のないことが認められる．
- $F_{\text{cal A}} \geq F(\phi_A, \phi_R, \alpha)$ ならば帰無仮説が棄却されて，危険率 $p = \alpha$ で有意であり，因子 A による違いがあるといえる．
- $F_{\text{cal B}} \geq F(\phi_B, \phi_R, \alpha)$ ならば帰無仮説が棄却されて，危険率 $p = \alpha$ で有意であり，因子 B による違いがあるといえる．

分散分析を誤りなく行うには，分散分析表を用いるとよい．

〈繰り返しのある二元配置分散分析法の分散分析表〉

要因	偏差平方和	自由度	分散	分散比（F 比）	棄却限界値
因子 A 変動	SS_A	$a - 1$	V_A	V_A/V_R	$F(\phi_A, \phi_R, \alpha)$
因子 B 変動	SS_B	$b - 1$	V_B	V_B/V_R	$F(\phi_B, \phi_R, \alpha)$
交互作用	$SS_{A \times B}$	$(a - 1)(b - 1)$	$V_{A \times B}$	$V_{A \times B}/V_R$	$F(\phi_{A \times B}, \phi_R, \alpha)$
誤差変動	SS_R	$ab(r - 1)$	V_R	—	
全体変動	SS_y	$abr - 1$			

例題 7.3

ある疾患に対する 3 種類の治療薬（A，B，C）を患者に投与して，その効果（治癒スコアーで表現）を治療薬別，患者の性別について調べたところ次のような結果が得られた．1）治療薬と性別に交互作用があるかどうか，2）治療薬により効果に差があるかどうか，3）性別により効果

7.2 二元配置分散分析

に差があるかどうかについて検定せよ．

	A	B	C
男	11	26	18
	16	24	25
	15	23	16
	12	25	21
	10	22	19
女	15	19	16
	11	22	14
	9	18	11
	17	21	17
	13	15	15

［検定の手順］

1) 帰無仮説（H_0）として，交互作用：「治療薬と性別には交互作用がない」，患者の性別：「患者の性別により薬の効果に差がない」，治療薬：「治療薬による効果に差がない」を立てる．

2) 因子Aと因子Bについて，それぞれ平均値 $\bar{y}_{i..}$ と $\bar{y}_{.j.}$ を求め，全体平均 $\bar{y}_{...}$ を求める．

B＼A	A	B	C	平均値
男	11	26	18	
	16	24	25	
	15	23	16	18.9
	12	25	21	
	10	22	19	
女	15	19	16	
	11	22	14	
	9	18	11	15.5
	17	21	17	
	13	15	15	
平均値	12.9	21.5	17.2	17.2

3) 因子間変動Aを求める． $SS_A = 369.8$

4) 因子間変動Bを求める． $SS_B = 83.33$

5) 全体変動を求める． $SS_y = 674.8$

6) 交互作用の変動を求める． $SS_{A \times B} = 46.87$

7) 誤差変動を求める． $SS_R = 674.8 - 369.8 - 83.33 - 46.87 = 174.8$

8) 各自由度 ϕ を求める．

$$\phi_A = 2, \quad \phi_B = 1, \quad \phi_{A \times B} = 2, \quad \phi_R = 24, \quad \phi_y = 29$$

9) 各分散 V_A, V_B, $V_{A \times B}$, V_R を求める．

$$V_A = 184.9, \quad V_B = 83.33, \quad V_{A \times B} = 23.43, \quad V_R = 7.28$$

10) 検定統計量の値 $F_{\text{cal A}}$, $F_{\text{cal B}}$, $F_{\text{cal A×B}}$ を求める.

$F_{\text{cal A}} = 25.386$, $F_{\text{cal B}} = 11.441$, $F_{\text{cal A×B}} = 3.217$

11) F 分布表より, $F(\phi_A, \phi_R, \alpha)$, $F(\phi_B, \phi_R, \alpha)$, $F(\phi_{A×B}, \phi_R, \alpha)$ の値を求める.

交互作用：第1自由度 = 2, 第2自由度 = 24 なので,

$F(2, 24, 0.05) = 3.40$

$F(2, 24, 0.01) = 5.61$

因子 A：第1自由度 = 2, 第2自由度 = 24 なので,

$F(2, 24, 0.05) = 3.40$

$F(2, 24, 0.01) = 5.61$

$F(2, 24, 0.001) = 9.34$

因子 B：第1自由度 = 1, 第2自由度 = 24 なので,

$F(1, 24, 0.05) = 4.26$

$F(1, 24, 0.01) = 7.82$

$F(1, 24, 0.001) = 14.03$

12) 判定：

交互作用：$F_{\text{cal A×B}} = 3.217 < F(2, 24, 0.05) = 3.40$ なので帰無仮説が採択される.
したがって, 治療薬と性別には交互作用がないといえる.

因子 A：　$F_{\text{cal A}} = 25.386 > F(2, 24, 0.001) = 9.34$ なので帰無仮説が棄却される.
したがって, 0.1% 以下の危険率で治療薬により効果に差があるといえる.

因子 B：　$F_{\text{cal B}} = 11.441 > F(1, 24, 0.01) = 7.82$ なので帰無仮説が棄却される.
したがって, 1% 以下の危険率で性別により効果に差があるといえる.

〈繰り返しのある二元配置分散分析法の分散分析表〉

要因	偏差平方和	自由度	分散	分散比（F 比）	棄却限界値
因子 A 変動	369.8	2	184.9	25.386	$F(2, 24, 0.001) = 9.34$
因子 B 変動	83.33	1	83.33	11.441	$F(1, 24, 0.01) = 7.82$
交互作用	46.86	2	23.43	3.217	$F(2, 24, 0.05) = 3.40$
誤差変動	174.8	24	7.28	—	
全体変動	674.8	29			

B 繰り返しのある二元配置分散分析で繰り返しのあるデータに対応がある場合

2種類の因子（A, B）があり, それぞれの水準が a, b で, 各群の繰り返し（例数）が r のような実験計画のときは二元配置を組むことができる. 繰り返しのある二元配置分散分析法では, まず2種類の因子が互いに影響を及ぼしていないかどうか, すなわち交互作用が問題となる. 2種類の因子が独立であれば, それぞれの因子ごとに検討することができるが, 2種類の因子が互いに影響しているときは, 2種類の因子を分けて検討することはできない.

因子 A, B の間に交互作用がない場合は, 一元配置分散分析の場合と同じように, $F_A = V_A/V_R$ を水準 A_i 間の統計量, $F_B = V_B/V_R$ を水準 B_j 間の統計量として検定する.

7.2 二元配置分散分析

　　因子 A，B の間に交互作用がある場合は，単純に水準 A_i 間の差の検定や，水準 B_j 間の差の検定はできない．しかし，水準 A_i 間の差や，水準 B_j 間の差についてはある程度の傾向を把握することができる．水準間の差を検定したいのであれば，(A_i, B_j) を 1 つの水準とみなして，a×b 個のすべての水準 (A_i, B_j) (i = 1, …, a；j = 1, …, b) によって分類される一元配置分散分析法で水準 (A_i, B_j) 間の差を検定する．

　　例えば，新規化合物の作用を検討するにあたり，動物を溶媒対照群と新規化合物処置群に分け，投与後の作用を経時的に観察する場合は，同じ動物で時間を追って測定するデータなので，繰り返しのあるデータに対応がある場合の分散分析である．このような分散分析を反復測定-分散分析法 repeated measure ANOVA ともいう．対応のある繰り返し二元配置分散分析では，一方の因子のある水準が他方の因子のすべての水準に対応していると考えられることから，列因子（因子 A）を個体内因子，行因子（因子 B）を個体間因子と考えて検定する．すなわち，因子 A の水準 a も，因子 B の水準 b も正規母集団とみなされるとき，帰無仮説として，「個体内因子（因子 A）と個体間因子（因子 B）の間には交互作用はない」，「個体内因子（因子 A）の水準間に差はない」，「個体間因子（因子 B）の水準間に差はない」を検定することになる．

　　「反復測定-分散分析法」は「繰り返しのある二元配置分散分析法（対応のない）」と異なり，反復測定による実験個体因子によるばらつき（実験個体変動）を考える必要がある．実際には，繰り返しのある二元配置分散分析法における「誤差変動」を「実験個体変動」と「誤差変動」にわけて検定する．

　　全体変動（全体のばらつき）を，因子 A（経時的変化）による変動，因子 B（新規化合物と溶媒の効果）による変動，反復測定による実験個体因子による変動（実験個体変動），交互作用変動，誤差変動に分けて考えると，（全体変動）＝（個体内変動）＋（個体間変動）＋（実験個体変動）＋（交互作用変動）＋（誤差変動）となる．

　　すなわち，個体内変動を誤差変動と比較して大きいかを検定する．
　　　　　（個体内変動）と（誤差変動）の比較　→　個体内変動因子（経時的変化）の検定
　　　　個体間変動が実験個体変動と比較して大きいかを検定する
　　　　　（個体間変動）と（「繰り返しのある二元配置分散分析法（対応のない）」）の比較　→
　　　　個体間因子（新規化合物と溶媒の効果）の検定
　　　　交互作用変動が誤差変動と比較して大きいかを検定する．
　　　　　（交互作用変動）と（誤差変動）の比較　→　交互作用の検定

この検定で扱うデータ形式は基本的には前述の「繰り返しのある二元配置分散分析法（対応のない）」と同様なので表示は省略する．それぞれ等分散を示すことが前提である．

帰無仮説 (H_0) として，次のように仮説を立てる．
　　交互作用について：　　　　　「経時的変化と薬物の種類には交互作用がない」
　　行因子；薬物の種類について：「薬物の種類によって反応に差がない」
　　列因子；経時的変化について：「経時的変化によって反応に差がない」

「反復測定-分散分析法」と「繰り返しのある二元配置分散分析法（対応のない）」とは，解析するモデルは異なるが，個体内変動，個体間変動，交互作用変動，全体変動とそれぞれの自由度，分散は「繰り返しのある二元配置分散分析法（対応のない）」と同様に求める．

個体内変動：因子間変動 A（因子 A の偏差平方和；SS_A）とその自由度（$\phi_A = a - 1$），分散（V_A）を次式で求める．

$$SS_A = br\sum_{i=1}^{a}(\bar{y}_{i..} - \bar{y}_{...})^2$$

$$\phi_A = a - 1$$

$$V_A = \frac{SS_A}{\phi_A}$$

個体間変動：因子間変動 B（因子 B の偏差平方和；SS_B）とその自由度（$\phi_B = b - 1$），分散（V_B）を次式で求める．

$$SS_B = ar\sum_{i=1}^{b}(\bar{y}_{.i.} - \bar{y}_{...})^2$$

$$\phi_B = b - 1$$

$$V_B = \frac{SS_B}{\phi_B}$$

交互作用の変動（$SS_{A\times B}$）とその自由度（$\phi_{A\times B} = (a-1)(b-1)$），分散（$V_{A\times B}$）を次式で求める．

$$SS_{A\times B} = n\sum_{i=1}^{a}\sum_{j=1}^{b}(\bar{y}_{ij.} - \bar{y}_{i..} - \bar{y}_{.j.} - \bar{y}_{...})^2$$

$$\phi_{A\times B} = (a-1)(b-1)$$

$$V_{A\times B} = \frac{SS_{A\times B}}{\phi_{A\times B}}$$

全体変動（全偏差平方和；SS_y）とその自由度（$\phi_y = abr - 1$）を次式で求める．

$$SS_y = \sum_{i=1}^{a}\sum_{j=1}^{b}\sum_{k=1}^{r}(\bar{y}_{ijk} - \bar{y}_{...})^2$$

$$\phi_y = abr - 1$$

次に，実験個体変動（SS_{subject}）とその自由度（ϕ_{subject}），分散（V_{subject}）を求める．

水準 A_i について，水準 B_j における繰り返し数 n_{ij} は異なるので，$m_i = \max(n_{i1}, n_{i2}, \cdots, n_{ik})$ とおく．

各行の対応するデータの個数を $n_{i\cdot m}$（$m = 1, 2, \cdots, m_i$），各行の対応するデータの平均を $\bar{y}_{i\cdot m}$（$m = 1, 2, \cdots, m_i$）とおくとき水準 A_i の平均 $\bar{y}_{i\cdot}$ との変動を求めると次式のようになる．

$$SS_{\text{subject}} = \sum_{i=1}^{a}\sum_{m=1}^{m_i} n_{i \cdot m} \times (\bar{y}_{i \cdot m} - \bar{y}_{i \cdot})^2$$

$$\phi_{\text{subject}} = \sum_{i=1}^{a}(m_i - 1)$$

$$V_{\text{subject}} = \frac{SS_{\text{subject}}}{\phi_{\text{subject}}}$$

誤差変動（SS_R）とその自由度（ϕ_R），分散（V_R）を次式で求める．

$$SS_R = \sum_{i=1}^{a}\sum_{j=1}^{b}\sum_{k=1}^{n_{ij}} (\bar{y}_{ijm} - \bar{y}_{ij})^2 - SS_{\text{subject}}$$

$$\phi_R = n_{..} - ab - \phi_{\text{subject}}$$

$$V_R = \frac{SS_R}{\phi_R}$$

検定統計量の値 $F_{\text{cal A}}$，$F_{\text{cal B}}$，$F_{\text{cal A×B}}$ を次式で求める．

$$F_{\text{cal A}} = V_A/V_R$$

$$F_{\text{cal B}} = V_B/V_R$$

$$F_{\text{cal A×B}} = V_{A×B}/V_R$$

有意水準を決め，その値を α とする．有意水準が 0.05 ならば $\alpha = 0.05$ である．

F-分布表より棄却限界値を求める．

　個体内変動：第1自由度 $\phi_1 = \phi_A$，第2自由度 $\phi_2 = \phi_R$ における棄却限界値
　　　　　　　$F(\phi_A, \phi_R, \alpha)$ を求める．

　個体間変動：第1自由度 $\phi_1 = \phi_B$，第2自由度 $\phi_2 = \phi_{\text{subject}}$ における棄却限界値
　　　　　　　$F(\phi_B, \phi_{\text{subject}}, \alpha)$ を求める．

　交互作用：第1自由度 $\phi_1 = \phi_{A×B}$，第2自由度 $\phi_2 = \phi_R$ における棄却限界値
　　　　　　$F(\phi_{A×B}, \phi_R, \alpha)$ を求める．

判定として，

- $F_{\text{cal A×B}} \geqq F(\phi_{A×B}, \phi_R, \alpha)$ ならば帰無仮説が棄却されて，危険率 $p = \alpha$ で有意であり，個体内変動（因子 A），個体間変動（因子 B）の間に交互作用のあることが認められる．

- $F_{\text{cal A×B}} < F(\phi_{A×B}, \phi_R, \alpha)$ ならば帰無仮説が採択されて，個体内変動（因子 A），個体間変動（因子 B）の間に交互作用のないことが認められる．

- $F_{\text{cal A}} \geqq F(\phi_A, \phi_R, \alpha)$ ならば帰無仮説が棄却されて，危険率 $p = \alpha$ で有意であり，個体内変動（因子 A）による違いがあるといえる．

- $F_{\text{cal B}} \geqq F(\phi_B, \phi_{\text{subject}}, \alpha)$ ならば帰無仮説が棄却されて，危険率 $p = \alpha$ で有意であり，個体間変動（因子 B）による違いがあるといえる．

分散分析を誤りなく行うには，分散分析表を用いるとよい．

〈繰り返しのある二元配置分散分析法の分散分析表〉

要因	偏差平方和	自由度	分散	分散比（F比）	棄却限界値
個体内変動	SS_A	$a-1$	V_A	V_A/V_R	$F(\phi_A, \phi_R, \alpha)$
個体間変動	SS_B	$b-1$	V_B	V_B/V_R	$F(\phi_B, \phi_{subject}, \alpha)$
実験個体変動	$SS_{subject}$	$\phi_{subject}$	$V_{subject}$	—	
交互作用	$SS_{A \times B}$	$(a-1)(b-1)$	$V_{A \times B}$	$V_{A \times B}/V_R$	$F(\phi_{A \times B}, \phi_R, \alpha)$
誤差変動	SS_R	ϕ_R	V_R		
全体変動	SS_y	$abr-1$			

例題 7.4

新規化合物（x）の抗炎症作用をラットのカラゲニン誘発足浮腫法を用いて検討した．対照群は溶媒である生理食塩液群とし，各群 6 匹のラットを用いた．足浮腫は投与前の足容積に対する浮腫率として，投与後 30, 60, 90, 120, 150, 180 分にわたって経時的に測定して，次のような結果を得た．新規化合物に抗炎症作用があるかを検定せよ．

		浮腫率（%）					
投与後（分）		30	60	90	120	150	180
生理食塩液	1	30.9	80.0	81.8	85.2	88.2	96.5
	2	43.9	43.9	53.0	63.6	72.7	85.6
	3	47.6	47.6	55.7	61.2	78.1	81.2
	4	40.4	69.7	81.8	98.0	102.3	112.7
	5	37.6	54.0	67.3	75.2	78.1	84.1
	6	72.9	77.1	95.8	116.7	120.8	122.9
新規化合物	1	38.9	38.9	44.4	53.7	53.8	55.6
	2	41.2	45.2	48.6	52.1	52.9	54.7
	3	36.8	42.8	54.2	69.4	72.8	81.5
	4	42.1	45.2	46.8	47.6	45.8	49.5
	5	51.6	53.5	64.2	70.8	76.8	89.1
	6	48.6	48.9	50.6	55.7	58.6	59.8

［検定の手順］

1) 帰無仮説（H_0）として，交互作用：「経時的変化と薬物の種類には交互作用がない」，薬物の種類：「薬物の種類によって反応に差がない」，経時的変化：「経時的変化によって反応に差がない」を立てる．

2) 個体内変動とその自由度，分散を求める．
   $SS_A = 11402.34, \quad \phi_A = 5, \quad V_A = 2280.47$

3) 個体間変動とその自由度，分散を求める．
   $SS_B = 8051.81, \quad \phi_B = 1, \quad V_B = 8051.81$

4) 交互作用の変動とその自由度，分散を求める．

$SS_{A\times B} = 1770.16,\qquad \phi_{A\times B} = 5,\qquad V_{A\times B} = 354.03$

5) 全体変動とその自由度を求める．

$SS_y = 33380.07,\qquad \phi_y = 71$

6) 実験個体変動とその自由度，分散を求める．

$SS_{subject} = 9444.28,\qquad \phi_{subject} = 10,\qquad V_{subject} = 944.43$

7) 誤差変動とその自由度，分散を求める．

$SS_R = 2711.46,\qquad \phi_R = 50,\qquad V_R = 54.23$

8) 検定統計量の値を求める．

$F_{cal\,A} = 42.052,\qquad F_{cal\,B} = 148.475,\qquad F_{cal\,A\times B} = 6.528$

9) F 分布表より棄却限界値を求める．

個体内変動：第1自由度 = 5，第2自由度 = 50 なので，

$F(5,\ 50,\ 0.05) = 2.40$

$F(5,\ 50,\ 0.01) = 3.41$

$F(5,\ 50,\ 0.001) = 4.90$

個体間変動：第1自由度 = 1，第2自由度 = 10 なので，

$F(1,\ 10,\ 0.05) = 4.96$

$F(1,\ 10,\ 0.01) = 10.04$

$F(1,\ 10,\ 0.001) = 21.04$

交互作用：第1自由度 = 5，第2自由度 = 50 なので，

$F(5,\ 50,\ 0.05) = 2.40$

$F(5,\ 50,\ 0.01) = 3.41$

$F(5,\ 50,\ 0.001) = 4.90$

10) 判定：

交互作用：$F_{cal\,A\times B} = 6.528 > F(5,\ 50,\ 0.001) = 4.90$ なので帰無仮説が棄却される．

したがって，経時的変化と薬物の種類には交互作用があるといえる．

※経時的変化（因子 A）と薬物の種類（因子 B）に交互作用があるので，単純にそれぞれの水準 A_i 間の差の検定や，水準 B_j 間の差の検定はできない．しかし，水準 A_i 間の差や，水準 B_j 間の差についてはある程度の傾向を把握することはできる．

経時的変化について（因子 A）：$F_{cal\,A} = 42.052 > F(5,\ 50,\ 0.001) = 4.90$ なので帰無仮説が棄却される．したがって，経時的変化によって反応に差があるとの傾向がみられる．

薬物の種類について（因子 B）：$F_{cal\,B} = 148.475 > F(1,\ 10,\ 0.001) = 21.04$ なので帰無仮説が棄却される．したがって，薬物の種類によって反応に差があるとの傾向がみられる．

〈繰り返しのある二元配置分散分析法（反復測定-分散分析法）の分散分析表〉

要因	偏差平方和	自由度	分散	分散比（F比）	棄却限界値
個体内変動	11402.34	5	2280.47	42.052	$F(5, 50, 0.001) = 4.90$
個体間変動	8051.81	1	8051.81	148.475	$F(1, 10, 0.001) = 21.04$
実験個体変動	9444.29	10	944.43	—	
交互作用	1770.16	5	354.03	6.528	$F(5, 50, 0.001) = 4.90$
誤差変動	2711.46	50	54.23	—	
全体変動	33380.07	71			

第8章 多重比較検定

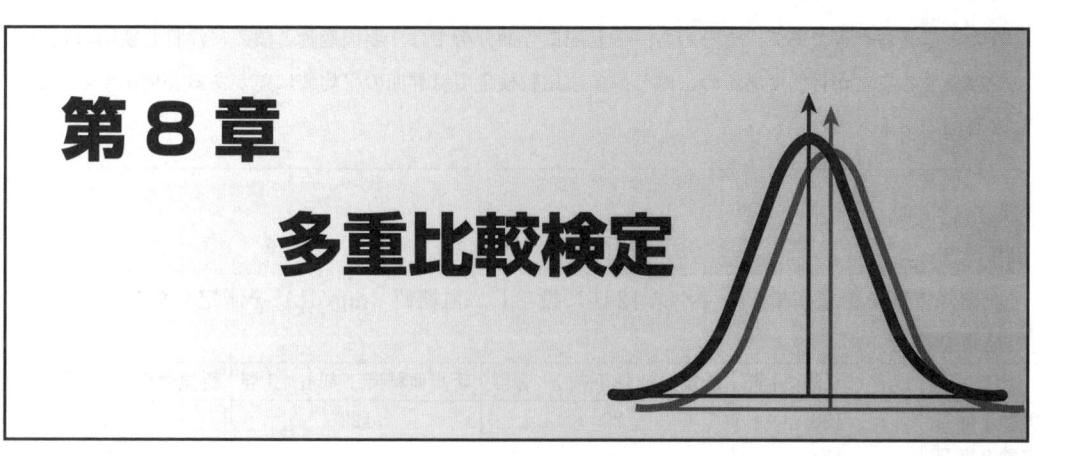

8.1 3グループ以上のデータの比較

　多重比較検定は3群以上の標本集団に対して適用される統計法として，分散分析法に続いて説明されることが多い．近年，とくに医学や薬学の分野では，複数（3種類以上）の薬物の効果を互いに比較（対比較）することが多く，多重比較検定の実施が必要となる．しかしその必要性が増しているにもかかわらず，個々の多重比較検定法の手順を説明するだけの参考書も多い．ここでは，代表的な多重比較検定法について，一般的な手順を説明した後，具体的な実験データを用いた解析例を解説する．また多重比較検定を実施する際に，理解しておくべき考え方，注意点等についても述べたい．

コラム　一元配置分散分析法と多重比較検定法の違い

　一元配置分散分析法における帰無仮説は，「$H_0 : \mu_1 = \mu_2 = \mu_3 \cdots$」であり，これが棄却された場合に採用する対立仮説は，「H_1：帰無仮説の等号の内，少なくとも1つは不等号」である．これは結論として，「すべての標本群の母平均は同じ」あるいは「母平均が同じでない母集団が少なくとも1つ存在する」が導かれることを意味する．しかし母集団の平均の差に注目すると，対立仮説が採用された場合の結論は極めて取り扱いにくい．なぜなら，どの母集団間の平均に差があるかわからないからだ．そこで母集団の平均の差に注目する場合には，多重比較検定法を用いて，群間の比較を実施することになる．このように説明すると，分散分析を実施して対立仮説が採用された場合に，多重比較検定を実施するのが妥当と考えてしまうかも知れない．しかし検定手順の中で分散分析の結果を利用する検定法（FisherフィッシャーのLSD法やScheffe法）を除いて，両者をセットに考える必要はない（一元配置分散分析法で扱う誤差分散を多重比較検定の計算過程で利用することと，検定を進める上で両者をセットで考えることとは別である）．むしろ実験（調査）実施前の計画段階で設定すべき実験（調査）の目的を反映する帰無仮説が，一元配置分散分析と多重比較検定で異

なると考えるべきである．すなわち，一元配置分散分析では，要因変動と誤差に注目し要因の効果を検証することが目的であるのに対し，多重比較検定では群間の平均値に差があるか検証することが目的である．

例題 8.1

血糖降下剤を糖尿病モデルマウス 12 匹に投与し，血糖値（mg/dL）を測定したところ，以下の結果を得た．

	既存対照薬：1群	新規血糖降下剤 a：2群	新規血糖降下剤 b：3群	新規血糖降下剤 c：4群
実験 1 回目	130	200	122	225
実験 2 回目	174	191	152	199
実験 3 回目	133	173	154	186

このような結果（実験データ）を得たということは，担当者はこの実験を実施した目的をもっていたはずであり，それに従い実験計画（適用する統計解析法（検定法）を含めて）を立案したはずだ．本来なら実験データを得た後で検定法を選択する「後知恵」は多くの場合慎むべきである．しかしここではその点をしばらく脇に置き，実験計画を立てていない第三者がこの実験データを使って血糖降下剤に関するある結論を導きたいと考えたとしてみよう．

A さんの場合……
A さんは降下剤 a が対照薬と比較して，血糖値に変化を与えるか知りたかったとしよう（降下剤 b や降下剤 c の実験データは使用しない）．

この場合は 2 群（対照薬と降下剤 a）の実験データを使用することになる（A さんが実験計画立案者であれば，降下剤 b や降下剤 c の実験データを使わないということはありえないことに注意 – 降下剤 b や降下剤 c の実験データを得るために使った時間も費用も無駄になる！）．すなわちこれまでに学んだ 2 群の平均値の差の検定法を使えばよい（第 6 章参照）．

8.2 検定の多重性問題

では，以下の B さんの場合はどうだろうか．

B さんの場合……
B さんは降下剤 a，降下剤 b，降下剤 c が対照薬と比較して，血糖値に変化を与えるか知りたか

ったとしよう．

　この場合は4群すべての実験データを使用することになる．もしBさんが2群の平均値の差の検定法を知っていたら，降下剤aと対照薬，降下剤bと対照薬，降下剤cと対照薬と，それぞれの実験データを順に2群の平均値の差の検定法で解析するかもしれない．しかしこの場合に問題となるのが，検定の多重性である．統計的仮説検定には，常に「誤り」の可能性（確率として明示）が存在することを思い出してほしい（第6章参照）．統計的仮説検定では，帰無仮説（降下剤aと対照薬の効果は同じ）が成り立つ確率が0.05（5%）以下であった場合には，帰無仮説が5%以下の確率で成り立つ（20回のうち1回しか起こらないまれなことが偶然起きた）と考えるより，帰無仮説を棄却する（対立仮説を採用し，降下剤aと対照薬の効果は同じでないと判断する）と約束した．これは「帰無仮説（降下剤aと対照薬の効果は同じ）が正しいにもかかわらず，誤ってこれを棄却してしまう（降下剤aと対照薬の効果は同じでないと判断する＝誤り）確率が5%」であり，「棄却された結果を信頼できる確率（結果の信頼性）が1－0.05＝0.95（95%）ということと同じ意味である．

　そのため，もしここで3回検定を繰り返せば（降下剤aと対照薬，降下剤bと対照薬，降下剤cと対照薬），その結果をすべて信頼できる確率は$0.95^3＝0.8574$（約86%）まで低下する．これは，3回の検定で少なくとも1回「帰無仮説が正しいにもかかわらず，誤ってこれを棄却してしまう」確率が$1－0.95^3＝0.1426$（約14%）とも同じ意味である．すなわち2群の検定を繰り返し行うと，誤りの確率（有意水準）を5%に保てなくなる．これが検定の多重性問題であり，これを回避するためには，3群以上の実験データの検定に工夫（有意水準の維持）を施した検定（多重比較検定）が必要となる．

コラム　多重性の問題－ウニ丼を用いた説明

　ヒトは確率的思考に慣れていないためか，どうもこの多重性問題がピンとこないようである．そのため多くの成書で，この多重性の説明に関してさまざまな「たとえ話」が紹介されている．

　「高級日本料理店での会席料理コースの最後に出されるウニ丼に使われるウニは鮮度が命である．しかし市場に出回るウニの20パックに1パック（5%）は鮮度が落ち，水っぽくなっている．毎月一回一人で会席料理を食べれば，1パックのウニで作られるウニ丼が，20回通って1回水っぽいだけの確率であり，そのときは運が悪いとあきらめがつくかもしれない．しかし10人の毎月定例の食事会で会席料理を注文すると，10パックのウニを混ぜて作られるウニ丼は，およそ5回に2回味が落ちていると感じ，料理店に不信感を抱く（団体客には食材の質を落としている!!）かも知れない」

　しかし実際には……定例の食事会では，10パックとも鮮度のよいウニである確率は，0.95^{10}であり，このことから10パック中少なくとも1パックで鮮度が落ちている確率は，$1－0.95^{10}＝0.4013$と計算される．すなわち食材の質が落ちているわけではなく，確率的にいえば5回に2回は鮮度の落ちたウニを食べる可能性があるということだ（店側がこのことを承知して，10パックをよく混ぜていれば，水っぽいウニはウニ丼の一部でしかないが）．

8.3 多重比較検定法の使い分け

　現在，様々な多重比較検定法が開発されており，条件により使い分ける必要がある．むしろ，使い分ける必要性から様々な多重比較検定法が開発されてきたといえる．いずれの検定法も一長一短があり，専門家でさえ，どの検定法が適しているか判断に迷うことがある．また統計解析ソフトにすべての多重比較検定法が搭載されているわけではない．ここでは，基本的で比較的汎用性の高い多重比較検定法の Tukey-Kramer テューキー・クラマー法，Dunnett ダネット法，Williams ウィリアムズ法，Bonferroni ボンフェローニ法を取り上げる．いずれも多くの統計解析ソフトに搭載されている．一方，多重比較検定法のなかには有意水準の調整が十分でなく，利用すべきでない方法も存在し，これが一部の統計解析ソフトにいまだ搭載されているので注意が必要である（ここでは名称のみ列挙するが，無制約 LSD 法，Dancan ダンカン法，4 群以上のデータに対して適用される制約付 LSD 法（Fisher の LSD 法），Newman-Keuls ニューマン・コイルス法など）．

　ではなぜ使い分ける必要があるのだろうか．例題 8.1 の 4 群の実験データ例で考えてみよう．それぞれの群の母集団の平均値をそれぞれ $\mu_1, \mu_2, \mu_3, \mu_4$ とする．考えられるすべての比較において帰無仮説を列挙すると（この場合，群の統合による新たな群は作らない），14 通り考えられる．このうち 2 群ごとの対比較に対する帰無仮説は，6 通り存在する（$H_{1,2}: \mu_1 = \mu_2$, $H_{1,3}: \mu_1 = \mu_3$, $H_{1,4}: \mu_1 = \mu_4$, $H_{2,3}: \mu_2 = \mu_3$, $H_{2,4}: \mu_2 = \mu_4$, $H_{3,4}: \mu_3 = \mu_4$）．しかしここで例題 8.1 のように対照群との比較のみを目的とすれば，その帰無仮説は 3 通りとなる（$H_{1,2}: \mu_1 = \mu_2$, $H_{1,3}: \mu_1 = \mu_3$, $H_{1,4}: \mu_1 = \mu_4$）．いずれの場合も，目的に従い設定した帰無仮説の集まりで「検定を繰り返す」ことが多

多重比較検定法を適用する場合の一般的なデータ形式

各群 繰返し数	1 群	2 群	・・・	i 群	・・・	k 群	・・・	a 群
1 回	x_{11}	x_{21}	・・・	x_{i1}	・・・	x_{k1}	・・・	x_{a1}
2 回	x_{12}	x_{22}	・・・	x_{i2}	・・・	x_{k2}	・・・	x_{a2}
3 回	x_{13}	x_{23}	・・・	x_{i3}	・・・	x_{k3}	・・・	x_{a3}
・・・	・・・	・・・	・・・	・・・	・・・	・・・	・・・	・・・
j 回	x_{1j}	x_{2j}	・・・	x_{ij}	・・・	x_{kj}	・・・	x_{aj}
・・・	・・・	・・・	・・・	・・・	・・・	・・・	・・・	・・・
n 回	x_{1n}	x_{2n}	・・・	x_{in}	・・・	x_{kn}	・・・	x_{an}
標本数	n_1	n_2	・・・	n_i	・・・	n_k	・・・	n_a
合計	T_1	T_2	・・・	T_i	・・・	T_k	・・・	T_a
平均	$\bar{X}_1$	$\bar{X}_2$	・・・	$\bar{X}_i$	・・・	$\bar{X}_k$	・・・	$\bar{X}_a$
分散	V_1	V_2	・・・	V_i	・・・	V_k	・・・	V_a

重性の問題を生む．そのため設定した帰無仮説の集まりについて「結論をまとめて出す」ことで検定の多重性を回避する方法がいくつも提案されてきた．このとき，設定した帰無仮説の集まりの数が違えば，有意水準の調整法が異なり適用する多重比較検定法が違ってくる．すなわち設定した帰無仮説の集まりに従って（実験・調査目的に従って），多重比較検定法を使い分ける必要が生じる．

8.3.1 Tukey-Kramer 法

母集団は正規分布し，すべての群で母分散が等しいとき，群数 a 個の群の母平均についてすべての対比較を考える多重比較検定法が Tukey-Kramer 法である．Tukey-Kramer 法は，各群の標本数が異なっていても適用可能であるが，これは各群の標本数が同じ場合にのみ適用可能であった Tukey 法を拡張したものである．現在では，Tukey-Kramer 法の使用頻度が高いため，Tukey-Kramer 法と Tukey 法を併せて，Tukey 法と記した教科書・参考書もある．統計解析ソフトを利用する場合にも Tukey-Kramer 法あるいは Tukey 法のいずれが使用可能か確認する必要がある．

A 手順の概要

ステップ1：
母集団は正規分布しているとし，すべての群で母分散は等しいとする．このとき群数 a 個の群の母平均についてすべての対比較を考える．

ステップ2：
設定すべき帰無仮説の集まりは，$H_{1,2}, H_{1,3}, H_{1,4} \cdots H_{1,a}, H_{2,3}, \cdots, H_{a-1,a}$ である（$H_{i,k}$）．

ステップ3：
有意水準 α を定める（$\alpha = 0.05$ とすることが多い）．

ステップ4：
それぞれの群ごとに平均 $\bar{x}_i$ および分散 V_i を算出する（$i = 1, 2, 3, \cdots, a$），（$j = 1, 2, 3, \cdots, n$）．

$$\bar{x}_i = \frac{\sum_{j=1}^{n_i} x_{ij}}{n_i}$$

$$V_i = \frac{\sum_{j=1}^{n_i} (x_{ij} - \bar{x}_i)^2}{n_i - 1}$$

ステップ5：
誤差自由度 ϕ_E および誤差分散 V_E を算出する．

$$\phi_E = n_1 + n_2 + \cdots + n_a - a$$

$$V_E = \frac{\sum_{i=1}^{a} (n_i - 1) V_i}{\phi_E}$$

ステップ6：

すべての i と k の組合せに対して検定統計量 t_{ik} を計算する（$i, k = 1, 2, 3, \cdots, a ; i<k$）．

$$t_{ik} = \frac{\bar{x}_i - \bar{x}_k}{\sqrt{V_E\left(\frac{1}{n_i} + \frac{1}{n_k}\right)}}$$

ステップ7：

Tukey-Kramer 法のための q 表（付表9，両側検定）から $q(a, \phi_E, \alpha)$ を求め，棄却限界値 $\frac{q(a, \phi_E, \alpha)}{\sqrt{2}}$ を算出し，$|t_{ik}| \geq \frac{q(a, \phi_E, \alpha)}{\sqrt{2}}$ なら H_{ik} を棄却し，比較した2群間に差があると判定する．

B 検定実行例

例題8.2

抗がん剤をヒト肺組織由来のがん細胞に投与し，がん関連タンパク質の量（μg）を測定したところ，以下のデータを得た．どの抗がん剤間でがん関連タンパク質量に差があるか？

実験回数	抗がん剤 a：1群	抗がん剤 b：2群	抗がん剤 c：3群	抗がん剤 d：4群
1回目	13	20	12	22
2回目	17	19	15	19
3回目	13	17	15	18

① 設定する帰無仮説は $H_{1,2} : \mu_1 = \mu_2$, $H_{1,3} : \mu_1 = \mu_3$, $H_{1,4} : \mu_1 = \mu_4$, $H_{2,3} : \mu_2 = \mu_3$, $H_{2,4} : \mu_2 = \mu_4$, $H_{3,4} : \mu_3 = \mu_4$ である．

② 有意水準を $\alpha = 0.05$ とする．

③ 各群の平均，分散を求めると，

$\bar{x}_1 = 14.333$, $\bar{x}_2 = 18.667$, $\bar{x}_3 = 14$, $\bar{x}_4 = 19.667$

$V_1 = 5.333$, $V_2 = 2.333$, $V_3 = 3$, $V_4 = 4.333$

となる．

④ 誤差自由度 ϕ_E および誤差分散 V_E を計算すると，

$\phi_E = n_1 + n_2 + \cdots + n_a - a = 3 + 3 + 3 + 3 - 4 = 8$

$$V_E = \frac{\sum_{i=1}^{a}(n_i-1)V_i}{\phi_E} = \frac{\sum_{j=1}^{4}(n_j-1)V_j}{\phi_E} = \frac{2 \times 5.333 + 2 \times 2.333 + 2 \times 3 + 2 \times 4.333}{8} = 3.75$$

⑤ ここで検定統計量 t_{ik} を計算すると，例えば

$$t_{12} = \frac{\bar{x}_i - \bar{x}_k}{\sqrt{V_E\left(\frac{1}{n_i} + \frac{1}{n_k}\right)}} = \frac{14.333 - 18.667}{\sqrt{3.75\left(\frac{1}{3} + \frac{1}{3}\right)}} = -2.741$$

となり，すべての i と k の組合せに対して t_{ik} を求め，表とする．

	1群	2群	3群	4群
1群		−2.741	0.211	−3.373*
2群			2.951	−0.632
3群				−3.584*
4群				

⑥ Tokey-Kramer 法のための q 表(付表 9)より棄却限界値は $\dfrac{q(a, \phi_E, \alpha)}{\sqrt{2}} = \dfrac{q(4, 8, 0.05)}{\sqrt{2}} = \dfrac{4.529}{\sqrt{2}} = 3.202$ である（両側検定）．表中の値で $|t_{ik}|$ が 3.202 以上であれば比較した 2 群間に差があると判定する．この場合は＊で表した抗がん剤 a と抗がん剤 d 群間および抗がん剤 c 群と抗がん剤 d 群間に差があるといえる（検定終了）．

8.3.2 Dunnett 法

母集団は正規分布し，すべての群で母分散が等しいとき，群数 a 個の群の母平均について「対照群との対比較」を考える多重比較検定法が Dunnett 法である．たとえば対照群を第 1 群とすると，第 1 群の母平均と他の $a-1$ 個の群のそれぞれの母平均を比較する．そのため Dunnett 法では，設定する帰無仮説の集まりが Tukey-Kramer 法と比べ少なくなる．一般に Dunnett 法は，各群の標本数が同じ場合に適用可能な検定法として紹介されるが，統計解析ソフトでは，各群の標本数が異なる場合の棄却限界値を算出できる場合もある．ここでは各群の標本数が同じ場合に限って説明する．

A 手順の概要

ステップ 1：
母集団は正規分布しているとし，すべての群で母分散は等しいとする．このとき群数 a 個の群の母平均について対照群（第 1 群とする）との対比較を考える．

ステップ 2：
設定すべき帰無仮説の集まりは，$H_{1,2}, H_{1,3}, H_{1,4}, \cdots, H_{1,a}$ である（$H_{1,i}$）．

ステップ 3：
有意水準 α を定める（$\alpha = 0.05$ とすることが多い）．

ステップ 4：
それぞれの群ごとに平均 $\bar{x}_i$ および分散 V_i を算出する（$i = 1, 2, 3, \cdots, a$），（$j = 1, 2, 3, \cdots, n$）．

$$\bar{x}_i = \frac{\sum_{j=1}^{n_i} x_{ij}}{n_i}$$

$$V_i = \frac{\sum_{j=1}^{n_i}(x_{ij}-\bar{x}_i)^2}{n_i-1}$$

ステップ5：

誤差自由度 ϕ_E および誤差分散 V_E を算出する（$i = 1, 2, 3, \cdots, a$）．

$$\phi_E = n_1 + n_2 + \cdots + n_a - a$$

$$V_E = \frac{\sum_{i=1}^{a}(n_i-1)V_i}{\phi_E}$$

ステップ6：

対照群とのすべての組合せ群に対して検定統計量 t_{1i} を計算する（統計検定量は，Tukey-Kramer 法の場合と同じである）．

$$t_{1i} = \frac{\bar{x}_1 - \bar{x}_i}{\sqrt{V_E\left(\dfrac{1}{n_1}+\dfrac{1}{n_i}\right)}}$$

ステップ7：

Dunnett 法のための d 表（付表10，両側検定）から棄却限界値 $d(a, \phi_E, \alpha)$ を求め，$|t_{1i}| \geq d(a, \phi_E, \alpha)$ なら $H_{1,i}$ を棄却し，対照群と比較した群の間に差があると判定する．Dunnett 法では，興味のある群の母平均が対照群のそれより大きいあるいは小さいと，対立仮説を $\mu_1 < \mu_i$ あるいは $\mu_1 > \mu_i$ とする片側検定を実施する場合もある（Dunnett 法のための d 表（付表11），片側検定）．

B 検定実行例

例題8.3

降圧薬を患者背景の同じ3人の高血圧患者4グループに投与し，8時間後の平均血圧（mmHg）を測定したところ，以下のデータを得た．対照薬とどの降圧薬群間で差があるか？

患者	対照薬：1群	降圧薬a：2群	降圧薬b：3群	降圧薬c：4群
No.1	110	95	120	91
No.2	100	100	100	90
No.3	105	95	105	89

① 設定する帰無仮説は $H_{1,2}: \mu_1 = \mu_2, H_{1,3}: \mu_1 = \mu_3, H_{1,4}: \mu_1 = \mu_4$ である．
② 有意水準を $\alpha = 0.05$ とする．
③ 各群の平均，分散を求めると，

　　　$\bar{x}_1 = 105, \bar{x}_2 = 96.667, \bar{x}_3 = 108.333, \bar{x}_4 = 90$

　　　$V_1 = 25, V_2 = 8.333, V_3 = 108.333, V_4 = 1$

　　　となる．

④ 誤差自由度 ϕ_E および誤差分散 V_E を計算すると，

$$\phi_\mathrm{E} = n_1 + n_2 + \cdots + n_a - a = 3 + 3 + 3 + 3 - 4 = 8$$

$$V_\mathrm{E} = \frac{\sum_{i=1}^{a}(n_i-1)V_i}{\phi_\mathrm{E}} = \frac{\sum_{i=1}^{4}(n_i-1)V_i}{\phi_\mathrm{E}} = \frac{2 \times 25 + 2 \times 8.333 + 2 \times 108.333 + 2 \times 1}{8} = 35.667$$

⑤ ここで検定統計量 t_{1i} を計算すると，例えば

$$t_{12} = \frac{\bar{x}_1 - \bar{x}_i}{\sqrt{V_\mathrm{E}\left(\frac{1}{n_1} + \frac{1}{n_i}\right)}} = \frac{105 - 96.667}{\sqrt{35.667\left(\frac{1}{3} + \frac{1}{3}\right)}} = 1.709$$

となり，すべての第1群と第 i 群の組合せに対して t_{1i} を求め，表とする．

	1群	2群	3群	4群
1群		1.709	−0.684	3.076*
2群				
3群				
4群				

⑥ Dunnet 法のための d 表（付表10）より棄却限界値は $d(a, \phi_\mathrm{E}, \alpha) = d(4, 8, 0.05) = 2.880$ である（両側検定）．表中の値で $|t_{1i}|$ が 2.880 以上であれば対照群と比較した群間に差があると判定し，この場合は * で表した対照薬群と降圧薬 c 群間に差があるといえる（検定終了）．

なお対照薬に比べ他の降圧薬を投与した場合，血圧が低い，あるいは高いことを判定するには，対立仮説を $\mu_1 < \mu_i$ あるいは $\mu_1 > \mu_i$ とするため片側検定表を用いる（この例では，片側5％の検定表（両側10％の検定表に相当））．

8.3.3 Williams 法

母集団は正規分布し，すべての群で母分散が等しいとき，群数 a 個の群の母平均について，対照群（第1群とする）との対比較を行う際，母平均の大きさの単調性変化（増加でも減少でもよい）を考える多重比較検定法が，Williams 法である．例えば，ある薬物の投与を考えたとき，第1群を最小薬物濃度投薬群（対照群）とし，第2群から第 a 群まで薬物濃度を順次増加させてその薬効を観察する．このとき薬物濃度と各群の母平均については単調性変化を想定できることが多い（薬理学でいうところの，用量反応関係を思い浮かべてほしい）．そこで Williams 法を用いて，どの薬物濃度以上で最小薬物濃度投薬群と母平均について差があるか明らかにすることができる．

Williams 法では単調変化を想定し，この情報を利用することで，設定される帰無仮説の集まりが Dunnett 法より少なくてすみ，その結果 Williams 法のほうが Dunnett 法より検出力が大きくなる．Williams 法は，各群の標本数が同じ場合に適用可能な検定法として紹介されている．また母平均の単調変化を想定しても，医学・生物学データでは標本平均が単調変化していないこ

とも多い（標本平均の逆転）．このため Williams 法では，各群の平均値について調整を行った後に統計量を計算する．

A 手順の概要

ステップ1：
母集団は正規分布しているとし，すべての群で母分散は等しいとする．このとき母平均の大きさの単調性変化を想定し，群数 a 個の群の母平均について対照群（第1群とする）との対比較を考える．

ステップ2：
設定すべき帰無仮説の集まりは，$H_{1,2,3,4,\cdots,a}, H_{1,2,3,4,\cdots,a-1}, \cdots, H_{1,2,3,4}, H_{1,2,3}, H_{1,2}$ である．

ステップ3：
有意水準 α を定める（$\alpha = 0.05$ とすることが多い）．

ステップ4：
それぞれの群ごとに平均 $\bar{x}_i$ および分散 V_i を算出する（$i = 1, 2, 3, \cdots, a$），（$j = 1, 2, 3, \cdots, n$）．

$$\bar{x}_i = \frac{\sum_{i=1}^{n_i} x_{ij}}{n_i}$$

$$V_i = \frac{\sum_{j=1}^{n_i} (x_{ij} - \bar{x}_i)^2}{n_i - 1}$$

ステップ5：
誤差自由度 ϕ_E および誤差分散 V_E を算出する．

$$\phi_E = n_1 + n_2 + \cdots + n_a - a$$

$$V_E = \frac{\sum_{i=1}^{a} (n_i - 1) V_i}{\phi_E}$$

ステップ6：
$p = a$ として，対照群を除く第 i 群の合計データ T_i から調整平均値 U_{ip}（第 p 群以下の群の調整平均値）を算出する．

$$U_{2p} = \frac{T_2 + T_3 + T_4 + \cdots + T_p}{n_2 + n_3 + n_4 + \cdots + n_p}$$

$$U_{3p} = \frac{T_3 + T_4 + \cdots + T_p}{n_3 + n_4 + \cdots + n_p}$$

…

$$U_{pp} = \frac{T_p}{n_p}$$

ステップ7：
$U_{2p}, U_{3p}, \cdots, U_{pp}$ のうち最大値 M_p を求め，検定統計量 t_p を算出する．

$$t_p = \frac{M_p - \bar{x}_1}{\sqrt{V_E\left(\frac{1}{n_1} + \frac{1}{n_i}\right)}}$$

ステップ8：
Williams 法のための w 表（付表12）から棄却限界値 $w(p, \phi_E, \alpha)$ を求め，$t_p < w(p, \phi_E, \alpha)$ なら $H_{1,2,3}, \cdots, p$ を保留して検定を終了する．$t_p \geq w(p, \phi_E, \alpha)$ なら $H_{1,2,3,\cdots,p}$ を棄却して（μ_p は μ_1 より大きいと判断），ステップ9へ進む．

ステップ9：
$p \geq 3$ なら p の数を1だけ減らして，これを新たに p としてステップ6から繰り返す．$p = 2$ のときは検定を終了する．

単調減少を想定する場合には，ステップ7において最小値 m_p を求め，検定統計量 t_p

$$t_p = \frac{\bar{x}_1 - m_p}{\sqrt{V_E\left(\frac{1}{n_1} + \frac{1}{n_i}\right)}}$$

を算出する．Williams 法のための w 表（付表12）から $w(p, \phi_E, \alpha)$ を求め，$t_p < w(p, \phi_E, \alpha)$ なら $H_{1,2,3,\cdots,p}$ を保留して検定を終了する．$t_p \geq w(p, \phi_E, \alpha)$ なら $H_{1,2,3,\cdots,p}$ を棄却して（μ_p は μ_1 より小さいと判断），ステップ9へ進む．

単調性変化を想定するため，一般に Williams 法では片側検定となるが，「日米 EU 三極医薬品規制調和国際会議（ICH）における ICH E9 臨床試験のための統計的原則」では，片側検定の場合には有意水準2.5%を推奨している（両側検定の場合の有意水準5%に相当する）．

B 検定実行例

例題 8.4

抗がん剤を5つの用量（0 mg/kg/day ～ 100 mg/kg/day）でがん患者に投与したところ，腫瘍マーカー（ng/mL）が次のように変化した．抗がん剤の投与量が増えれば，腫瘍マーカーが濃度依存的に減少するか検討したい．抗がん剤の最低量（0 mg/kg/day）と差があるのはいずれの濃度からか．

患者	用量0：1群	用量3：2群	用量10：3群	用量30：4群	用量100：5群
No.1	4.1	3.6	3.6	3.2	3.1
No.2	3.7	3.5	3.6	3.2	2.9
No.3	3.6	3.5	3.7	3.4	3.0
No.4	4.0	3.9	3.8	3.6	3.0
No.5	4.2	3.8	4.1	3.5	3.2
No.6	3.8	3.6	4.0	3.3	3.5
No.7	3.9	3.9	3.9	3.8	3.1

① 設定する帰無仮説は，$H_{1,2,3,4,5}$, $H_{1,2,3,4}$, $H_{1,2,3}$, $H_{1,2}$ である．

② 有意水準を $\alpha = 0.05$ とする．

③ 各群の平均，分散，合計を求めると，

$$\bar{x}_1 = 3.9,\ \bar{x}_2 = 3.69,\ \bar{x}_3 = 3.81,\ \bar{x}_4 = 3.43,\ \bar{x}_5 = 3.11$$
$$V_1 = 0.0467,\ V_2 = 0.0314,\ V_3 = 0.0381,\ V_4 = 0.0490,\ V_5 = 0.0381$$
$$T_1 = 27.3,\ T_2 = 25.8,\ T_3 = 26.7,\ T_4 = 24.0,\ T_5 = 21.8$$

となる．

④ 誤差自由度 ϕ_E および誤差分散 V_E を算出すると，

$$\phi_E = n_1 + n_2 + \cdots + n_a - a = 7 + 7 + 7 + 7 + 7 - 5 = 30$$

$$V_E = \frac{\sum_{i=1}^{a}(n_i - 1)V_i}{\phi_E} = \frac{\sum_{i=1}^{5}(n_i - 1)V_i}{\phi_E}$$

$$= \frac{6 \times 0.0467 + 6 \times 0.0314 + 6 \times 0.0381 + 6 \times 0.0490 + 6 \times 0.0381}{30} = 0.04066$$

⑤ $p = 5$ として，1 群を除く群の合計データ T_i から調整平均値 U_{i5}（第 5 群以下の群の調整平均値）を算出する．

$$U_{25} = \frac{T_2 + T_3 + T_4 + T_5}{n_2 + n_3 + n_4 + n_5} = \frac{25.8 + 26.7 + 24 + 21.8}{7 + 7 + 7 + 7} = 3.511$$

$$U_{35} = \frac{T_3 + T_4 + T_5}{n_3 + n_4 + n_5} = \frac{26.7 + 24 + 21.8}{7 + 7 + 7} = 3.452$$

$$U_{45} = \frac{T_4 + T_5}{n_4 + n_5} = \frac{24 + 21.8}{7 + 7} = 3.271$$

$$U_{55} = \frac{T_5}{n_5} = \frac{21.8}{7} = 3.114$$

⑥ $U_{25}, U_{35}, \cdots, U_{55}$ のうち最小値 m_p を求めると $m_p = U_{55} = 3.114$ となるので，検定統計量 t_5 は

$$t_5 = \frac{\bar{x}_1 - m_5}{\sqrt{V_E\left(\frac{1}{n_1} + \frac{1}{n_5}\right)}} = \frac{3.9 - 3.114}{\sqrt{0.04066\left(\frac{1}{7} + \frac{1}{7}\right)}} = 7.292$$

となる．

⑦ Williams 法のための w 表（付表 12）より $t_5 = 7.292 \geq w(p, \phi_E, \alpha) = w(5, 30, 0.05) = 1.814$ なので $H_{1,2,3,4,5}$ を棄却し，$\mu 5$ は $\mu 1$ より小さいと判断できる．

⑧ $p = 5 - 1 = 4$ として，1 群を除く群の合計データ T_i から調整平均値 U_{i4}（第 4 群以下の群の調整平均値）を算出する．

$$U_{24} = \frac{T_2 + T_3 + T_4}{n_2 + n_3 + n_4} = \frac{25.8 + 26.7 + 24}{7 + 7 + 7} = 3.643$$

$$U_{34} = \frac{T_3 + T_4}{n_3 + n_4} = \frac{26.7 + 24}{7 + 7} = 3.836$$

$$U_{44} = \frac{T_4}{n_4} = \frac{24}{7} = 3.429$$

⑨ U_{24}, U_{34}, U_{44} のうち最小値 m_p を求めると $m_p = U_{44} = 3.429$ となるので,検定統計量 t_4 は

$$t_4 = \frac{\bar{x}_1 - m_4}{\sqrt{V_E\left(\frac{1}{n_1} + \frac{1}{n_4}\right)}} = \frac{3.9 - 3.429}{\sqrt{0.04066\left(\frac{1}{7} + \frac{1}{7}\right)}} = 4.37$$

となる.

⑩ Williams 法のための w 表(付表12)より $t_4 = 4.37 \geq w(\mathrm{p}, \phi_E, \alpha) = w(4, 30, 0.05) = 1.801$ なので $H_{1,2,3,4}$ を棄却し,$\mu 4$ は $\mu 1$ より小さいと判断できる.

⑪ $p = 4 - 1 = 3$ として,1群を除く群の合計データ T から調整平均値 U_{i3}(第3群以下の群の調整平均値)を算出する.

$$U_{23} = \frac{T_2 + T_3}{n_2 + n_3} = \frac{25.8 + 26.7}{7 + 7} = 3.75$$

$$U_{33} = \frac{T_3}{n_3} = \frac{26.7}{7} = 3.814$$

⑫ U_{23}, U_{33} のうち最小値 m_p を求めると $m_p = U_{23} = 3.75$ となるので,検定統計量 t_3 は

$$t_3 = \frac{\bar{x}_1 - m_3}{\sqrt{V_E\left(\frac{1}{n_1} + \frac{1}{n_4}\right)}} = \frac{3.9 - 3.75}{\sqrt{0.04066\left(\frac{1}{7} + \frac{1}{7}\right)}} = 1.392$$

となる.

⑬ Williams 法のための w 表(付表12)より $t_3 = 1.392 < w(\mathrm{p}, \phi_E, \alpha) = w(3, 30, 0.05) = 1.776$ なので $H_{1,2,3}$ を保留する.

⑭ 以上の結果より,抗がん剤 30 mg/mL/day 以上の用量群において最低用量群より,腫瘍マーカー値が小さいといえる(検定終了).なお今回は有意水準5%の片側検定(両側で10%)を実施した.

> **コラム　多重比較検定法の選択**
>
> 　母集団が正規分布し，すべての群で母分散が等しいとき，パラメトリックな多重比較検定が適用可能である．多重比較検定の適用範囲の拡張や統計解析ソフトの発達により，母集団の正規性と等分散性が成り立つとき，多くの場合，これまで取り上げてきた多重比較検定法で，データの統計解析が可能である（比較的古い成書では，Tukey 法や Dunnett 法は，各群の標本数が同じ場合にのみ利用可能であるため，標本数が同数でない場合には，Scheffe 法の利用を薦めている．これは一面真実であるが，Tukey-Kramer 法は標本数が異なる場合にも適用でき，また計算機（統計解析ソフト）を利用すれば，標本数が異なっても Dunnett 法の適用が可能な棄却限界値を算出できる（標本数の違いが補正されることを確認すること）．このため，母集団が正規分布し，すべての群で母分散が等しいときには，Scheffe 法を積極的に利用する機会は多くない．あえて利用すべき状況をあげるとすれば，群の統合でできた新たな群も含めた広い範囲の対比較の検定を行う場合くらいである．ではどのような状況でも本書で扱った統計手法で十分であるかといわれれば，NO といわざるをえない．多重比較検定法を用いたデータの解析において，利用可能な統計解析法と検出力に優れたベストな統計解析法がなかなか一致しない．検出力に優れた手法とわかっていても分布表が手に入らないことや統計解析ソフトに搭載されていないことも多い．こうした点を踏まえ，多重比較検定法を利用することが重要である．

8.3.4　Bonferroni 法

　検定の多重性問題で説明したように，検定の繰り返し回数に依存して有意水準 α は5%より大きくなってしまう．そこで Bonferroni 法では，繰り返す検定の数（設定される帰無仮説の数＝L）で有意水準を調整し（α/L），多重性の問題を回避する．調整操作が簡便であり，帰無仮説のタイプを問わないことや統計検定量の形も任意でよいことなどから，Bonferroni 法は応用範囲の広い多重比較検定法といわれている．しかし帰無仮説の数が増えると α/L が小さくなりすぎ有意になりにくいため（標本群数が5を超えると有意になりにくいといわれている），この欠点を改良する方法が工夫されている（Holm 法，Shaffer 法や Holland-Copenhaver 法など）．ここでは Bonferroni 法について説明する．

A　手順の概要

ステップ1：
3つ以上の群からなるデータついて，L 個の帰無仮説 $H_1, H_2, \cdots, H_L$ を設定する（$H_i, i = 1, 2, 3, \cdots, L$）．

ステップ2：
有意水準 α を定める（$\alpha = 0.05$ とすることが多い）．

ステップ3：
それぞれの帰無仮説に対して検定統計量 B_{ik} を設定し，計算する．

ステップ4：
各検定統計量 B_{ik} について有意水準を α/L とし，これに対応する棄却限界値 b を求める．$B_{ik} \geq b$ なら H_i を棄却して対立仮説を採用する．

例えば Tukey-Kramer 法が適用できるデータに対して，Bonferroni 法を適用することも可能である．4群から構成された実験データの場合，Tukey-Kramer 法で設定される帰無仮説は6通り（${}_4C_2$）である．このうち4通りの対比較を Bonferroni 法で多重比較検定するとしよう．検定統計量 B_{ik} は，Tukey-Kramer 法に従い（$i, k = 1, 2, 3, 4$）

$$B_{ij} = \frac{\bar{x}_i - \bar{x}_k}{\sqrt{V_E\left(\frac{1}{n_i} + \frac{1}{n_k}\right)}}$$

と計算できる（ただし各群の標本数は同じ）．この値を $L = 4$ とするときの両側検定における棄却限界値 $b(\phi_E, \left(\frac{\alpha}{2}\right)/4)$ と比較する（Bonferroni 法のための b 表（付表14））．

B 検定実行例

以下の例題では，Tukey-Kramer 法を使う場面であるが，あえて Bonferroni 法を使ってみよう．

例題 8.5

抗がん剤をヒト肺組織由来のがん細胞に投与し，がん関連タンパク質の量（μg）を測定したところ，以下のデータを得た．どの抗がん剤間でがん関連タンパク質量に差があるか？

実験回数	抗がん剤 a：1群	抗がん剤 b：2群	抗がん剤 c：3群	抗がん剤 d：4群
1回目	13	20	12	22
2回目	17	19	15	19
3回目	13	17	15	18

① 設定する帰無仮説は $H_{1,2}: \mu_1 = \mu_2$, $H_{1,3}: \mu_1 = \mu_3$, $H_{1,4}: \mu_1 = \mu_4$, $H_{2,3}: \mu_2 = \mu_3$, $H_{2,4}: \mu_2 = \mu_4$, $H_{3,4}: \mu_3 = \mu_4$ である．

② 有意水準を $\alpha = 0.05$ とする．

③ 各群の平均，分散を求めると，
$$\bar{x}_1 = 14.333, \bar{x}_2 = 18.667, \bar{x}_3 = 14, \bar{x}_4 = 19.667$$
$$V_1 = 5.333, V_2 = 2.333, V_3 = 3, V_4 = 4.333$$
となる．

④ 誤差自由度 ϕ_E および誤差分散 V_E を計算すると，

$$\phi_\mathrm{E} = n_1 + n_2 + \cdots + n_a - a = 3 + 3 + 3 + 3 - 4 = 8$$

$$V_\mathrm{E} = \frac{\sum_{i=1}^{a}(n_i-1)V_i}{\phi_\mathrm{E}} = \frac{\sum_{i=1}^{4}(n_i-1)V_i}{\phi_\mathrm{E}} = \frac{2\times5.333 + 2\times2.333 + 2\times3 + 2\times4.333}{8} = 3.75$$

⑤ ここで検定統計量 B_{ik} を計算すると,例えば

$$B_{12} = \frac{\bar{x}_i - \bar{x}_j}{\sqrt{V_\mathrm{E}\left(\frac{1}{n_i} + \frac{1}{n_j}\right)}} = \frac{14.333 - 18.667}{\sqrt{3.75\left(\frac{1}{3} + \frac{1}{3}\right)}} = -2.741$$

となり,すべての i と k の組合せに対して B_{ik} を求め,表とする.

	1群	2群	3群	4群
1群		−2.741	0.211	−3.373
2群			2.951	−0.632
3群				−3.584*
4群				

⑥ Bonferroni 法のための b 表(付表14)より棄却限界値は $b(\phi_\mathrm{E}, \left(\frac{\alpha}{2}\right)/k) = b(8, \left(\frac{0.05}{2}\right)/6) = 3.479$ である(両側検定).表中の値で $|B_{ik}|$ が 3.479 以上であれば比較した2群間に差があると判定し,この場合は * で表した抗がん剤 c 群と抗がん剤 d 群間に差があるといえる.

　ここでは Tukey-Kramer 法で解析した同じ実験データを Bonferroni 法で解析した.結果を比較してみると,Tukey-Kramer 法で棄却された帰無仮説($H_{1,4}$)が Bonferroni 法では棄却されていないことがわかる.これは両者で両側5%の棄却限界値が異なることに起因する(Tukey-Kramer 法:3.202,Bonferroni 法:3.479).このことが,一般に Bonferroni 法より Tukey-Kramer 法の方が検出力に勝ることを表している.Bonferroni 法は適用範囲の制限が緩いという利点はあるが,このような点を十分考慮の上,使い分けする必要がある.

コラム　3群以上の母集団の等分散性

　これまで,多重比較検定法の利用に際して,母集団の正規性と等分散性は自明のごとく説明してきた.しかし2群のデータ解析において t 検定を適用する際には,母集団の正規性はともかく,等分散性については必ず検証を行ってきたはずだ(第6章参照.統計解析ソフトでは,多くの場合,自動的に等分散性を検証し,t 検定とウェルチ検定を使い分けている).3群以上の母集団の分散が等しいか判定する方法は,母集団の正規性の仮定が必要なバートレット検定あるいは不要な Levene ルービン検定が知られている.

8.4 ノンパラメトリックな多重比較検定法

母集団の正規性が仮定できないときには，2群の場合と同様に3群以上の母集団の平均の差の検定にもノンパラメトリックな検定法を用いる．すべての群間で対比較を検定するSteel-Dwass法（Tukey法に相当），対照群との対比較を検定するSteel法（Dunnett法に相当），単調変化を想定した上で対照群との対比較を検定するShirley-Williams法（Williams法に相当）などが開発されている．

8.5 章末問題

問1 局所麻酔作用を有する植物成分として発見されたコカインを対照薬とし，4種類の合成局所麻酔薬の神経伝導速度抑制効果を検討するため，以下の実験を行った．ラットの坐骨神経標本を用いて，その伝導速度（m/s）に対する各局所麻酔薬（$3\,\mu$M）の効果を検討した．母集団は正規分布し，分散は等しいとして，実験データを解析せよ．

	コカイン $3\,\mu$M	ジブカイン $3\,\mu$M	プロカイン $3\,\mu$M	テトラカイン $3\,\mu$M	リドカイン $3\,\mu$M
神経標本1	66	40	65	55	49
神経標本2	65	45	61	54	47
神経標本3	59	46	59	58	51
神経標本4	63	44	58	59	50
神経標本5	62	39	61	50	51
神経標本6	67	45	58	56	45

問2 5種類の局所麻酔薬の心毒性を検討するため，各局所麻酔薬（10 mg/kg）をラットに静脈内投与し，心拍数を測定した．いずれの薬物間で心毒性に違いがあるか解析せよ．なお斜線部分は，ラットが死亡したため，実験データが欠落したことを示す．また母集団は正規分布し，分散は等しいとする．

	コカイン 10 mg/kg	ジブカイン 10 mg/kg	プロカイン 10 mg/kg	テトラカイン 10 mg/kg	リドカイン 10 mg/kg
ラット1	266	140	245	235	239
ラット2	275	165	261	244	247
ラット3	259		259	198	251
ラット4	293	144	278		245
ラット5	286	129	261	215	251
ラット6	267		281	226	245

問3 問1, 2の結果からリドカインを選択し, 坐骨神経標本において神経伝導速度 (m/s) に対するリドカインの濃度依存性効果を検討した. その効果について解析せよ. ただし母集団は正規分布し, 分散は等しいとする.

	リドカイン 0.3 μM	リドカイン 1 μM	リドカイン 3 μM	リドカイン 10 μM	リドカイン 30 μM
神経標本1	66	65	49	40	39
神経標本2	65	61	47	45	37
神経標本3	59	59	51	46	31
神経標本4	63	58	50	44	40
神経標本5	62	61	51	39	41
神経標本6	67	58	45	45	35

問4 問2に示されたコカイン, プロカイン, リドカインに関する実験結果をBonferroni法で解析せよ.

第9章 出現率の比較

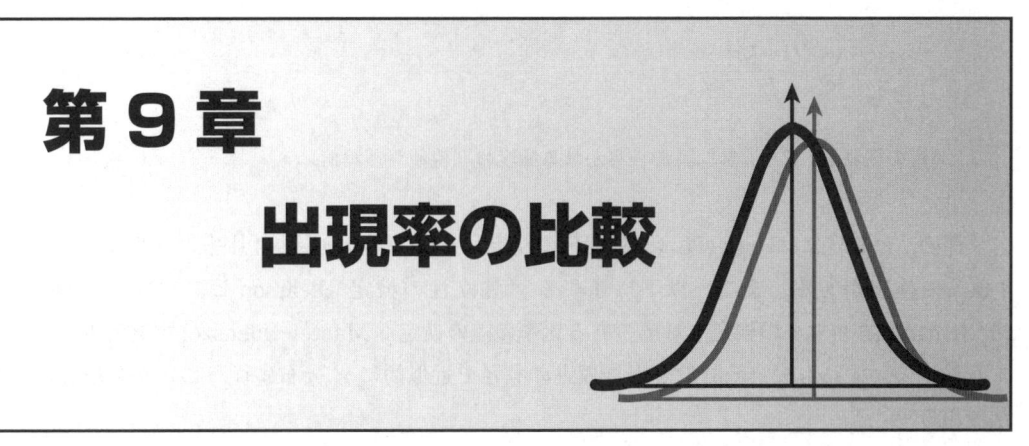

出現率（割合）を比較するとき，医学領域で広く用いられているのがカイ二乗検定（χ^2検定，chi-square test："カイ"とは英語のχのギリシャ語の発音である）・カイ二乗分布（χ^2分布）である．χ^2検定とは，観察値と理論値の違いを検定する方法で，帰無仮説H_0（観察値と理論値は等しい）と対立仮説H_1（観察値と理論値は等しくない）を設定し，帰無仮説H_0が正しければ検定統計量がχ^2分布に従うような統計学的検定法の総称である．

χ^2は，個々に独立して正規分布するn個の母集団の母平均を$\mu_1, \mu_2, \cdots, \mu_n$，母分散を$\sigma_1^2, \sigma_2^2, \cdots, \sigma_n^2$，各母集団から得られた標本の変数を$x_1, x_2, \cdots, x_n$とするとき，式（9.1）で示され，これは自由度$\phi = n - 1$で規定される確率分布曲線（図9.1）となり，$\chi^2$分布と呼ばれる分布を示す$\chi^2$分布表（付表3）．すなわち，これはデータの二乗和で，χ^2値が従う確率分布となる．

$$\chi^2 = \sum_{i=1}^{n} \frac{(X_i - \mu_i)^2}{\sigma_i} \tag{9.1}$$

観察に基づいた度数分布から母集団の分布を決定した場合，次式（9.2）がχ^2分布に近似していることから，その決定が正しいか否かを検定するのにχ^2分布が応用され，観察値と理論値との違いを検定することができる．

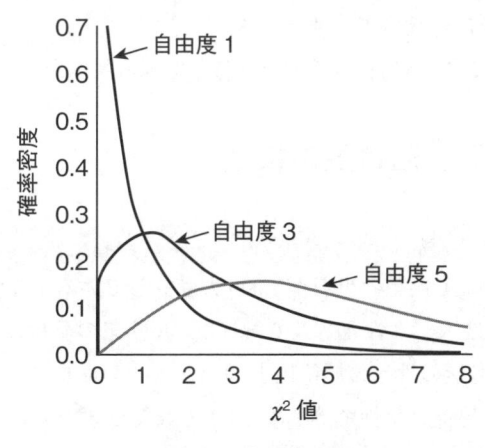

図9.1　χ^2分布曲線

$$\chi^2 = \sum \frac{(O-E)^2}{E} \tag{9.2}$$

O：頻度の観測値，E：帰無仮説から導かれる頻度の期待値（理論値）

実際の，χ^2 検定には「適合度（一致度）の検定」，「独立性の検定」，「比率の等質性の検定」の3種類の検定がある．また，以下に述べる χ^2 独立性の検定（Pearson ピアソンの χ^2 検定），McNemar マクネマーの検定（対応のある比率の差の検定），Mantel-Haenszel マンテル・ヘルツェル検定のいずれも検定統計量が帰無仮説のもとで近似的に χ^2 分布に従うことを利用した検定法である．

9.1　χ^2 適合度の検定（一致度の検定）

実際に観察（実測，観測）された度数（観測値）と理論的に計算された度数（期待値，期待度数，理論値）との間の一致度を調べる場合，1組のデータが，ある母集団からの観測値（実測度数）であると見なせるか否かは，これを組分けして度数表を作成し，その各度数が，母集団の確率分布から導かれる期待値とどれだけ合っているかを検討すればよい．観測に基づいた度数分布から母集団の分布を決定した場合，その決定が妥当であるか否かを検定するときに，この χ^2 検定が用いられる．すなわち，ある母集団のデータが観測値（$O:x_1, x_2, \cdots, x_n$）で得られたとき，その観測値が，期待値（E）と適合（一致）しているか否かを検定するもので，χ^2 値の算出は式 (9.2) で行う．

この適合度の検定には，① 既存の理論分布（理論値）がすでに考えられている場合と，② 上位分布を基準分布（期待値）として設定する場合があり，それぞれの分布と観測値との適合を検討することが，この χ^2 適合度の検定で必要となる．

具体的な以下の例題で，この χ^2 適合度の検定を行ってみる．

9.1.1　理論分布との χ^2 適合度の検定

例題 9.1

某大学病院では，5年間に A 疾患の患者が 1,000 人受診している．A 疾患で受診した男女の割合を調べてみると，男性 523 人，女性 477 人であった．A 疾患の発症に性差はないと考えられており，この比率が，A 疾患発症の性比の期待値 1：1（A 疾患の発症に性差はないものと考えられていると仮定するならば，男性と女性で等しく 1：1 となるはずである）と統計学的に一致しているといえるか否か χ^2 適合度の検定で検定すると次のようになる．

表 9.1　理論分布との χ^2 適合度の検定：A 疾患発症の性比率

	男性の A 疾患発症患者	女性の A 疾患発症患者	計
O：観測値	523 人	477 人	1,000 人
E：期待値	500 人	500 人	1,000 人
χ^2 値	$\dfrac{(523-500)^2}{500} = 1.058$	$\dfrac{(477-500)^2}{500} = 1.058$	2.12（χ^2 値の総和）

まず，帰無仮説 H_0 として「A 疾患は男性と女性では同じ割合で発症する」，対立仮説 H_1 として「A 疾患は男性と女性では同じ割合で発症しない」ということを設定する．次いで，χ^2 値は，式 (9.2) を用いて求めるが，期待値は「1：1」に沿って 500 となる．また，計算により求める χ^2 値は，表 9.1 に示すように 2.12 となる．さらに，自由度（ϕ）はカテゴリー数（n）が男性と女性の 2 つであるので，$\phi = n - 1 = 2 - 1 = 1$ となる．ここで，計算により求めた χ^2 値を χ^2 分布表（付表 3）の自由度 1 における値と比較すると，危険率（有意水準）α が 5% では 3.841，1% では 6.635 といずれもこれらの値より小さな値である．したがって，「A 疾患は男性と女性では同じ割合で発症する」という帰無仮説を採択する．すなわち，女性 477 人に対して男性 523 人と，男性が 46 人も A 疾患を多く発症しているが，男性のほうが有意に多く発症しているとは統計学的にはいえないことになる．

9.1.2　基準分布との χ^2 適合度の検定

例題 9.2

B 総合大学では教職員 1,000 人に対して特定健診が実施され，その受診者の血圧区分（仮に高血圧：135/85 mHg 以上，正常血圧：＜130/＜85，低血圧：≦100 として血圧区分を設定したものとする）が B 総合大学の加入している C 健康保険の加入者 10,000 人の血圧区分とともに，表 9.2 に示すようにまとめられた．B 総合大学の教職員 1,000 人の血圧区分の割合は，C 健康保険の加入者集団の血圧区分の割合と一致しているか否かを χ^2 適合度の検定で検定すると次のようになる．

まず，帰無仮説 H_0 として「B 総合大学の教職員の血圧区分は C 健康保険加入者の割合と差がない」，対立仮説 H_1 として「B 総合大学の教職員の血圧区分は C 健康保険加入者の割合と差がある」ということを設定する．ここで，期待値は帰無仮説に沿って求めることができる．すなわち，C 健康保険加入者の血圧区分の割合（基準分布）によって配分した値が期待値となる．次いで，χ^2 値は，式 (9.2) を用いて求めると，表 9.2 に示すように 76.60 となる．さらに，自由度（ϕ）はカテゴリー数（n）が高血圧，正常血圧と低血圧の 3 つであるので，$\phi = n - 1 = 3 - 1 = 2$ となる．ここで，計算により求めた χ^2 値を χ^2 分布表（付表 3）の χ^2 分布表の自由度 2 における値と比較すると，危険率（有意水準）α が 5% では 5.991，1% では 9.210 といずれもこれらの値より大きな値である．したがって，帰無仮説を棄却して対立仮説を採択することで，「B 総合大学の教職員の血圧区分は C 健康保険加入者の割合と危険率 1% で有意差がある」といえることにな

表 9.2 基準分布との χ^2 適合度の検定：B 総合大学の教職員と C 健康保険の加入者の血圧区分

	高血圧	正常血圧	低血圧	計
B 総合大学の教職員 （人） （％）	350 35	550 55	100 10	1,000 100
C 健康保険の加入者 （人） （％）	2,330 23.3	6,500 65	1,170 11.7	10,000 100
χ^2 値の算出				
O：観測値	350	550	100	1,000
E：期待値	233	650	117	1,000
χ^2 値	$\dfrac{(350-233)^2}{233}=58.75$	$\dfrac{(550-650)^2}{650}=15.38$	$\dfrac{(100-117)^2}{117}=2.47$	76.60（χ^2 値の総和）

る．また，統計量 χ^2 値 76.60 には，「高血圧」と「正常血圧」での χ^2 値（58.75, 15.38）が大きく寄与している．この結果から，C 健康保険加入者の「高血圧」と「正常血圧」の割合が，それぞれ 23.3％と 65％であるのに対して，B 総合大学の教職員は「高血圧」のものの割合が 35％と高く，「正常血圧」のものの割合が 55％と低いことが問題であるともいえる．

9.2 χ^2 独立性の検定（Pearson の χ^2 検定）

Pearson ピアソンの χ^2 検定とも呼ばれる χ^2 独立性の検定は，分割表（クロス集計表）における要因 A と要因 B の項目間に関連性があるか否かを度数から検定するノンパラメトリック（分布の仮定がいらない）手法である．また，分割表には① 2×2 分割表（2 つの変数，要因 A_1，要因 A_2 に対する 2 つの観察，要因 B_1，要因 B_2）と② $M \times N$ 分割表（M 個の変数に対する N 個の観察）とがあり，それぞれの変数が独立しているか（あるいは関連性があるか）否かを確認するには，χ^2 値を算出して χ^2 検定を行う．

9.2.1 2×2 分割表の χ^2 独立性の検定

表 9.3 に 2×2 分割表を示す．観測した度数を a, b, c, d の各セルに入れ，周辺度数（計の値）を求める．2×2 分割表の自由度は $\phi =$（要因 A の区分 -1）×（要因 B の区分 -1）$=(2-1) \times (2-1) = 1$ で，χ^2 値は次の簡便式（9.3）で求める．

9.2 χ^2 独立性の検定（Pearson の χ^2 検定）

表 9.3　2×2 分割表

	要因 B_1	要因 B_2	計
要因 A_1	a	b	$a+b$
要因 A_2	c	d	$c+d$
計	$a+c$	$b+d$	$n(=a+b+c+d)$

$$2\times 2\text{分割表の}\chi^2\text{値} = \frac{n(ad-bc)^2}{(a+b)(c+d)(a+c)(b+d)} \tag{9.3}$$

ただし，2×2 分割表中の a，b，c，d のいずれか小さい値のときは，次式（9.4）に示す Yates イエーツの（連続）補正式を用いるか，Fisher の直接確率計算法を用いる．

$$\text{Yates の(連続)補正式による}2\times 2\text{分割表の}\chi^2\text{値} = \sum \frac{(O-E)^2 - \frac{1}{2}}{E} \tag{9.4}$$

この補正式は，Yates の提案によるもので，$|ad-bc|$ から $n/2$ を引いているのは，$ad-bc$ という量が，n だけのきざみで不連続に変化することに由来している．

例題 9.3

D 総合病院で，ボランティア 50 人に対して高血圧の診断が実施されると同時に，生活習慣として，「飲酒を全くしない」のか「日常的に適量（目安として，ビール中瓶 1 本程度のアルコール量）の飲酒をする」のか，アンケート調査が行われ，表 9.4 に示す結果が得られた．生活習慣としての適量の飲酒と高血圧罹患の有無とが関係しているのか，独立している（関係していない）のかを 2×2 分割表の χ^2 独立性の検定で検定すると次のようになる．

表 9.4　2×2 分割表の χ^2 独立性の検定：適量の飲酒習慣と高血圧症の有無

	高血圧 なし	高血圧 あり	計
飲酒を全くしない	8	13	21
適量の飲酒をする	22	7	29
計	30	20	50

簡便式（9.3）による表 9.4 の 2×2 分割表の χ^2 値 $= \dfrac{50(56-286)^2}{21 \times 29 \times 30 \times 20} = 7.239$

まず，帰無仮説 H_0 として「飲酒を全くしないことと，適量の飲酒をすること（適量の飲酒の有無）は，高血圧症罹患の有無と独立している」，対立仮説 H_1 として「飲酒を全くしないことと，適量の飲酒をすること（適量の飲酒の有無）は，高血圧症罹患の有無と独立していない（関連している）」ということを設定する．ついで，表 9.4 の 2×2 分割表に示す値を簡便式（9-3）

に代入すると，χ^2 値 7.239 が算出される．また，2×2 分割表の自由度は $\phi = (2-1) \times (2-1) = 1$ である．ここで，計算により求めた χ^2 値を付表 3 の χ^2 分布表の自由度 1 における値と比較すると，危険率（確率水準）α が 5% では 3.841，1% では 6.635 と，これらいずれの値よりも大きな値である．したがって，帰無仮説を棄却して対立仮説を採択することで，「適量の飲酒の有無は，高血圧症罹患の有無と危険率 1% で有意に関連している（独立していない）」といえることになる．

9.2.2 $M \times N$ 分割表の χ^2 独立性の検定

表 9.5 に観測値の $M \times N$ 分割表を示す．

表 9.5 $M \times N$ 分割表（観察値：$O_{M, N}$）

	要因 B_1	要因 B_2	…………	要因 B_N	計
要因 A_1	$O_{1,1}$	$O_{1,2}$	…………	$O_{1,N}$	$\sum_{i=1}^{N} O_{1,i}$
要因 A_2	$O_{2,1}$	$O_{2,2}$	…………	$O_{2,N}$	$\sum_{i=1}^{N} O_{2,i}$
⋮	…………	…………	…………	…………	⋮
要因 A_M	$O_{M,1}$	$O_{M,2}$	…………	$O_{M,N}$	$\sum_{i=1}^{N} O_{M,i}$
計	$\sum_{i=1}^{M} O_{i,1}$	$\sum_{i=1}^{M} O_{i,2}$	…………	$\sum_{i=1}^{M} O_{i,N}$	T_1

$$T_1 = \sum_{i=1}^{N} O_{1,i} + \sum_{i=1}^{N} O_{2,i} + \cdots\cdots + \sum_{i=1}^{N} O_{M,i} \quad \text{または} \quad \sum_{i=1}^{M} O_{i,1} + \sum_{i=1}^{M} O_{i,2} + \cdots\cdots + \sum_{i=1}^{M} O_{i,N}$$

また，各セルの期待値は，表 9.5 の観測値の $M \times N$ 分割表から求める．例えば，観察値 $O_{1,1}$ に対する期待値 $E_{1,1}$ は，$\left(\sum_{i=1}^{N} O_{1,i} \times \sum_{i=1}^{M} O_{i,1}\right)/T_1$ として比率により求める．その他のセルの期待値も同様にして求め，期待値の表を作成する．表 9.6 に期待値の表を示す．

9.2 χ^2 独立性の検定（Pearson の χ^2 検定）

表 9.6 各セルの期待値：$E_{M,N}$

	要因 B_1	要因 B_2	…………	要因 B_N	計
要因 A_1	$E_{1,1}$	$E_{1,2}$	…………	$E_{1,N}$	$\sum_{i=1}^{N} E_{1,i}$
要因 A_2	$E_{2,1}$	$E_{2,2}$	…………	$E_{2,N}$	$\sum_{i=1}^{N} E_{2,i}$
……	…………	…………	…………	…………	⋮
要因 A_M	$E_{M,1}$	$E_{M,2}$	…………	$E_{M,N}$	$\sum_{i=1}^{N} E_{M,i}$
計	$\sum_{i=1}^{M} E_{i,1}$	$\sum_{i=1}^{M} E_{i,2}$	…………	$\sum_{i=1}^{M} E_{i,N}$	T_2

$$T_1 = \sum_{i=1}^{N} E_{1,i} + \sum_{i=1}^{N} E_{2,i} + \cdots\cdots + \sum_{i=1}^{N} E_{M,i} \quad \text{または} \quad \sum_{i=1}^{M} E_{i,1} + \sum_{i=1}^{M} E_{i,2} + \cdots\cdots + \sum_{i=1}^{M} E_{i,N}$$

$M \times N$ 分割表の自由度は $(M-1) \times (N-1)$ で，χ^2 値は次式（9.5）で求める．すなわち，表 9.5 および表 9.6 の観測値と期待値からそれぞれのセルの χ^2 値を求め，得られた χ^2 値の総計を算出する．

$$\chi^2 \text{値} = \sum\sum \frac{(O-E)^2}{E} \tag{9.5}$$

O：頻度の観測値，E：帰無仮説から導かれる頻度の期待値（理論値）

例題 9.4

ある食べ物が好きなほど，日常における飲酒の頻度が高い傾向があるといわれているため，某総合大学の栄養学部がその実態の調査検討を行ったところ，表 9.7 に示す結果が得られた．ある食べ物の嗜好性と生活習慣としての飲酒に関連性があるか否かを，$M \times N$ 分割表の χ^2 独立性の検定で検定すると次のようになる．

表 9.7 $M \times N$ 分割表（観察値：$O_{M,N}$）：ある食べ物の嗜好性と飲酒習慣との関連性

嗜好性	飲酒習慣の頻度			計
	毎日	週に数回	飲酒しない	
好き	60	40	15	115
普通	50	30	40	120
どちらかというと嫌い	20	10	35	65
（食べられないほど）嫌い	10	10	30	50
計	140	90	120	350

表 9.8　各セルの期待値：$E_{M,N}$

嗜好性	飲酒習慣の頻度			計
	毎日	週に数回	飲酒しない	
好き	46.0	29.6	39.4	115
普通	48.0	30.9	41.1	120
どちらかというと嫌い	26.0	16.7	22.3	65
(食べられないほど)嫌い	20.0	12.9	17.1	50
計	140	90	120	350

表 9.9　各セルの $\frac{(O-E)^2}{E}$ の値

嗜好性	飲酒習慣の頻度			計
	毎日	週に数回	飲酒しない	
好き	4.26	3.65	15.11	23.02
普通	0.08	0.03	0.03	0.14
どちらかというと嫌い	1.38	2.69	7.23	11.30
(食べられないほど)嫌い	5.00	0.65	9.73	15.38
計	10.72	7.02	32.10	49.84

　まず，帰無仮説 H_0 として「ある食べ物の嗜好性と飲酒の頻度には関連がない（独立している）」，対立仮説 H_1 として「ある食べ物の嗜好性と飲酒の頻度には関連がある（独立していない）」ということを設定する．ついで，表 9.7 の $M \times N$ 分割表に示す観測値から表 9.8 に示す期待値を求め，それぞれの観測値と期待値を式 (9.5) に代入し，表 9.9 に示す有意 χ^2 値 49.84 が算出される．また，$M \times N$ 分割表の自由度は $\phi = (4-1) \times (3-1) = 6$ である．ここで，計算により求めた χ^2 値を χ^2 分布表（付表 3）の自由度 6 における値と比較すると，危険率（有意水準）α が 5% では 12.592，1% では 16.812 と，これらいずれの値よりも大きな値である．したがって，帰無仮説を棄却して対立仮説を採択することで，「ある食べ物の嗜好性と飲酒の頻度には関連がある（独立していない）」といえることになる．

9.3　Fisher の直接確率計算法（Fisher の直接（正確）確率検定）

　分割表において，期待値が 5 以下のセルが全体の 20% 以上あるか，期待値が 1 以下のセルが 1 つでもある場合には（確率が低く算出されてしまうため），「χ^2 分布を利用する独立性の検定」は不適当であり（特に観察値に 0 があると，$\chi^2 = 0$ となり検定ができない），Fisher の直接確率計算法により独立性の検定を行う必要がある．また，Fisher 直接確率計算法は，通常では 2×2 分

割表（表9.10）のときに用いられるが，それより大きい分割表の場合にも正確なP（生起確率）値を求めることができる．P値は次式（9.6）で求める．

表9.10　Fisherの直接確率計算法（2×2分割表）

		要因B		計
		B_1	B_2	
要因A	A_1	a	b	$a+b$
	A_2	c	d	$c+d$
計		$a+c$	$b+d$	$n(=a+b+c+d)$

$$P = \frac{(a+b)!(c+d)!(a+c)!(b+d)!}{n!a!b!c!d!} \tag{9.6}$$

式（9.6）は，「母集団におけるB_1とB_2それぞれのA_1とA_2の割合は等しい（2要因は独立しており，それぞれの比率に差がない）」という帰無仮説H_0において，特定の数値の組合せが得られる（周辺度数：$(a+b)$，$(c+d)$，$(a+c)$，$(b+d)$を固定した分割表は複数考えられる）正確な確率を与えるものであるが，通常の仮説検定で有意差を表すp値とは異なる．有意差を表すp値は，実際の観察値よりも極端な場合を考慮し，極端な場合の分割表を含めたすべての分割表から生起確率を算出し，その総和から求める．

例題9.5

某総合大学の薬学部で，カビが産生する毒性物質Xとカフェインとの相互作用がマウスを用いて検討された．マウス11匹を5匹（グループ1）と6匹（グループ2）の2群に分け，グループ1のマウスに毒性物質Xを10 mg/kgの単回腹腔内投与したところ，5匹のうち3匹が死亡した．一方，グループ2のマウスには，カフェインを5 mg/kgの単回経口投与の前処理をしてから2時間後に同量の毒性物質Xの投与を行ったところ，6匹のうち2匹が死亡した．この結果から，2群の生存率に違いがあるのか否か（毒性物質Xとカフェインとの相互作用により，カフェインが毒性物質Xのマウスに対する死亡を抑制している）を，Fisherの直接確率計算法（2×2分割表）で検定すると次表9.11〜9.13に示すようになる．

表9.11　Fisherの直接確率計算法（2×2分割表）：毒性物質Xとカフェインとの相互作用（その1）

		カフェインの前処理		計
		あり（＋）	なし（−）	
毒性物質の投与	死亡数	2	3	5
	生存数	4	2	6
計		6	5	11

**表 9.12　Fisher の直接確率計算法（2×2 分割表）：
毒性物質 X とカフェインとの相互作用（その 2）**

		カフェインの前処理		計
		あり（＋）	なし（−）	
毒性物質の投与	死亡数	1	4	5
	生存数	5	1	6
計		6	5	11

**表 9.13　Fisher の直接確率計算法（2×2 分割表）：
毒性物質 X とカフェインとの相互作用（その 3）**

		カフェインの前処理		計
		あり（＋）	なし（−）	
毒性物質の投与	死亡数	0	5	5
	生存数	6	0	6
計		6	5	11

　まず，帰無仮説 H_0 として「グループ 1 とグループ 2 の 2 群の生存率は等しい（差がない）」，対立仮説 H_1 として「2 群の生存率は等しくない（差がある）」ということを設定する．ついで，表 9.11 の分割表に示す観察値を式（9.6）に代入すると P 値 = 5!6!6!5!/11!2!3!4!2! = 0.325 が算出される．さらに，この分布よりも偏った方向の分布すべての確率も計算するために，表 9.12 および表 9.13 の分割表に示す値を式（9.6）に代入すると，それぞれの確率（P）5!6!6!5!/11!1!4!5!1! = 0.065，5!6!6!5!/11!0!5!6!0! = 0.002 が得られる．ここで，表 9.1 〜表 9.13 により得られた P 値の総和（p）を求めると，p = 0.325 + 0.065 + 0.002 = 0.392 となり，$P >$ 0.05 で帰無仮説 H_0 を棄却できない．したがって，帰無仮説を採択することで，グループ 1 とグループ 2 の 2 群の生存率は等しい（差がない，カフェインの前処理の効果はない）ということになる．

9.4　McNemar の検定（対応のある比率の差の検定）

　Pearson の χ^2 独立性の検定や Fisher の直接確率検定が分割表の度数から検定するのに対し，McNemar マクネマーの検定は分割表の比率の値を使って対応のある場合の比率の差の検定を行うものである．すなわち，同時期に同一集団に対して実施した 2 つの項目（A, B）の比率や，同一の項目に対し時期を変えて実施した前後（A, B）の比率について表 9.14 に示す 2×2 分割表を作成し，その差を検定する場合に用いる．

9.4 McNemarの検定（対応のある比率の差の検定）

表9.14 2×2分割表：McNemarの検定

		B(後) +	B(後) −	計
A(前)	+	a	b	$a+b$
	−	c	d	$c+d$
計		$a+c$	$b+d$	$n(=a+b+c+d)$

$b+c$ が大きい場合は，χ^2分布で近似できる次式（9.7）により検定統計量を算出できる．

$$2\times2\text{分割表：McNemarの検定の}\chi^2\text{値} = \frac{(b-c)^2}{(b+c)} \tag{9.7}$$

また，2×2分割表の自由度は $\phi=(2-1)\times(2-1)=1$ で，$b=c$ のときは $\chi^2=0$ とする．

ただし，2×2分割表中の n が小さいときは，次式（9.8）に示すYatesの連続補正式を用いて χ^2 値を算出する．

$$\text{Yatesの連続補正式による2×2分割表の}\chi^2\text{値} = \frac{(|b-c|-1)^2}{(b+c)} \tag{9.8}$$

例題 9.6

某大学病院で，高血圧と日常生活における食事との関係についての健康教室を開催した．この健康教室への参加者50人に対して，参加の前後において，高血圧と日常生活で食する食事との関係の重要性の有無についてアンケート調査を実施したところ，表9.15に示すような結果が得られた．この結果から，本健康教室には教育効果があったのか否かを，McNemarの検定（2×2分割表）で検定すると次のようになる．なお，高血圧と日常生活で食する食事との関係の重要性があるという回答が増えれば，効果があったものと判断することにする．

表9.15 McNemarの検定（2×2分割表）：高血圧健康教育の教育効果

		教育後 あり（+）	教育後 なし（−）	計
教育前	あり（+）	25	2	27
	なし（−）	18	5	23
計		43	7	50

まず，帰無仮説 H_0 として「教育前と教育後に差がない」，対立仮説 H_1 として「教育前と教育後に差がある」ということを設定する．ついで，表9.15の分割表に示す観察値を式（9.7）（または式（9.8））に代入すると χ^2 値12.8（または11.25）が算出される．また，自由度は $\phi=1$ である．ここで，計算により求めた χ^2 値を χ^2 分布表（付表3）の自由度1における値と比較すると，危険率（有意水準）α が5%では3.841，1%では6.635と，これらいずれの値よりも大きな値（Yatesの連続補正式を用いた場合も同様）である．したがって，帰無仮説を棄却して対立仮説

を採択することで，教育前と教育後に差があり，健康教育の効果があったということになる．

9.5 Mantel-Haenszel 検定

　曝露とその結果との関係を検証するときに，第三の因子の影響で，曝露とその結果との関係がゆがめられてしまうことを交絡といい，この第三の因子を交絡因子と呼ぶ．交絡因子を制御する目的で，解析対象者を交絡因子について均一な2つ以上の層（群，サブグループ）に分けて解析を行うことを層化分析（層化解析）という．また，層化解析を行うことにより，曝露とその結果の関連が交絡因子によってもたらされたのか否かを，ある程度明らかにすることができる．しかしながら，層化解析では，解析対象者全体の数が少ないと，解釈可能な観察ができなくなる可能性が高くなり，層の数が多い場合には，解析対象者全体と各群の関連の指標を比較検討することが複雑になる．これらの問題を解決したのが，各層ごとに計算された関連の指標を統合する手法のMantel-Haenszelマンテル・ヘルツェル検定である．すなわち，Mantel-Haenszel検定は，同一の2変数について2×2の分割表が多数ある場合，それらを併合して検定するためのものである．

　Mantel-Haenszel検定においては，層をiとして，仮にこの層の数をk個とすると，表9.16に示す2×2分割表が作成される．また，Mantel-Haenszel検定のχ^2(χ^2_{MH})値は，自由度（df）1で次式（9.9）から算出することができる．

表9.16　2×2分割表：Mantel-Haenszel検定

		要因 B		計
		B_1	B_2	
要因 A	A_1	a_i	b_i	$a_i + b_i$
	A_2	c_i	d_i	$c_i + d_i$
計		$a_i + c_i$	$b_i + d_i$	$n_i\ (= a_i + b_i + c_i + d_i)$

$$\text{Mantel-Haenszel検定の}\chi^2\text{値}(\chi^2_{MH}) = \frac{\left(\left|\sum_{i=1}^{k} a_i - \sum_{i=1}^{k} E(a_i)\right| - 0.5\right)^2}{\sum_{i=1}^{k} V(a_i)} \quad (9.9)$$

$E(a_i)$は観測値a_iの期待値で，$(a_i + c_i)(a_i + b_i)/n_i$として比率により求める．また，$V(a_i)$は分散であり，$(a_i + b_i)(c_i + d_i)(a_i + c_i)(b_i + d_i)/n_i^2(n_i - 1)$として求められる．

例題 9.7

某大学病院で，難治性疾患 E に対してある 2 通りの長期（1 〜 3 年）の治療方針が検討され，表 9.17 に示すような 1 年ごとの治療結果が得られた．この結果から，両治療法に効果の差があるのか否かを，Mantel-Haenszel 検定（2×2 分割表）で検定すると次のようになる．ただし，臨床検査やその他の総合判断で少しでも改善が確認されれば治療効果があったと判断することとする．また，途中で退院やその他の理由で脱落した患者は，除外するものとする．

表 9.17　Mantel-Haenszel 検定（2×2 分割表）：異なった治療方針による治療効果

1 年目		治療方針		計
		治療法 1	治療法 2	
治療効果	あり	10	18	28
	なし	86	75	161
計		96	93	189

2 年目		治療方針		計
		治療法 1	治療法 2	
治療効果	あり	16	22	38
	なし	78	69	147
計		94	91	185

3 年目		治療方針		計
		治療法 1	治療法 2	
治療効果	あり	11	32	43
	なし	81	58	139
計		92	90	182

$$\left(|\sum_{i=1}^{3} a_i - \sum_{i=1}^{3} E(a_i)| - 0.5\right)^2 = \{|(10 + 16 + 11) - [((96 \times 28)/189) + ((94 \times 38)/185)$$
$$+ ((92 \times 43)/182)]| - 0.5\}^2$$
$$= 315.77$$

$$\sum_{i=1}^{3} V(a_i) = \{(28 \times 186 \times 96 \times 93)/(189^2 \times 187)\} \{(38 \times 147 \times 94 \times 91)/(185^2 \times 184)\}$$
$$\{(43 \times 139 \times 92 \times 90)/(182^2 \times 181)\}$$
$$= 435.82$$

Mantel-Haenszel 検定の χ^2 値 $(\chi^2_{MH}) = 315.77/435.82 = 0.72$

まず，帰無仮説 H_0 として「治療法 1 と治療法 2 で治療効果に差がない」，対立仮説 H_1 として「治療法 1 と治療法 2 で治療効果に差がある」ということを設定する．ついで，表 9.17 の分割表に示す観察値とその期待値を式 (9.9) に代入すると χ^2_{MH} 値 0.72 が算出される．また，自由度は

$\phi=1$ である．ここで，計算により求めた χ^2 値を χ^2 分布表（付表3）の自由度1における値と比較すると，危険率（有意水準）α が5%では3.841，1%では6.635と，これらいずれの値よりも小さな値である．したがって，帰無仮説を採択して対立仮説を棄却するので，治療法1と治療法2で治療効果に差があるとはいえないことになる．

第10章 相関と回帰

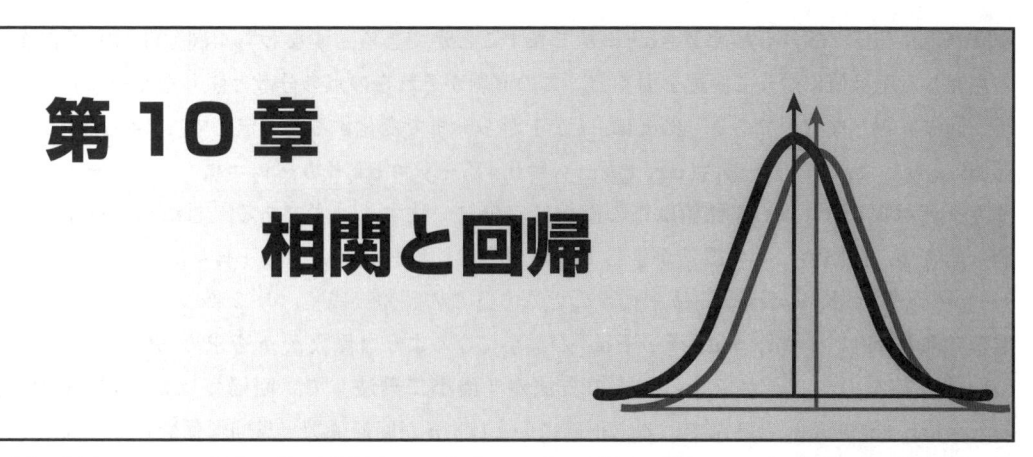

　同一標本で2つの変数の相互関係をみるとき，一方の増加に対して，その増加分に比例して他方も増加もしくは減少するなどの直線的法則性が認められる場合を，2つの変数に**相関** correlation があるといい，この相互の関係を相関関係という．この相関関係は，直線的なものばかりではなく，種々の形の曲線で示されるものも存在する．また，このような相関関係を数学的には関数で表すことができるが，これを統計学的に**回帰** regression と呼んでいる．本章では，直線的な回帰について述べる．

10.1　最小二乗法による直線回帰（回帰直線）

　測定値 x（**独立変数**または**説明変数**）と測定値 y（**従属変数**または**目的変数**）との関係を調べるとき，その2つの測定値を点 (x, y) として座標に表し，座標値に対して近似直線（**回帰直線**

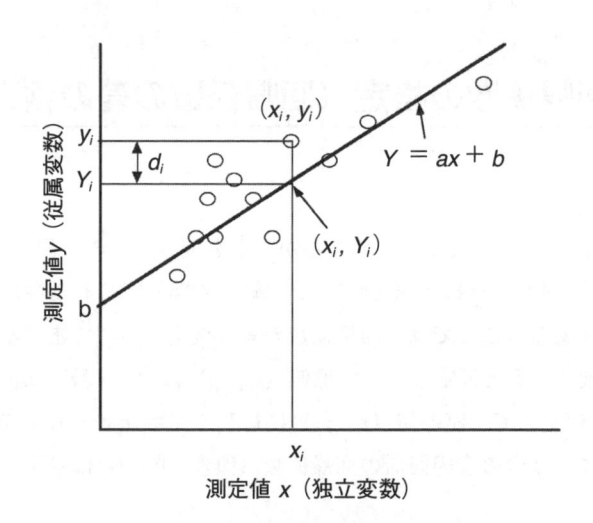

図10.1　散布図と直線回帰

regression line）を引くと式 $Y = ax + b$ で表すことができる．すなわち，図10.1 に示す散布図の点在した座標値に対して直線を引くと，この直線がそれらの点の分散と限りなく一致している時，回帰直線となるのである．例えば，i が1から n まで変化すると仮定して，$Y = ax + b$ と座標値 (x_i, y_i) について，$Y_1 - y_1 = ax_1 + b - y_1 = 0$, $Y_2 - y_2 = ax_2 + b - y_2 = 0$, …, $Y_n - y_n = ax_n + b - y_n = 0$ であれば，座標値はこの直線に完全に一致するはずである．しかし，実際の座標値（測定値，観察値）との誤差が生じている場合は，$Y_1 - y_1 = ax_1 + b - y_1 = d_1$, $Y_2 - y_2 = ax_2 + b - y_2 = d_2$, …, $Y_n - y_n = ax_n + b - y_n = d_n$ となり，この誤差（残差）の二乗の合計（Y_i と y_i の距離の二乗の合計）$S = d_1^2 + d_2^2 + \cdots + d_n^2$ が最小になるような係数 a, b を求めれば，散在した点の回帰直線を引くことができる．この方法が「**最小二乗法**」で，回帰では a, b を**回帰係数** regression coefficient と呼んでいる（正確にいえば，a が回帰係数（単回帰係数）で b は切片で定数項である）．また，Y_i と y_i の距離の二乗の合計は次式（10.1）で表される．

$$S = \sum_{i=1}^{n}(d_i)^2 = \sum_{i=1}^{n}(y_i - ax_i - b)^2 \tag{10.1}$$

ここで式（10.1）の値が最小となるような a および b の値を求めると次式（10.2, 10.3）のようになる．

$$a = \frac{\sum_{i=1}^{n}(x_i - \bar{x})(y_i - \bar{y})}{\sum_{i=1}^{n}(x_i - \bar{x})^2} = \frac{S_{xy}}{S_{xx}} \tag{10.2}$$

$$b = \bar{y} - a\bar{x} = \frac{1}{n}\left(\sum_{i=1}^{n} y_i - a\sum_{i=1}^{n} x_i\right) \tag{10.3}$$

S_{xy} は x, y の標本平均からの偏差積和または単に積和，S_{xx} は x の標本平均からの偏差平方和または単に平方和という．また，$\bar{x}$ と $\bar{y}$ はそれぞれの平均値を示す．

10.2　回帰係数の検定（回帰係数の差の検定）

回帰係数の検定には，回帰係数 a が0であるか否かを調べるもの（回帰係数の t 検定），回帰式の残差の変動と回帰変動（回帰式の変動）とを比較する回帰式の有効性の検定（回帰係数の差の検定）を行うものがある．ここでは，回帰係数の差の検定について述べる．

i が1から n_1 まで変化すると仮定して，座標値 (x_{1i}, y_{1i}) に対して $Y = a_1 x + b_1$，また i が1から n_2 まで変化すると仮定して，座標値 (x_{2i}, y_{2i}) に対して $Y = a_2 x + b_2$，の回帰直線をそれぞれ引くことができる．この2つの直線回帰の回帰係数（傾き）の差の検定手順を以下に示す．

$Y_1 = a_1x + b_1$, $Y_2 = a_2x + b_2$ において，それぞれの回帰係数は $a_1 = \dfrac{S_{x_1y_1}}{S_{x_1x_1}}$, $a_2 = \dfrac{S_{x_2y_2}}{S_{x_2x_2}}$ となり，回帰値の標準誤差は $s = \sqrt{\dfrac{S_{yy} - aS_{xy}}{n-2}}$, $s_{a1} = \dfrac{s_1}{\sqrt{S_{x_1x_1}}}$, $s_{a2} = \dfrac{s_2}{\sqrt{S_{x_2x_2}}}$, $s_{a1-a2} = s\sqrt{\dfrac{1}{S_{x_1x_1}} + \dfrac{1}{S_{x_2x_2}}}$ となる．次いで，回帰値の標準誤差で $a_1 - a_2$ を標準化すると，$\phi = n_1 + n_2 - 4$ で次式(10.4)より t 値を求めて，t 検定を行うことができる．

$$t_{\text{cal}} = \dfrac{a_1 - a_2}{S_{a_1-a_2}} \tag{10.4}$$

まず，帰無仮説 H_0 として「2つの直線回帰の回帰係数（傾き）に差がない」，対立仮説 H_1 として「2つの直線回帰の回帰係数（傾き）に差がある」ということを設定する．ついで，式(10.4)より t 値が算出される．ここで，計算により求めた t_{cal} 値を t 分布表（付表2）の自由度 $\phi = n_1 + n_2 - 4$ における値と比較し，t_{cal} 値がこれより大きな値であれば，帰無仮説を棄却して対立仮説を採択する．すなわち，「2つの直線回帰の回帰係数（傾き）に差がある」ということになる．

また，y 切片の差についても同様の検定を行うことができる．

$Y_1 = a_1x + b_1$, $Y_2 = a_2x + b_2$ において，それぞれの y 切片は $b_1 = \dfrac{\sum_{i=1}^{n} y_{1i} - a\sum_{i=1}^{n} x_{1i}}{n}$, $b_2 = \dfrac{\sum_{i=1}^{n} y_{2i} - a\sum_{i=1}^{n} x_{2i}}{n}$ となり，回帰値の標準誤差は $s = \sqrt{\dfrac{S_{yy} - aS_{xy}}{n-2}}$, $s_{b1} = s_1\sqrt{\dfrac{\sum_{i=1}^{n_1} x_{1i}^2}{nS_{x_1x_1}}}$, $s_{b2} = s_1\sqrt{\dfrac{\sum_{i=1}^{n_2} x_{2i}^2}{nS_{x_2x_2}}}$, $s_{b1-b2} = s\sqrt{\dfrac{\sum_{i=1}^{n_1} x_{1i}^2}{n_1 S_{x_1x_1}} + \dfrac{\sum_{i=1}^{n_2} x_{2i}^2}{n_2 S_{x_2x_2}}}$ となる．次いで，回帰値の標準誤差で $b_1 - b_2$ を標準化すると，$\phi = n_1 + n_2 - 4$ で次式(10.5)より t 値を求めて，t 検定を行うことができる．

$$t_{\text{cal}} = \dfrac{b_1 - b_2}{S_{b_1-b_2}} \tag{10.5}$$

まず，帰無仮説 H_0 として「2つの直線回帰の y 切片に差がない」，対立仮説 H_1 として「2つの直線回帰の y 切片に差がある」ということを設定する．ついで，式(10.5)より t 値が算出される．ここで，計算により求めた t_{cal} 値を t 分布表（付表2）の自由度 $\phi = n_1 + n_2 - 4$ における値と比較し，t_{cal} 値がこれより大きな値であれば，帰無仮説を棄却して対立仮説を採択する．すなわち，「2つの直線回帰の y 切片に差がある」ということになる．

10.3　ロジスティック回帰分析（ロジスティック解析）

　2つの変数の関連を，他の因子の影響（他の因子の影響がある場合）も考慮して解析する多変量解析（第12章参照）で検討する際に，従属変数または目的変数が正規分布する連続変数のときには重回帰分析（第12章参照）を用いることができる．ところが，従属変数が比率 p（$0 \leq p \leq 1$）であるときは正規分布する連続変数ではないため，重回帰分析ではなくロジスティック回帰分析 logistic regression analysis を用いて2つの変数の関連を検討することになる．実際には，従属変数（目的変数，説明変数）p をロジスティック（ロジット）変換（10.6）して，線形モデルで表した次式（10.7）に示すロジスティックモデルを用いる．

$$\text{ロジスティック変換：} \quad p \rightarrow \log_e \frac{p}{1-p} \tag{10.6}$$

ロジスティックモデル

$$\text{独立変数が1つの時：} \quad \log_e \frac{p}{1-p} = \beta x + \beta_0$$

$$\text{独立変数が複数時：} \quad \log_e \frac{p}{1-p} = \beta_1 x_1 + \beta_2 x_2 + \cdots\cdots \beta_n x_n + \beta_0 \tag{10.7}$$

式（10.7）の $x_1, x_2, \cdots, x_n$ は，前向きコホート研究などにおける，追跡開始時点でのそれぞれの曝露因子で，p は，ある一定期間経過後の追跡調査の検討対象の発生する確率を意味する．
　ロジスティック回帰分析は，線形回帰分析が量的変数を予測するのに対して，検討対象の発生確率を予測するものである．基本的な考え方は線形回帰分析と同じであるが，予測結果が0から1の間をとるように，数式に改良を加えている．これには，従属変数に2の質的変数を用いており，例えば，ある検討対象の発生の有無（ありorなし）のように，2つの値しかとりえないものを従属変数の実績値として説明変数にし，その発生確率を説明するものである．また，ロジスティック回帰分析では，線形回帰分析と同様に説明変数を $p = \beta x + \beta_0$ のような形にすると（2変数を用いる場合は $\beta_1 x_1 + \beta_2 x_2 + \beta_0$ となる），分析結果の予測変数として欲しいのは0から1の範囲内に収まる確率値であるにもかかわらず，これを $p = \beta x + \beta_0$ で結んだ場合には，0から1の範囲内という制限を加えることができない．なぜならば，$p = \beta x + \beta_0$ は0または1のいずれの値をもとりうることになるからである．このため，p に改良を加えた形で式（10.7）のようにモデルを構築すると，発生確率の形が0から1の間の値に限定されることになる．ロジスティック回帰分析を行うためには，$\log_e \{p/(1-p)\} = \beta x + \beta_0$ とすると，p は検討対象の発生する確率（発生確率）を意味し，$1-p$ は検討対象が発生しない確率（非発生確率）を意味する．このように分母に非発生確率をおき，分子に発生確率をおいて算出したものを「オッズ」と呼び，これは発生

確率が非発生確率の何倍であるのかを意味する指標となる．この「オッズ」の比を「オッズ比」と呼び，2×2のクロス集計表の場合に，「オッズ比」は2つの変数の関係を表す尺度として使用される．なお，$\log_e\{\ \}$で示される部分の意味合いは，「ロジスティック（ロジット）変換を行う」ということである．すなわち，図10.2に示すように，横軸は対数をとった $\log_e\{p/(1-p)\}$ であり，縦軸が発生確率 p を意味し，その形が0から1の間の値に限定されることになる．ロジスティック回帰分析は，このようなロジット変換が表す曲線に回帰させることを目的とした分析手法である．

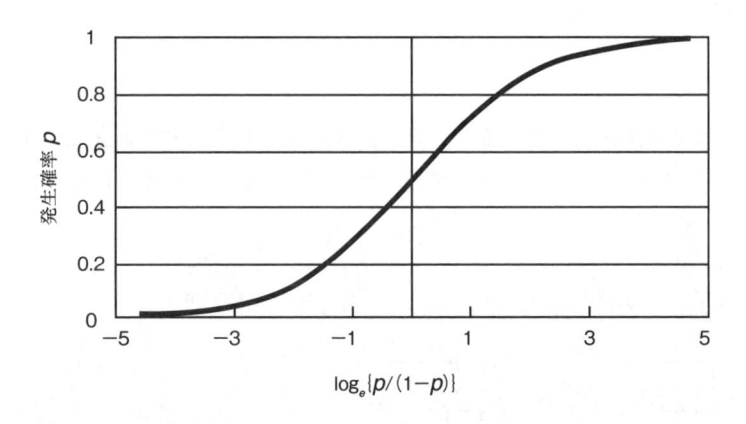

図 10.2　ロジスティック（ロジット）変換

このロジスティックモデルは，対象者に対して要因の影響を将来に向かって追跡調査する前向きコホート研究や対象者を無作為に2群またはそれ以上に分けて，ある介入を加えた後の効果指標の比較検討を行うランダム化比較試験において，ある要因が追跡調査の検討対象の発生率（疾病発症率や死亡率など）をどの程度変化させるのかを検討するのに多用されている．

10.4　相関係数

相関係数 correlation coefficient（r と略す）とは，2つの確率変数 x と y の間の相関，すなわち，互いの類似性の度合いを示す統計学的指標で，-1から1の間の実数値をとり，単位はない．その値が正のとき（$r>0$ のとき）は2つの確率変数には正の相関があるといい，負のとき（$r<0$ のとき）負の相関があるという．値の絶対値が大きい方が相関が強いという．相関係数が0に近いときは，もとの確率変数の相関は弱く（$r\approx 0$ では相関関係は認められない），1もしくは-1となる場合は，2つの確率変数は線形従属の関係にあるといえる．相関係数を求めるための標本数が多い場合，その値により一般に次のように記述することができる．

- $-1.0 \leq r < -0.9$ 　　極めて強い負の相関がある
- $-0.9 \leq r < -0.7$ 　　強い負の相関がある
- $-0.7 \leq r < -0.4$ 　　負の相関がある
- $-0.4 \leq r < -0.2$ 　　弱い負の相関がある
- $-0.2 \leq r \leq 0.2$ 　　ほとんど相関がない
- $0.2 < r \leq 0.4$ 　　弱い正の相関がある
- $0.4 < r \leq 0.7$ 　　正の相関がある
- $0.7 < r \leq 0.9$ 　　強い正の相関がある
- $0.9 < r \leq 1.0$ 　　極めて強い正の相関がある

図 10.1 の散布図で相関係数を考えると，同一標本からの1組の測定値を (x, y) とするとき，n 組の測定値は x_i, y_i $(i = 1, 2, \cdots, n)$ として示され，相関係数 r は次式（10.8）で定義される．

$$r = \frac{\sum_{i=1}^{n}(x_i - \bar{x})(y_i - \bar{y})}{\sqrt{\sum_{i=1}^{n}(x_i - \bar{x})^2 \sum_{i=1}^{n}(y_i - \bar{y})^2}} = \frac{\frac{1}{n}\sum_{i=1}^{n}(x_i - \bar{x})(y_i - \bar{y})}{S_x S_y} = \frac{S_{xy}}{\sqrt{S_{xx}S_{yy}}} \tag{10.8}$$

$$S_x = \sqrt{\frac{1}{n}\sum_{i=1}^{n}(x_i - \bar{x})^2}, \quad S_y = \sqrt{\frac{1}{n}\sum_{i=1}^{n}(y_i - \bar{y})^2}$$

S_x は測定値 x_i $(i = 1, 2, \cdots, n)$ の標準偏差，S_y は測定値 y_i $(i = 1, 2, \cdots, n)$ の標準偏差を示す．

また，相関係数は，2つの変数が量的変数として算出したものを Pearson ピアソンの（積率）相関係数と呼び，変数を順位に変換してから Pearson の相関係数を求めるのと同様の方法で求めたものを Spearman スピアマンの（順位）相関係数と呼んでいる．Spearman の相関係数は，変数が正規分布を示さない場合や変数が数量ではない順序尺度（順位しか意味をもたない観察値，あるいは正確な数値はわからず，順位だけしかわかっていない観測値）である場合に用い，これは分布の偏りやはずれ値の影響を受けにくい．

10.5 相関係数の検定（Pearson の相関係数）

10.5.1 相関係数の有意性の検定（母相関係数 $\theta = 0$ の場合）

観測値（測定値）から求めた相関係数 r は，試料相関係数であって，それが母集団の相関係数（母相関係数）θ と一致するわけではない．したがって，これを正しく判断するためには，試料相

10.5 相関係数の検定（Pearson の相関係数）

関係数 r の有意性の検定を行う必要がある．すなわち，帰無仮説として母相関係数をゼロ（H_0：$\theta = 0$ 相関がない）とし，標本数が ① 多ければ正規分布を用い，② 少なければ t 分布を応用する．

A 標本数が比較的多く正規分布を応用する場合

相関係数 r を母相関係数がゼロ（$\theta = 0$）である母集団から標本を選んで求めていくと，中心がゼロの正規分布を示すようになる．このときの標準偏差（S_r）は，次式（10.9）で示され，この正規分布を Z 変換で標準化する（これを標準正規分布の Z スケールという）と次式（10.10）のようになる．

$$S_r = \frac{1}{\sqrt{n-1}} \tag{10.9}$$

$$Z = \frac{|r|}{1/\sqrt{n-1}} \tag{10.10}$$

$$Z_0 = \frac{|r|}{1/\sqrt{n-1}} = |r| \times \sqrt{n-1} \tag{10.11}$$

この検定による判定手順としては，まず帰無仮説（H_0：$\theta = 0$ 相関がない）をたて，Z_0 を式（10.11）により算出する．次いで，この Z_0 に対応する確率値 $P(Z_0)$ を正規分布表（付表1）より求め，$P(Z_0) > \alpha/2$ であれば帰無仮説を棄却できる．

例題 10.1

某大学病院に入院中の糖尿病患者30人の血漿 HDL 値と中性脂肪値との間に認められる Pearson ピアソンの相関係数を計算すると $r = 0.46$ であった．この場合，糖尿病患者の血漿 HDL 値と中性脂肪値の間に有意な相関関係があるといえるか否か検証すると次のようになる．

まず帰無仮説（H_0：$\theta = 0$ 相関がない）をたて，Z_0 を式（10.11）により算出すると $Z_0 = 0.46 \times \sqrt{29} = 2.48$ となる．正規分布表（付表1）より，$P(Z_0) = 0.0066 < 0.025$ であるから，5%以下の危険率で帰無仮説を棄却できる．すなわち，この相関関係には有意があるといえる．

B 標本数が少なく t 分布を応用する場合

標本数が少なく母相関係数がゼロ（$\theta = 0$）の場合，標本相関係数 r は自由度 $df = n - 2$ で次式（10.12）の t 分布を示すようになる．

$$t = \sqrt{\frac{r^2(n-2)}{1-r^2}} \tag{10.12}$$

この標本相関係数 r の有意性の検定手順は，まず次式（10.13）で t_0 を計算し，付表2（t 分布表）の t 値より，$t_0 \geq t(df, \alpha)$ であれば帰無仮説（H_0：$\theta = 0$ 相関がない）が棄却できる．

$$t_0 = \sqrt{\frac{r^2(n-2)}{1-r^2}} \tag{10.13}$$

例題 10.2

某大学病院に入院中の高血圧患者 10 人の体重と身長との間に認められる Pearson の相関係数を計算すると $r = 0.97$ であった．この場合，入院中の高血圧患者の体重と身長の間に有意な相関関係があるといえるか否か検証すると次のようになる．

まず，帰無仮説（$H_0：\theta = 0$ 相関がない）をたて，t_0 を式(10.13)により算出すると $t_0 = \sqrt{\frac{r^2(n-2)}{1-r^2}}$
$= \sqrt{\frac{0.97^2(10-2)}{1-0.97^2}} = 11.286$ となる．t 分布表（両側）（付表2）より，$t_0 = 11.286 > t(8, 0.01) = 3.355$
であるから，1% 以下の危険率で帰無仮説を棄却できる．したがって，この相関関係には有意性があるといえる．

10.5.2　相関係数の差の検定（$\theta \neq 0$ の場合）

母相関係数 θ をもつ母集団から標本を取り出して相関係数 r を求める作業を繰り返す場合，r は θ の周囲に分布するが，これは $\theta = 0$ の場合を除いて必ずしも正規分布を示すとは限らない（すなわち $\theta \neq 0$ の場合）．しかしながら，次式（10.14）に示すように正規分布変換を行えば Z_r は正規分布をする（これは，標準正規分布の Z スケールではなく，いわゆる正規変換値で，Fischer の Z 変換という）．

$$Zr = \frac{1}{2} \log_e \left(\frac{1+r}{1-r} \right) \tag{10.14}$$

同一の母標準偏差をもつ A，B の 2 群の母集団から m，n 個の標本を取り出して相関係数 r_A，r_B を求めた場合，r_A，r_B が共に有意であっても，r_A，r_B の大きさの比較のみではどちらの群の相関が大きいか不明である．したがって，2 つの相関係数の差を検定して有意差があるか否かを判定する必要があり，つぎのような手順で検定を行う．

まず帰無仮説として A，B の 2 群の母相関係数 r_A，r_B は等しい（$H_0：\theta_A = \theta_B$）とする．次いで，変換式（10.14）により，この 2 つの相関係数を正規分布変換値としてから，その差 $Z_{r_A} - Z_{r_B}$ を求める．$Z_{r_A} - Z_{r_B}$ もまた正規分布をなし，この標準偏差 S_Z は次式（10.15）で示され，さらにこの正規分布を標準化すると式（10.16）となる．

$$S_Z = \sqrt{\frac{1}{m-3} + \frac{1}{n-3}} \tag{10.15}$$

$$Z = \frac{Z_{rA} - Z_{rB}}{S_Z} = \frac{Z_{rA} - Z_{rB}}{\sqrt{\dfrac{1}{m-3} + \dfrac{1}{n-3}}} \tag{10.16}$$

$$Z_0 = \frac{|Z_{rA} - Z_{rB}|}{\sqrt{\dfrac{1}{m-3} + \dfrac{1}{n-3}}} \tag{10.17}$$

式 (10.17) により Z_0 を算出し，Z_0 に対応する確率値 $P(Z_0)$ を正規分布表（付表1）より求めて，$P(Z_0) < \alpha/2$ であれば，帰無仮説を棄却できる．

例題 10.3

ある個人の総合病院の本院と分院に勤務する医療従事者の緑茶と紅茶の嗜好性を調査した．嗜好性の度合は，100点を最高点として数値化して調べたところ，本院の医療従事者（A群）100人では，緑茶と紅茶との間に認められる嗜好性の相関係数を計算すると $r = 0.468$ であった．また，分院の医療従事者（B群）200人では，$r = 0.361$ であった．本院に勤務する医療従事者の方が分院に勤務する医療従事者より緑茶と紅茶の嗜好の相関が強いといえるか否か検証すると次のようになる．

まず，帰無仮説（$H_0 : \theta_A = \theta_B$ 両者の相関係数は等しい）をたて，$r_A = 0.468$, $r_B = 0.361$ を式 (10.14) より正規分布変換値とすると，それぞれ $Z_{r_A} = 0.5075$, $Z_{r_B} = 0.3780$ となる．また，$m = 100$,

$n = 200$ であるから，Z_0 を式 (10.17) により算出すると $Z_0 = \dfrac{|0.5075 - 0.3780|}{\sqrt{\dfrac{1}{100-3} + \dfrac{1}{200-3}}} = 0.9432$ となる．

正規分布表（付表1）より，$P(Z_0) = 0.1736 > 0.025$ であるから，5%の危険率（有意水準）でも帰無仮説を棄却できない．すなわち，本院に勤務する医療従事者の方が分院に勤務する医療従事者より緑茶と紅茶の嗜好の相関が強いといえない．

なお，相関係数は，あくまでも確率変数の線形関係を計測しているに過ぎず，確率変数間の因果関係を説明するものではなく，因果関係と無関係であることに注意すべきである．また，2つの要因の間に実際に因果関係があるか否かは，関連の時間性，関連の密着性，関連の特異性，関連の普遍性，関連の合理性の以上5つの関連性の有無で判断する必要がある．

第11章 かけ離れたデータの取扱い（棄却検定）

臨床検査や実験研究で得られたデータを整理して解析するとき，正常値あるいは通常の値に比べ異常にかけ離れた大きな値や小さな値（はずれ値ともいう）がみられることがある．それらの値は，平均値や標準偏差値にも大きな影響を与えるため，十分にその原因を検討しなければならない．特別にはずれ値が出現する原因が認められないにもかかわらず，値が不自然な場合がある．最終的には，そのようなはずれ値を利用するか否か，統計学的判断が必要となる．そこで本章では，極端にかけ離れたデータを処理する統計学的な方法として，Smirnov スミルノフの棄却検定と Thompson トンプソンの棄却検定を紹介する．Smirnov の棄却検定は，棄却したいはずれ値を捨てるのに有効（安全性が高い）であり，Thompson の棄却検定ははずれ値を保留するのに適している．ただし，棄却検定とは，本来得られたデータを棄却するためのものではなく，本当にはずれ値であるか否かを検査・点検するためのものであることを十分理解しておく必要がある．

11.1 Smirnov の棄却検定

例題 11.1

血清中の酸化 LDL コレステロールに対する高脂肪食の影響を調べるため，高脂肪食で約6か月間飼育した 10 匹の ApoE 欠損高脂血症マウスの血清中酸化 LDL コレステロール値を調べた．測定の結果，次のようなデータが得られた（表 11.1）．

表 11.1 ApoE 欠損高脂血症マウスの血清中酸化 LDL 濃度

No.	血清中酸化 LDL 濃度 (μmol/mL)
1	8.80
2	7.99
3	8.98
4	7.89
5	65.98
6	7.98
7	8.88
8	7.96
9	7.76
10	9.01

以上のデータをみると，5番目の値が65.98と，異常にかけ離れた高値を示している．当然のことではあるが，まずこのような極端にかけ離れた値が生じた原因を十分に究明する努力を行い，該当する原因がどうしても判明しなければ，この値を棄却するか否かをSmirnovの棄却検定を用いて検討することになる．

最初に，正規母集団よりn個（かけ離れた数値を含める）のデータをとる．次いで，平均値（$\bar{x}$）および標準偏差（S）を求める．棄却検定対象のデータをx_nとするときT_0を次式（11.1）から求めることができる．

$$T_0 = \frac{|x_n - \bar{x}|}{S} \tag{11.1}$$

SmirnovによりT_0の分布が求められており，これを表11.2に示す．確率水準をαとしたとき，$T_0 > T_\alpha$であればx_nを棄却してもよい．

すなわち，本章の例題では，$\bar{x} = 14.12$，$S = 18.23$となり

$$T_0 = \frac{|65.98 - 14.12|}{18.23} = 2.84$$

表11.2 より$n = 10$における$\alpha = 0.01$のときのT_αの値は，2.54で$T_0 > T_\alpha$である．したがって，このかけ離れた高い値（65.98）は，1%の有意水準ではずれ値として棄却してよいことになる．このように，Smirnovの棄却検定は，得られたデータの中で異常な値を示したものを捨てたいときに役に立つ検定として用いられる．

表 11.2 Smirnov の棄却限界 T_α （％点）

データ数 n \ α	5%	1%
4	1.69	1.72
5	1.86	1.96
6	2.00	2.13
7	2.09	2.27
8	2.17	2.37
9	2.24	2.46
10	2.29	2.54
11	2.34	2.61
12	2.39	2.66
13	2.43	2.71
14	2.46	2.76
15	2.49	2.80
16	2.52	2.84
17	2.55	2.87
18	2.58	2.90
19	2.60	2.93
20	2.62	2.96
21	2.64	2.98
22	2.66	3.01
23	2.68	3.03
24	2.70	3.05
25	2.72	3.07

11.2 Thompson の棄却検定

Thompson トンプソンの棄却検定による検定手順は，Smirnov の棄却検定と同様に行う．まず，正規母集団より n 個（かけ離れた数値を含める）のデータを選び出す．次いで，そのデータより平均値（$\bar{x}$）および標準偏差（S）を求め，棄却検定対象のデータを x_n とするとき，T を次式 (11.2) から求める．

$$T = \frac{|x_n - \bar{x}|}{S} \tag{11.2}$$

Thompson により T の分布が求められており，これを表 11.4 に示す．確率水準を α としたとき，$T < T_\alpha$ であれば x_n を棄却しない．実際の計算は，Smirnov の棄却検定とまったく同様であるが，Smirnov の棄却検定とは逆に，極端なデータを拾い上げるときに誤りが少なく，かけ離れた異常値を保留するのに適している．

例えば，Thompson の棄却検定を用いて，次の臨床検査データについて，そのかけ離れた値を棄却できるか否か検討してみる．

例題 11.2

健常者7人の血清トリグリセリド（TG）を測定したところ次の測定結果を得た（表 11.3）．

表 11.3　健常者の血清中トリグリセリド濃度

No.	血清中 TG 濃度（mg/dL）
1	140
2	129
3	98
4	105
5	103
6	101
7	60

最後の被験者の値がかけ離れて低値を示していると思われる．

すなわち，この例題では，$\bar{x} = 105.1$，$S = 25.5$ となり

$$T = \frac{|60 - 105.1|}{25.5} = = 1.79$$

表 11.4 より $n = 7$ における $\alpha = 0.05$ のときの T_α の値は，1.85 で $T < T_\alpha$ である．したがって，このかけ離れた低い値（60）は保留することになる．

表 11.4　Thompson の棄却限界 T_α 　（％点）

データ数 n ＼ α	5%	1%
4	1.65	1.71
5	1.76	1.92
6	1.81	2.05
7	1.85	2.14
8	1.87	2.21
9	1.88	2.26
10	1.89	2.29
11	1.90	2.32
12	1.91	2.35
13	1.92	2.37
14	1.92	2.38
15	1.92	2.40
16	1.93	2.41
17	1.93	2.42
18	1.93	2.43
19	1.93	2.44
20	1.93	2.45
21	1.94	2.45
22	1.94	2.46
23	1.94	2.47
24	1.94	2.47
25	1.94	2.47

また，かけ離れた異常値が1つではなく，多数ある場合は，それらの平均値を求めてX_nとし，Smirnov あるいは Thompson の棄却検定を用いて棄却の有無を検討すればよい．

第12章 多変量解析

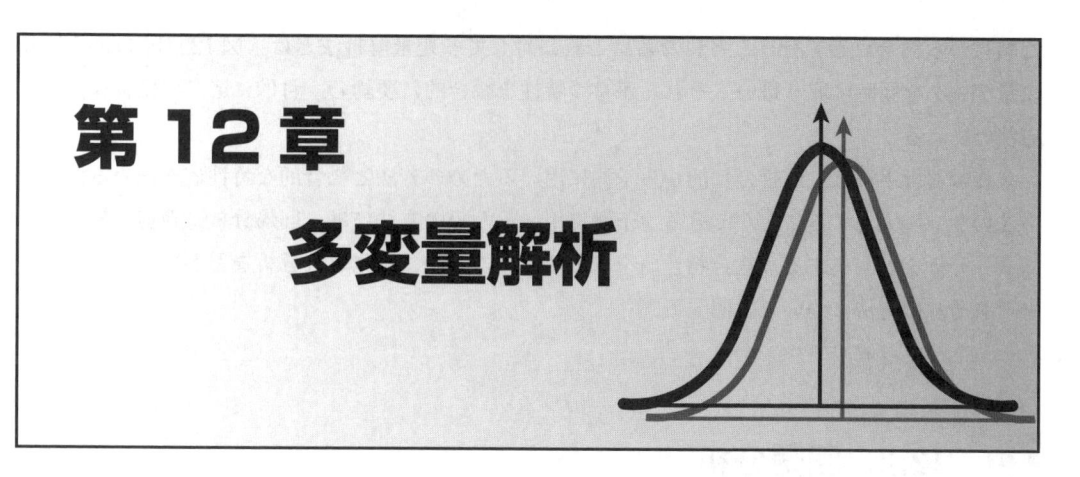

12.1 はじめに

　研究や調査を行う対象は多面的な特性がある．例えば健康状態を把握する状況を考えると，年齢，性別，体温，肥満度，食生活，運動習慣，喫煙歴，飲酒歴，ストレス，脂質異常，高血圧，高血糖などの様々な観測値が測定されるだろう．このように対象の特性を把握しようとするとき，多種多様な観測値を収集するのが普通である．この多数のデータを多変量データと呼ぶ．今まで取り扱ってきた解析方法の多くは，ある1つの観測値の分布に注目した単変量解析であった．これらの単変量解析手法を多変量データへ直接適応すると，図12.1（a）のように変数ごとに解析し

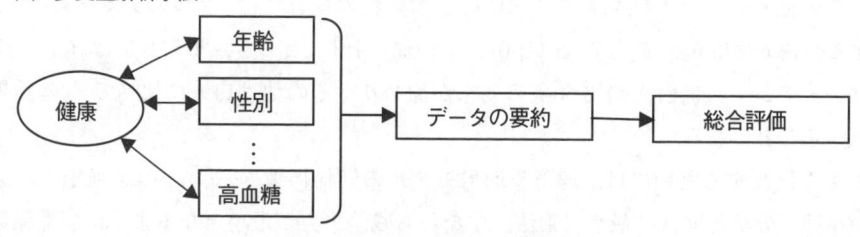

図12.1　単変量解析手法と多変量解析手法

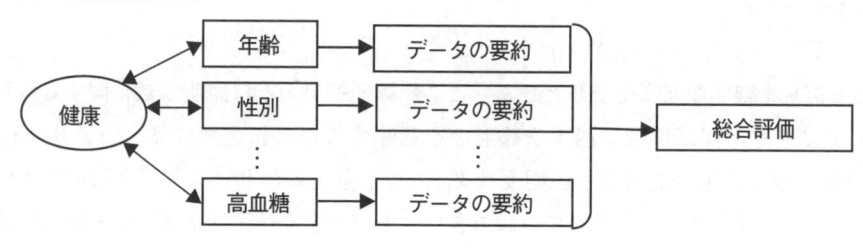

た結果から総合評価を行うことになる．これに対して多変量解析法とは，図12.1(b)のように多変量データを同時に取り扱い，それらがもつ特性を総合的に要約し，目的に応じて総合評価する方法といえる．

多変量解析手法は，解析の目的から予測に用いるための方法と総合的な特性値を求めるための方法の2つに大別することができる．予測に用いるための方法には，回帰分析，判別分析，クラスター分析などが属する．総合特性値を求めるための方法には主成分分析などが属する．これからそれぞれの方法について説明する．

12.2 回帰分析

12.2.1 線形重回帰分析

目的となる変数 Y とその変動を説明すると考えられる p 個の変数群 $\{X_1, \cdots, X_p\}$ との間に，
$$Y = E(Y) + \epsilon = f(X_1, \cdots, X_p) + \epsilon$$
というモデルを想定する．ここで，$E(Y)$ は Y の期待値，ϵ は誤差，f は $X_1, \cdots, X_p$ の関数である．変数 Y を目的変数または**従属変数**，変数 $X_1, \cdots, X_p$ を**説明変数**または**独立変数**と呼ぶ．**回帰分析**とは，観測値にもとづき関数関係 f を探求する統計解析手法である．10章では，関数 f が1つの連続な説明変数 X と連続な目的変数 Y の間に一次式 $E(Y) = \beta X + \beta_0$ を仮定した場合を説明した．説明変数が1つの線形モデルであるため，このモデルを線形単回帰モデルと呼んだ．一般に p 個の説明変数の一次式
$$E(Y) = \beta_1 X_1 + \cdots + \beta_p X_p + \beta_0$$
と表したモデルを**線形重回帰モデル**と呼ぶ．ここで線形モデルとは説明変数に関する線形性を意味するのではなく，回帰係数に関する線形性を意味することに注意する．つまり，X_2^2 や $\exp(X_3)$ と変数変換したものを新たな説明変数 X_2 や X_3 と考えることにより，上記モデルに含めることができる．回帰係数の線形結合で表現できないモデルを非線形回帰モデルと呼ぶ．説明変数は連続変数だけに限らず，性別のような質的な変数を含めることもできる．性別のような2水準の質的な変数の場合，男性ならば0，女性ならば1とする**ダミー変数**を用いればよい．白人，アジア人，その他といった人種を表す3水準の質的変数の場合には，2つのダミー変数 (X_1, X_2) を導入する．白人 $(0, 0)$，アジア人 $(1, 0)$，その他 $(0, 1)$ とおき，モデルには $\beta_1 X_1 + \beta_2 X_2$ という項を加え，アジア人は白人に比べ β_1 の効果が加わり，その他は白人に比べて β_2 の効果が加わると解釈することになる．

関数関係を追及するためには，線形重回帰モデルの回帰係数 $\beta_1, \cdots, \beta_p, \beta_0$ を推定する必要がある．線形単回帰分析と同様に最小二乗法，すなわち残差平方が最小となるように回帰係数を推定する．帰無仮説 $\beta_i = 0 (i = 1, \cdots, p)$ や $\beta_0 = 0$ に対する回帰係数の検定に関しても線形単回帰分析

で用いたt検定（ただし，自由度は$n-p-1$）を用いることができる．これらの計算式の導出や理論的裏付けを示すことは他書にゆずる．しかし現在はコンピュータを用いて回帰分析を容易に実施できる環境にあるため，得られた結果を正しく解釈できることは重要である．帰無仮説$\beta_i = 0$の仮説検定で統計学的に有意な違いがある場合には，X_i以外の説明変数が等しいときに，X_iの1単位の増加に伴いβ_iの効果が加わるといった条件付きの解釈になり，X_i以外の交絡因子を調整したことに注意する．交絡因子の調整として，新治療と標準治療を比較した擬似的な無作為化比較試験の例を考える．図12.2は主要評価項目の投与後値を群ごとに箱ひげ図にまとめたものである．左が新治療群，右が標準治療群を表しており，両群の分布に違いはうかがわれない．両群のバラツキはほぼ等しいと仮定して治療群間の比較を二標本のt検定で行うと，p値は0.9814であり，治療群間の違いはやはり示唆されなかった．しかし治療開始前の主要評価項目の値を調べたところ，新治療群と標準治療の平均は約30.0と32.1であり，新治療群に病態の悪い被験者が多く割付られていた．治療前の患者状態の分布が両群で同じでなければ，正しい薬剤評価はできないのは当然であろう．

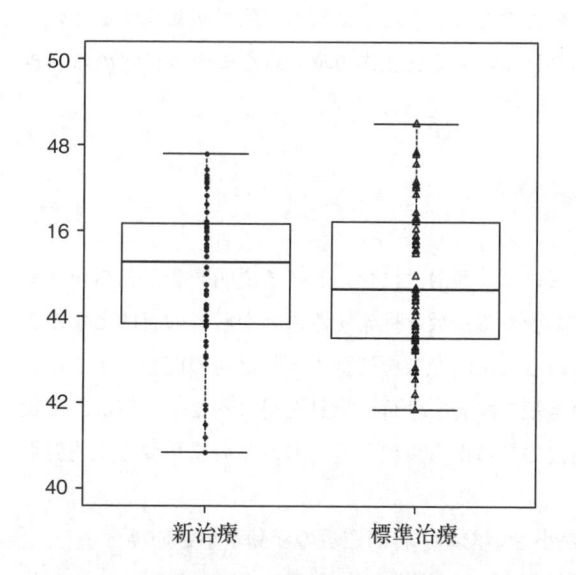

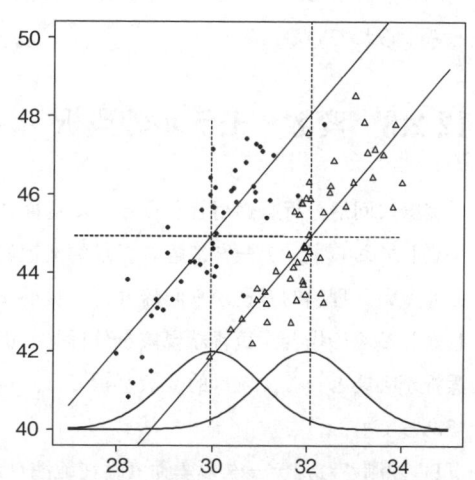

図12.2 治療後の主要評価項目の値の箱ひげ図　　**図12.3 治療前後値の散布図と回帰式**

そこで事後的に治療前の患者状態の分布を等しくした状態での薬効を評価するために，投与後の検査値をY，治療群を表すダミー変数をX_1，投与前の値をX_2とした重回帰分析を行った．図12.3は縦軸に投与後値，横軸に投与前値をとった散布図に推定された回帰直線を描画したグラフである．投与前値X_2を特定の値に固定したときの回帰直線のY軸方向の違いが治療群効果を表している．治療群効果の推定値は3.12，p値は0.0001未満であるため，投与前値で調整する（投与前値の分布が同じであったとする）と標準治療より新治療の効果の方が平均的に3.12高いと解釈することができる．

将来ある説明変数をもった対象が得られたときの目的変数の予測値（$\hat{Y}$：ワイハットと呼ぶ）を，推定された回帰式を用いて

$$\hat{Y} = \hat{\beta}_1 X_{new1} + \hat{\beta}_2 X_{new2} + \cdots + \hat{\beta}_p X_{newp}$$

と予測に用いることができる．ただし，回帰式を推定する際に用いた説明変数の存在範囲を超えた値に対する予測に関しては控えるべきであろう．

12.2.2　交互作用

血中に複数種類の薬物が存在することにより，薬物の作用が増強する場合や減弱する場合，新たな副作用が生じる場合がある．線形重回帰分析においても，ある1つの説明変数が変化したときに別の説明変数の効果が相乗的に大きくなったり，小さくなったりすることがある．この効果を**交互作用**と呼ぶ．2つの説明変数 X_1 と X_2 の交互作用項をモデルに含める場合には，X_1 と X_2 の積を新たな変数 X_3 としてモデルに含めて線形重回帰分析を行えばよい．交互作用項を含むモデルを用いると，データにより適切に当てはまったモデルを構築することができる．しかしその一方で，説明変数が多くなると考えるべき交互作用項の数は非常に多くなる．得られたデータに過度に当てはまったモデルが構築され，将来のデータに当てはまらないといった一般性に乏しいモデルが構築される場合があることに注意が必要である．また，結果の解釈が複雑化するといった問題点もある．そのため，事前に明示された意味のある交互作用項のみをモデルに含めるべきと考えられている．

12.2.3　変数・モデルの選択

実際に回帰分析を適用しようとする場面において，回帰式に含めるべき説明変数があらかじめ決定しておらず，データに応じて目的変数に影響する変数を探索することが解析の目的となることも多い．理論的考察から回帰分析の目的にあった説明変数を選択できれば何の問題も生じない．しかし多くの場合，複雑な現象を分析し，引き続き調査・分析の指針を得ようとする統計的変数選択が必要となる．統計的変数選択では，過去の知識から重要と考えられている重要な説明変数であっても，

(1) 観測されたデータの変動（存在範囲）が小さいため，目的変数の変動が小さい場合
(2) 関連性の高い変数がすでにモデル内に選択されている場合
(3) 観測誤差が大きい場合

などの理由からモデルに選択されない場合があることに注意が必要である．これらの限界を知ったうえで統計的変数選択を用いる必要がある．

一般的に用いられている統計的変数選択の手順を以下に示す．

(1) 目的変数 Y と1つの説明変数 X_i の間の関連を散布図，相関係数，単回帰分析などを用いて重回帰分析に含める可能性のある候補変数を選択する．

(2) (1) で関連性がうかがわれた因子を含んだ重回帰分析モデルを考え，① 個々の回帰係数の有意性の基準（有意水準を10から20%に設定することが多い），もしくは ② 予測誤差の規準（Mallows の Cp 基準，情報量基準など）に従い，変数減少法，変数増加法，変数増減法，もしくは総当たり法を用いて，選択規準の意味で最良な変数を機械的に選択する．

(3) (2) で選択された変数間の交互作用項，および (1) と (2) で選択されなかった変数のう

ち，1つの変量では影響力が小さいが交互作用的に働く変数の可能性を検討する．過去の知識から重要と考えられる説明変数をモデルへ含める．

（4）将来に得られるであろうデータに対する一般可能性を検討する．

12.2.4 回帰診断

　回帰分析を単にデータを回帰モデルに当てはめることと考えずに，モデルの妥当性の検証も含めたモデル学習過程と考えることは重要である．特にモデルとデータのズレを検討して，モデルを改良していくことは必要不可欠であり，回帰分析において**回帰診断**と呼ばれている．実際には，残差と予測値や興味のある説明変数などの散布図を作成し，データの独立性，データの等分散性，データの正規性，回帰式に対する影響力の強いデータの有無の確認，回帰式の安定性などを検討すべきである．

12.2.5 ロジスティック回帰分析

　医療の現場では患者情報を収集した上で疾病に罹患するリスクや治療成功の可能性を予測・評価することがある．たとえば乳がん発症のリスク評価では，年齢，初潮年齢，初産年齢，一親等の乳がん歴などから今後5年間で乳がんが発症するリスクを予測することがある．この場合の目的変数は乳がんが発症する，もしくは発症しないといった二値データである．目的変数が二値データの場合に，目的変数と説明変数の関連を探求する方法がロジスティック回帰分析である．

　線形重回帰分析では目的変数 Y の期待値 $E(Y)$ に対して，一次式 $\beta_1 X_1 + \cdots + \beta_p X_p + \beta_0$ を想定した．目的変数が成功ならば1，失敗ならば0をとる二値データへ，この線形重回帰の考えを単に拡張すると，想定するモデルは

$$E(Y) = P(Y=1) = p = \beta_1 X_1 + \cdots + \beta_p X_p + \beta_0$$

となる．すなわち，成功確率 p に対して線形モデルを想定することになる．左辺の成功確率 p の存在域は0から1であるのに対し，右辺の線形結合の値の存在域は $-\infty$ から ∞ となり，存在域に矛盾が生じる．そこで左辺の存在域が $-\infty$ から ∞ になるような変換の1つであるロジット変換を考える．ロジット変換とはオッズの対数変換として定義される．ロジット変換された成功確率に，一次式を想定する統計モデル

$$\log_e \left(\frac{p}{1-p} \right) = \beta_1 X_1 + \cdots + \beta_p X_p + \beta_0$$

をロジスティック回帰モデルと呼ぶ．このロジスティック回帰モデルの構造を規定する説明変数の選択，回帰係数の推測，そしてモデルの妥当性の検証といった一連のデータ解析をロジスティック回帰分析と呼ぶ．

　ロジスティックモデルにおいて説明変数 X_1 の回帰係数 β_1 の解釈は，X_1 以外の説明変数が同じときに，X_1 が一単位増加したときの対数オッズ比（$\log_e(OR)$）として解釈できる．なぜならば，

$$\log_e(OR) = \log_e\left(\frac{P(Y=1|X_1=1,X_2,\cdots,X_p)}{1-P(Y=1|X_1=1,X_2,\cdots,X_p)} \bigg/ \frac{P(Y=1|X_1=0,X_2,\cdots,X_p)}{1-P(Y=1|X_1=0,X_2,\cdots,X_p)}\right)$$

$$= \log_e\left(\frac{P(Y=1|X_1=1,X_2,\cdots,X_p)}{1-P(Y=1|X_1=1,X_2,\cdots,X_p)}\right) - \log\left(\frac{P(Y=1|X_1=0,X_2,\cdots,X_p)}{1-P(Y=1|X_1=0,X_2,\cdots,X_p)}\right)$$

$$= (\beta_1 \times 1 + \beta_2 X_2 + \cdots + \beta_p X_p + \beta_0) - (\beta_1 \times 0 + \beta_2 X_2 + \cdots + \beta_p X_p + \beta_0) = \beta_1$$

回帰係数の推定には最尤法が用いられ，検定には尤度原理に基づいた方法が用いられる．ここで最尤法とは，尤度関数（確率分布に観測地を代入したものを尤度といい，その尤度を母数の関数とみなしたものを尤度関数という）を最大にするように母数を推定する方法である．変数・モデルの選択は線形重回帰分析と同様の手順に従う．

ここでは，交絡因子の影響を調整するための Mantel-Haenszel 検定（9.5 節参照）とロジスティック回帰分析を比較する．例として，年齢に応じた社会的活動の関連に関する疑似データを用いる．社会的活動は性別によって異なる可能性があるため，性別で調整した後の年齢と社会的活動に関する関連が知りたいものとする（表 12.1 参照）．

表 12.1 性別に応じた社会活動と年齢に関する層別分割表

男性

年齢	社会活動 あり	社会活動 なし	計
60〜69	147	29	176
70 以上	35	36	71

女性

年齢	社会活動 あり	社会活動 なし	計
60〜69	106	60	166
70 以上	23	36	59

層別解析により，70 歳以上の男性に対する 60 代男性の社会活動への参加のオッズ比は 5.21，女性でのオッズ比は 2.77 であった．量的な違いはうかがわれるが，いずれも 60 代の方々がより社会的な活動を行っていることがうかがわれた．Mantel-Haenszel 検定も用いて，性別で調整した際に年齢と社会活動に関連がないという帰無仮説を仮説検定すると，検定統計量（x^2_{HH}）は 38.55，p 値は 0.001 未満となった．Mantel-Haenszel の共通オッズは 3.747（95 % CI : 2.43 〜 5.78）であった．性別で調整した後でも 70 歳以上より 60 代での社会的な活動を行っている方々が多いことが示唆された．

このデータにロジスティック回帰モデルを当てはることを考える．目的変数および説明変数を

$$Y = \begin{cases} 1 & \text{社会活動あり} \\ 0 & \text{社会活動なし} \end{cases}, \quad X_1 = \begin{cases} 1 & 60\sim 69\text{歳} \\ 0 & 70\text{歳以上} \end{cases}, \quad X_2 = \begin{cases} 1 & \text{男性} \\ 0 & \text{女性} \end{cases}$$

と設定し，ロジスティック回帰モデルを

$$\log_e\left(\frac{p}{1-p}\right) = \beta_1 X_1 + \beta_2 X_2 + \beta_0$$

と想定する．年齢の偏回帰係数 β_1 は性別で調整した後の対数オッズ比を表すことに注意する．すなわち，この偏回帰係数 β_1 に関する推定値が Mantel-Haenszel の共通オッズ比の推定値に，

偏回帰係数 β_1 が 0 であるという帰無仮説に対する検定が Mantel-Haenszel の検定に相当する．実際に統計解析パッケージを用いると，偏回帰係数 β_1 が 0 であるという帰無仮説の検定統計量と p 値はそれぞれ 36.46 と 0.0001 未満，偏回帰係数 β_1 の推定値の指数は 3.82（95% CI：2.47 〜 5.90）となり，同様の結果が得られることが確認できる．さらに，X_1 と X_2 の交互作用項を加えたモデル

$$\log_e\left(\frac{p}{1-p}\right) = \beta_1 X_1 + \beta_2 X_2 + \beta_3 X_1 X_2 + \beta_0$$

を考える．交互作用項の偏回帰係数 β_3 が 0 かどうかを検討することは，交絡因子で層別した各層のオッズ比が均一であるといった Mantel-Haenszel 検定の前提が成り立つかを検討する Breslow-Day 検定に対応している．

以上のようにロジスティック回帰分析は，分割表の解析に用いられる手法と同等の結果を得ることができる．さらに連続な説明変数の調整を行うことができ，数多くの説明変数を同時に取り扱うこともできることから，非常に柔軟かつ強力な統計手法ということができる．ただし，非常に稀な値をとる説明変数（例えば質的な変数の場合には，分割表を作成した際にセル度数が 0 となるセルが存在する状況）では，推定値を得ることができないといった問題に直面することがあることに注意する必要がある．

ロジスティック回帰分析の結果を用いることにより，治療が成功する可能性を予測し，効果が期待される集団を判別するといった目的のためにも使われる．そのため，ロジスティック回帰分析は後述する（非線形）判別分析と考えることもできる．実際には，新たな患者の患者情報を説明変数として，予測値

$$\log_e\left(\frac{\hat{p}}{1-\hat{p}}\right) = \hat{\beta}_1 X_{new1} + \cdots + \hat{\beta}_p X_{newp}$$

を推定し，これが所与の閾値 C 以上ならば有効である，C 未満ならば無効であると判断する．この所与の閾値 C は，有効例を正しく有効と判断する感度と無効例を正しく無効と判断する**特異度**，それらから求められる **ROC 曲線**下面積に基づき設定されることが多い．

12.3　判別分析

判別分析とは，幾つかのグループに属することが知られている多変量データ（学習データ）に基づき，グループを判別する規則をつくり，新たなデータ（テストデータ）がいずれのグループに属するかを予測するデータ解析手法である．判別分析は重回帰分析において目的変数がグループを表す分類データ，各種の測定データが説明変数に相当する．しかし重回帰分析と異なり，目的変数であるグループが原因で，説明変数である各種の測定データが結果という関連を想定し，

与えられたデータ（学習データ）に基づいて最も効率的に群を判別することを目的とする．説明変数が疾病発症前に測定された原因すなわちリスク要因，応答変数が結果であるグループの場合には，前述のロジスティック回帰を判別に用いる．

例えば，疾病の有無を疾病特有の2つのマーカーを用いて判別する例を考える．疾病の有無で層別した2つのマーカーの散布図を図12.4に示した．マーカー1のみを用いて疾病の有無を判別する場合，総平均（破線）より大きければ疾病あり，小さいならば疾病なしと判断する方法が考えられる．しかし，この方法では疾病の有無で層別したマーカーの分布が重なり合い，多くの個体で誤判定を起こすことがわかる．それではマーカー1とマーカー2の両方のデータを用いて疾病の有無を判別することを考える．図12.4の実線より大きければ疾病あり，小さければ疾病なしと判断する方法を用いると，マーカーの分布の重なりはほとんどなくなり，よい判別を行うことができたことがわかる．

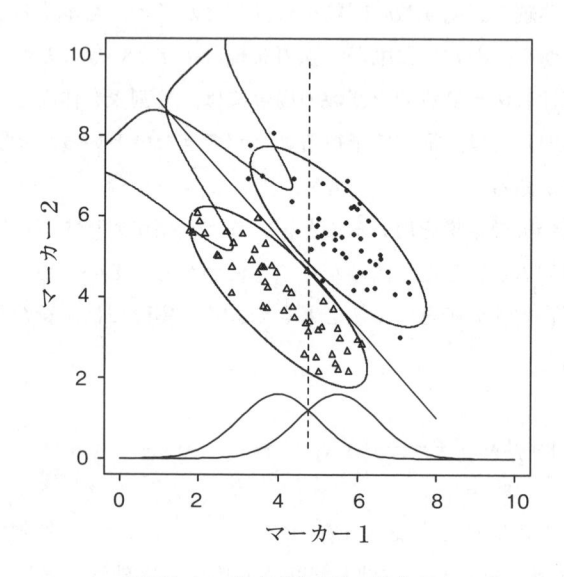

図 12.4　疾病有無別の散布図

線形判別関数 $\beta_1 X_1 + \cdots + \beta_p X_p + \beta_0$ を定める係数 $(\beta_1, \cdots, \beta_p, \beta_0)$ を求めるには，2つのグループの分布の乖離が大きくなるように，言い換えると群間の分散と群内の分散の比を最大化する．誤った判別を起こしにくさを表す判別効率に基づき，線形重回帰分析と同様に変数選択を行う．

12.4　クラスター分析

クラスター分析とは，個体がどのグループに属するかといった事前情報がない多変量データについて，グループを構成する方法である．パターン認識の分野では，グループを表す目的変数を

用いる判別分析を「教師付き分類法」，目的変数を用いないクラスター分析を「教師なし分類法」と呼ぶこともある．クラスター分析には，グループの形成状態を樹形図を用いて表す階層的クラスター分析法，非階層的なクラスター分析法がある．いずれの方法も，遺伝子の発現パターンの類似度で遺伝子または固体のサブグループ化を目的とした解析などで用いられている．

　非階層的クラスター分析とは，個体間の距離（類似度もしくは比類似度）に基づいて，最も近い個体から順に集めてグループを構成する方法である．ここでは疑似データを用いて，その概要を説明する．データは5人の5教科の成績である（表12.2参照）．CとDは数学および理科の得点が低く，AとBは社会の点数が低く，Eは5教科とも得点が高いといった傾向がうかがわれる．実際に5人の（ユークリッド）距離を表12.3に示し，以下で説明する主成分分析によって示された距離関係を図12.5に示した．最も距離の近いのはAとBである．よって，この2人がクラスターC1を形成する．次にC1，C，D，Eの間の距離の近いのはCとDなので，新たなクラスターC2を形成する．最後に，C1，C2，Eの間の距離が近いのはC1とEなので，C1にEを加えた新たなクラスターC3を形成する．

　クラスター間の距離をどのように求めるかによって，最近隣法，最遠隣法，群平均法，メディアン法，重心法，Wardウォード法などに分かれる．先のデータに最遠隣法を用いたクラスター分析を行うと，ステップ1でAとBがクラスター1を形成し，ステップ2でCとDがクラスター2を形成し，ステップ3でクラスター1とEが新しいクラスター3を形成した．この併合過程を表した樹形図を図12.6に示した．

表12.2　成績データ

	国語	数学	理科	社会	英語
A	88	95	94	80	92
B	80	98	92	78	95
C	90	70	66	88	90
D	85	72	75	88	92
E	92	94	90	91	93

表12.3　個体間の（ユークリッド）距離

	A	B	C	D
B	9.5			
C	38.5	41.0		
D	31.0	33.2	10.7	
E	12.4	18.4	34.3	27.7

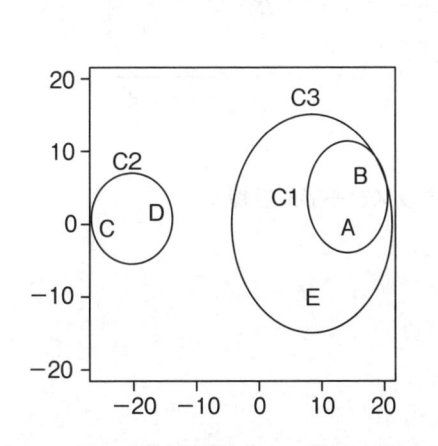

図12.5　第1,2主成分軸による個体の散布図

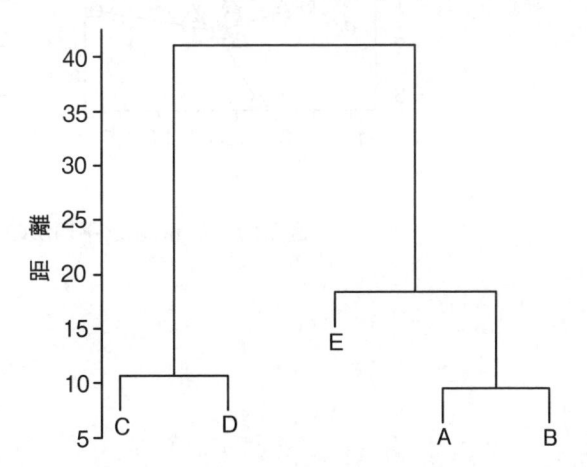

図12.6　距離の樹形図（最遠隣法）

一方，非階層的クラスタリングは，クラスターを塊と捉え，それを検出する手法である．その代表的なものに k-means 法がある．ここでは2次元平面の散布図を用いて，クラスター数3の k-means 法の概略を説明する．散布図 12.7(a) に何らかの方法で3個の中心（シード点）を与える．全てのデータと3個の中心の距離を求め，図 12.7(b) のように最も近いクラスターに分類し，形成されたクラスターの中心を求める．求めた3個の中心と全データの距離を再計算し，図 12.7(c) のように最も近いクラスターに再分類し，形成されたクラスターの中心を求める．クラスターの中心が前の結果と同じになる，あるいは指定した繰り返し数に達するまでクラスター形成を繰り返す．

シード点の決定には，全データの中から主観的に異なる k 個の個体を抽出する方法，ランダムに異なる k 個を抽出する方法，より複雑なアルゴリズムによる方法などがある．クラスター数 k の決定に関しては，いろいろな値を与えて相関比に相当する量が最大になる値を最良とするといった基準がある．また，k-means 法でよく用いられる代表的な計算アルゴリズムに，Lloyd 法，Forgy 法，MacQueen 法，Hartigan and Wong 法などがある．

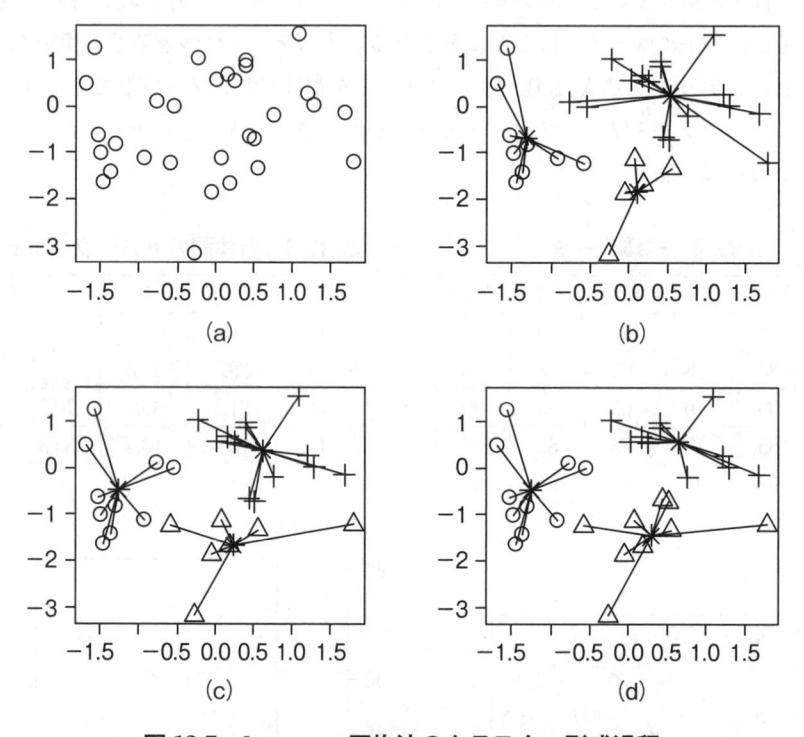

図 12.7 k-means 平均法のクラスター形成過程

12.5 主成分分析

主成分分析は総合特性値を求めるためのデータ解析手法に大別される．もっとも簡単な総合特性値の例は入学試験の合否判定である．入学試験では入学候補者の5教科の得点の合計得点を総合特性値と見なし，候補者の総合的な学習能力を評価する．同程度の得点をとった合格者であっても，外国語の得点，国語と社会の平均得点，そして数学と理科の平均得点のように3つの特性値を使って学部への適性を評価することもできる．このように目的に応じて，特性値はただ1つではなく，複数個の指標を必要とすることもある．

主成分分析法は，p個の特性値$Y_1, \cdots, Y_p$のもつ情報を，情報の損失を最小限にしながら独立したm個（$m<p$）の特性値$Z_1, \cdots, Z_m$に要約する手法といえる．例えば，表12.2に示した成績データの数学と理科の得点をそれぞれY_1, Y_2とした散布図を図12.8に示した．図12.8のような新たな変換$Z_1 = -0.74Y_1 - 0.67Y_2$の座標系を用いると，変数Y_1とY_2の変動は変数Z_1の変動のみでほとんど説明できていることがわかる．5教科の場合には，

$$Z_1 = a_{11}Y_1 + a_{12}Y_2 + \cdots + a_{15}Y_5$$
$$Z_2 = a_{21}Y_1 + a_{22}Y_2 + \cdots + a_{25}Y_5$$
$$\cdots\cdots$$
$$Z_5 = a_{51}Y_1 + a_{52}Y_2 + \cdots + a_{55}Y_5$$

となる新たな座標系に変換することになる．全変動に対する説明度の大きい順に，Z_iに用いる係数を第1主成分，第2主成分などと呼ぶ．主成分の変動が最大かつ直交するように求めた主成分のうち，第2主成分までを表12.4に示した．第1主成分では数学と理科で大きな正の係数を示したため，第1軸は理系科目が得意な人かどうかを表す軸と解釈できる．第2主成分では国語と社会で小さな負の値を示したため文系科目が得意かどうかを表すと解釈できる．5次元の成績データを2次元で要約するために，第1主成分と第2主成分をそれぞれ横軸と縦軸にとった主成分スコアの散布図を図12.9に示した．全教科で高得点をとったEは第4象限に，理系科目で高得点であったAとB，そうでなかったCとDは第1主成分軸上に配置されている．

主成分分析は，重回帰分析と似た線形結合の構造をもつが，目的変数にあたる値を直接観測することはない．そのため，主成分分析は判別分析と同様に「教師なし学習法」に属する．社会調査，近年では画像処理や遺伝子の発現などのパターン認識などの様々な分野で，高次元データの次元縮約手法として用いられている．

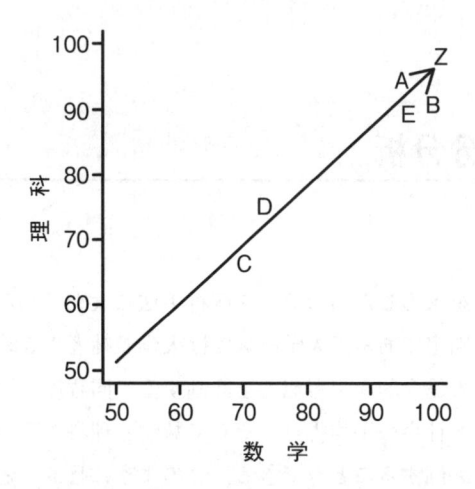

図 12.8　数学と理科の成績の散布図

表 12.4　主成分

	第 1 主成分	第 2 主成分
国語	−0.070	−0.695
数学	0.727	−0.137
理科	0.653	−0.125
社会	−0.184	−0.690
英語	0.077	0.082
累積寄与率	87.7%	97.0%

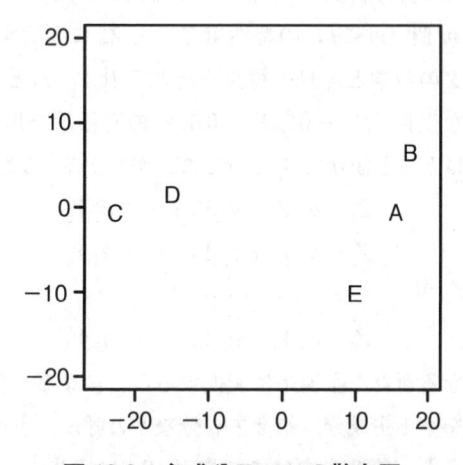

図 12.9　主成分スコアの散布図

第13章 疫学研究のデザイン

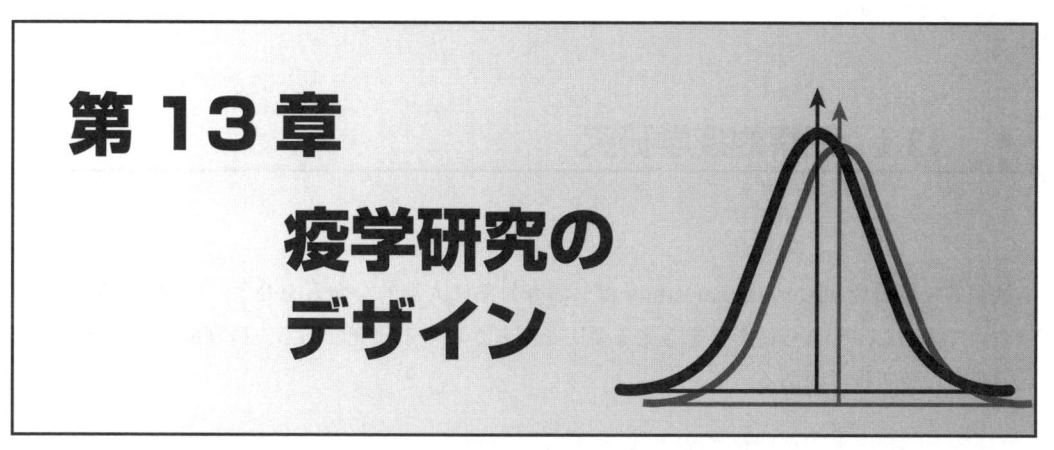

　疫学とは，人間集団において出現する健康に関連する様々な事象の頻度と分布およびそれらに影響を及ぼす要因を明らかにして，健康関連の諸問題に対する有効な対策の樹立に役立つような基礎的データを提供することを目的とする学問である．健康に関連する事象には，疾病や障害など身体の異常の他に，喫煙，飲酒，保健活動など様々なものがある．この章では健康に関連する事象として疾病を例にして説明する．

　疫学研究は，観察的疫学研究 observational study と介入研究 intervention study に大別される．

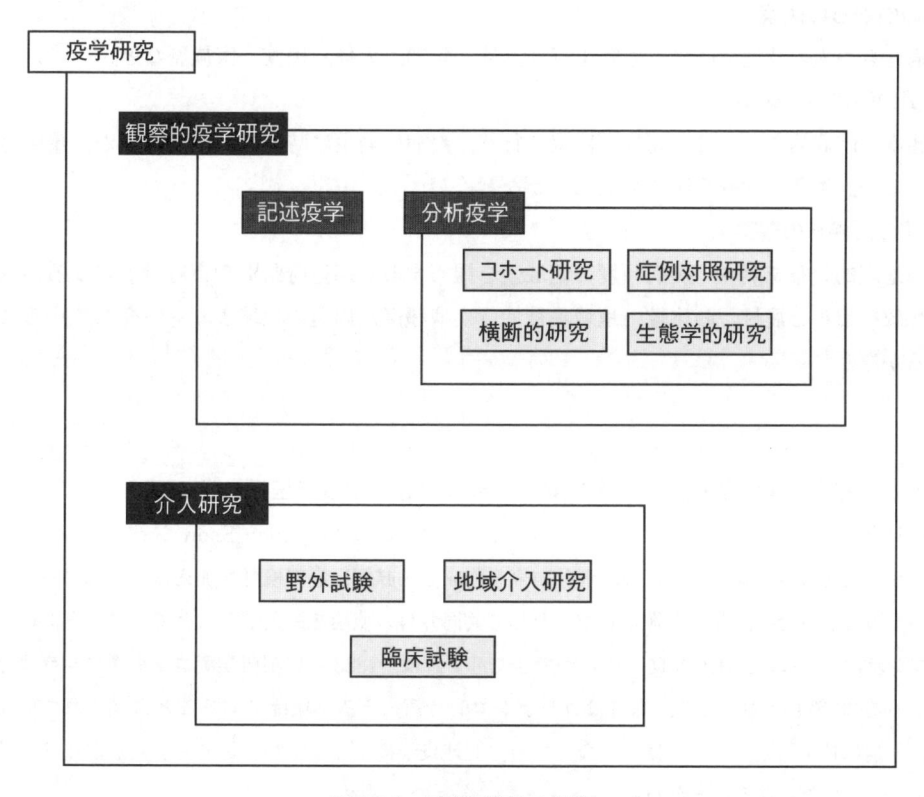

図13.1　疫学研究の分類

13.1 観察的疫学研究

観察的疫学研究 observational study は，調査対象に人為的な介入をせず，疾病の頻度と分布について観察し，それらに影響を与える要因を明らかにする研究である．観察的疫学研究には，記述疫学と分析疫学がある．

13.1.1 記述疫学

記述疫学 descriptive epidemiology は，ある集団における疾病の頻度と分布を「人，時間，場所」の面から観察する研究であり，疫学調査の第1段階である．誰がその疾病に罹患しているのか（あるいは誰がその疾病で死亡したのか），発生場所はどこか，いつ起こったのかについて，詳細かつ正確に観察と記述を行い，その集団での疫学的特性を明らかにし，その疾病の発生要因に関する仮説を設定する．

① **人の面からの観察**
疾病をもつ人の特性に関する観察を行う．性，年齢，人種，民族，家族歴など．

② **時間の面からの観察**
疾病頻度の時間的あるいは期間的な観察を行う．疾病の発生に時間的傾向があるか，集中発生をしているか，周期変動や季節変動はあるかなど．

③ **場所の面からの観察**
疾病の地理的分布を調べ，疾病頻度の地域差を観察する．都道府県別や市町村別による国内比較，国際比較，都市と農村との比較，地域集積性（疾病頻度が周辺の地域よりも多発していること）があるかなど．

コラム　記述疫学の歴史上の業績：John Snow によるコレラ伝播様式の解明

1854年，ロンドンでコレラの大流行があった．イギリスの医師 John Snow ジョン・スノウは，コレラ死亡者の発生地図と死亡の日別分布表を作成し，詳細に症例検討も加えることによって，流行の原因となった共同井戸を推定した．そして共同井戸の使用を禁止することで，ロンドンにおけるコレラのさらなる大流行を防ぐことができた．これは，1883年に細菌学者コッホがコレラ菌を発見する約30年も前のことで，当時はコレラがコレラ菌による感染症であることは知られていなかった．病原体を同定することはできなくても，記述疫学によって疾病に対する有効な防止策を策定することが可能となることがわかる．

13.1.2 分析疫学

分析疫学 analytic epidemiology では，記述疫学などから得られた，関連があると考えられる要因と疾病との間の統計学的な関連を検証する．統計学的に有意な関連があっても，必ずしも因果関係（「原因-結果」の関係）があるとは限らない．因果関係は，要因曝露が疾病の発生よりも前に起こっていること（関連の時間性），相対危険度（第15章参照）やオッズ比（第15章参照）が有意な値であり，用量-反応関係（曝露量とともに疾病の発生が多くなる）が観察されること（関連の強固性），対象地域や対象集団が異なる他の研究でも同様の結果が得られていること（関連の一致性），その要因に曝露されていない集団で疾病の発生が少ないこと（関連の特異性），これまでに報告されている他の分野の研究結果（動物実験など）と矛盾していないこと（関連の整合性）を基準に総合的に判定される．

分析疫学には因果性を推定できる研究と，因果性にまで言及できない研究がある．因果性が推定できる研究にはコホート研究 cohort study と症例対照研究 case-control study があり，因果性にまで言及できない研究には横断的研究と生態学的研究がある．

表13.1 コホート研究と症例対照研究の特徴の比較

項　目	コホート研究	症例対照研究
時間の流れ	前向き	後向き
観察期間	長い	短い
調査集団の規模	大きい	小さい
費用・労力	大きい	小さい
曝露要因の情報の信頼性	高い	低い
複数疾病の評価	可能	不可能
複数要因の評価	研究開始時に調査しなかった要因については不可能	可能
まれな疾病の評価	不適	適
まれな曝露要因の調査	可能	不可能
疾病と要因との関連を表す指標	相対危険度・寄与危険度	オッズ比

A コホート研究

コホート cohort という言葉は，古代ローマの兵制において 3,000 ～ 6,000 人の戦闘集団の10分の1の部隊（300 ～ 600 人）に由来する．1つの部隊は同じ武器をもって戦場に赴き，戦争中はその部隊の中で負傷者や死亡者が出るが，人員の補充はなく，戦争が終わるまでにその部隊の兵士がどれくらい生き残ったかということで，軍隊の強さが評価された．疫学では，転じて，共通の性質をもつ集団という意味で使われている．

コホート研究 cohort study は，何らかの共通特性をもった集団を一定期間追跡し，その集団からどのような疾病による罹患や死亡がどれくらい起こるのかを観察する．調査開始時点で要因をもつ群（曝露群）ともたない群（非曝露群）を将来に向かって追跡調査し，両群の疾病に対す

図 13.2 コホート研究

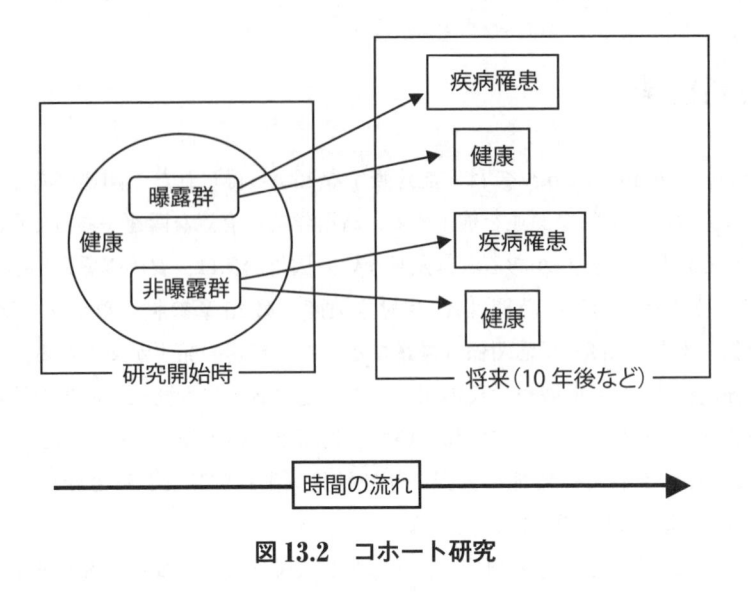

る罹患率あるいは死亡率を比較する．調査開始時点での要因の有無やその要因曝露の程度の違いによって，将来，疾病の罹患や死亡がどれくらい異なるかを観察する研究である．コホート研究の同義語には，前向き研究 prospective study，追跡研究 follow up study，縦断的研究 longitudinal study などがある．

1) コホート研究の手順
① 調査集団の設定
　コホート研究の調査集団には，一般住民集団（地域単位での一般人口を代表する）が設定されることが多い．その他に，追跡が比較的容易であるため，集団の名簿が存在する特定の集団（保険加入者，医師，看護師，薬剤師など）や特定の要因に曝露している集団（原爆被爆者など）なども調査集団に設定されることがある．

② 曝露要因の調査
　調査開始時に，調査集団に対して調べたい要因にどの程度曝露しているかを調査する．これはベースライン調査とも呼ばれる．曝露要因の調査には，質問票を用いた生活習慣や疾病の既往歴・家族歴などの調査，血圧測定，血清中物質の測定などがある．この調査結果によって，調査集団の一人一人をそれぞれの要因ごとに大量曝露群，中程度曝露群，少量曝露群，非曝露群などに分ける．コホート研究では，調査開始時における要因との関連を検討することが多いが，要因の中には追跡期間中に曝露の程度が変化するもの（喫煙，飲酒，運動，食習慣，血圧など）もあるので，その変化の有無と程度を確認する必要がある．

③ 発生状況の調査
　調査集団から追跡期間中にどのような疾病の罹患や死亡がどれくらいあったかを調査する．死亡診断書，死亡小票，がん登録などの記録情報による調査が一般的であるが，調査集団の全対象に対して検査や診断による調査を行うこともある．

④ 解　析

　調査集団の分母人口としては，追跡期間中に調査集団への転入や転出があったり，罹患や死亡までの一人一人の観察年数がそれぞれ異なる場合があるので，人-年法（第15章参照）を用いる．曝露要因の程度により分類した各群の罹患率や死亡率を計算して，曝露群と非曝露群あるいは大量曝露群と少量曝露群との間にどのような違いがあるかを比較する．コホート研究でのリスク評価には，相対危険度や寄与危険度（第15章参照）が用いられる．

2）コホート研究の注意点

　コホート研究では，選択バイアス（第14章参照）と情報バイアス（第14章参照）が生じやすい．また，追跡期間が長くなると，追跡不能者が出やすくなる．

① 選択バイアス

　一般住民集団を設定する場合には，人間ドック受診者やボランティア団体所属者などを対象とすると，一般の地域住民と比較して健康に対する意識が高く，健康者の割合が多いことがあり，見かけ上罹患や死亡のリスクが低く現れることがある．

② 情報バイアス

　調査開始時の曝露要因の情報があることで，疾病の診断や分類に影響を与えやすくなる．

③ 追跡不能者（脱落者）

　コホート研究では，通常人数の多い集団を長期間にわたって追跡調査をするので，追跡途中で脱落者が出やすくなる．比較する群間で脱落者の割合が異なる場合には，原因と検討とその解釈に注意する必要がある．

3）コホート研究の長所と短所

① 長　所

　コホート研究では，調査開始時にその時点での曝露要因を調査する（例えば，その時点での喫煙習慣や飲酒習慣などについて調査する）ため，曝露要因の情報の信頼性が高い．通常，長期間にわたって追跡が行われるので，追跡期間中に様々な疾病の罹患や死亡が起こるため，複数の疾病について評価が可能となる．また，調査対象の規模が大きい（大規模コホート研究では万単位の人数を調査することもある）ので，まれな曝露要因についても調査が可能となることもある．罹患率や死亡率を求めることができるので，相対危険度や寄与危険度を直接計算できる．さらに，要因への曝露（原因）が必ず先にあり，疾病の罹患や死亡（結果）が後に起こるという時間的な順序が判明しているため，因果関係の判定が誤りにくい．

② 短　所

　コホート研究では，規模の大きな調査集団を長期間にわたって追跡するため，時間，費用，労力がかかる．追跡期間中あるいは追跡終了後に，調査開始時には設定しなかった複数の要因と疾病との関連も調べたいと考えても，後から追加してそれら要因の曝露状況を調べることはできないので，調査開始時に設定した要因しか評価できない．コホート研究の注意点でも述べたが，選択バイアスや情報バイアスも生じやすい．また，例えば罹患率が10万人に1人というようなまれな疾病の評価には不向きである．

> **コラム　コホート研究の歴史上の業績：フラミンガム研究**
>
> 　1948年，当時アメリカ人の死亡原因の1位であった心血管疾患の原因を探るために，アメリカのマサチューセッツ州のフラミンガムで長期のコホート研究が開始された．フラミンガムは，幅広い階層の人々が住むアメリカの典型的な町であり，住民の移動が少なく，人口と住民の構成に変化が少ない地域であったことが長期のコホート研究の場に選ばれた理由である．30～62歳の約5,200人の住民が調査に応じ，追跡調査が行われた．調査開始時には，既往歴，身体所見，生活習慣，社会経済的指標（居住地域，教育歴，出生国など）の調査に加えて，血圧，心電図，血清総コレステロール，血糖などの測定も行われた．その後，2年に1度，身体検査，心臓に関する各種検査などが行われ，追跡期間中に心血管疾患の罹患と死亡についての追跡調査が行われた．研究開始から9年後，喫煙，高血圧，高コレステロールが虚血性心疾患の発症リスクを上げる主な要因であることが明らかとなった．フラミンガム研究は，現在も継続されており，1971年には調査開始時の調査対象（第一世代；original cohort）の子供達（第二世代；offspring cohort）の追跡調査が開始され，21世紀になった現在でもさらにその子供達（第三世代；generation tree cohort）を対象とした追跡調査が行われている．

B　症例対照研究

　症例対照研究 case-control study は，研究対象とする疾病に罹患している集団（症例群 case）とその疾病に罹患したことのない群（対照群 control）を選定して，過去における要因の曝露状況を調査し，症例群と対照群との間で，過去において要因の曝露頻度がどれくらいか，あるいは要因の曝露量がどの程度であるかを観察比較する研究である．症例対照研究は，後ろ向き研究 retrospective study とも呼ばれる．

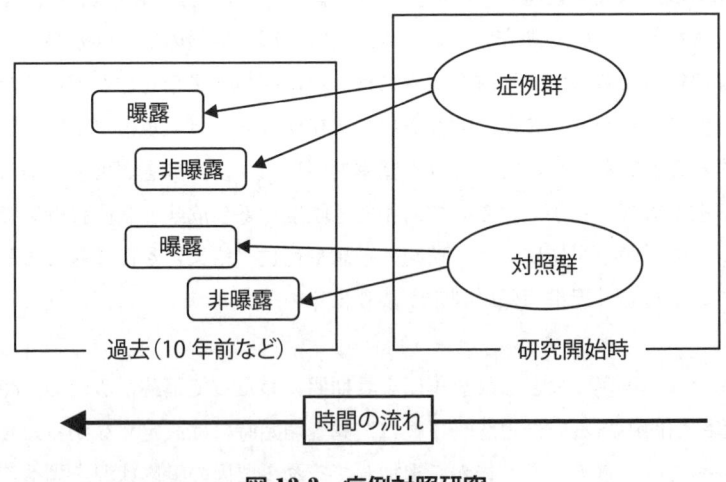

図 13.3　症例対照研究

1) 症例対照研究の手順
① 調査集団の設定

　症例群の選定は，研究対象とする疾病の定義を明らかにしたうえで，一定の期間内にその疾病に罹患した者を収集し，条件にあった者を抽出する．特定の病院を受診した患者や調査対象地域でその疾病に罹患した者などが症例群として設定される．因果関係の究明には，罹患例のみを選定する方が望ましいが，場合によっては有病例を含めることもある．また，生存例のみにするのか，死亡例も含めるのかもあらかじめ決めておく必要がある．

　対照群としては，病院対照と住民対照がよく用いられる．病院対照は，症例と同じ病院の入院患者や外来患者が選定される．病院対照は，受診者名簿や入退院者名簿が完備されているので選定しやすく，症例群と同様な診療検査情報や血液などの検体なども得やすい．病院対照を用いる場合には，対照が特定の疾患の患者に偏らないように抽出し，また対照が罹患している疾患が研究対象とする疾患や曝露要因と関連していないことが必要である．住民対照は，症例と同一地域の住民から住民台帳や選挙人名簿などを利用して無作為抽出（第14章参照）によって選ぶ．また，その地域で実施される住民健診の受診者から選定することもある．住民対照には，研究対象とする疾患以外の他疾患に罹患している患者が含まれることもあるが，一般的には健常者が多く抽出される．無作為抽出により住民対照を選定する場合には，選挙人名簿などの目的外使用許可を得なければならないなど作業量が多くなる．また，健診受診者から選定する場合には，健診受診者には健康に対する意識が高い人が多く，曝露要因に対する記憶が症例群と異なる可能性がある．不適切な対照群を選定すると，誤った結果が導かれるので，注意が必要である．

② 曝露要因の調査

　曝露要因の情報は，症例群と対照群ともに同じ基準で収集する．情報収集の方法には，面接法や質問票郵送法がある．面接法の場合，症例群について特に詳しく情報が収集されることを避けるために，情報収集担当者には，症例か対照かわからない状態で情報収集が行われることが望ましい．許可を得たうえで，既存資料（検診記録や病院診療記録など）を利用することもある．

③ 解　析

　症例群と対照群を，曝露要因の程度により分類する．曝露要因が2つに分類（曝露群と非曝露群）される場合には，2×2分割表を用いる．曝露要因が連続量や順序尺度（第2章参照）の場合には，$2 \times r$分割表を用いる．過去の曝露要因と疾病との関連の大きさの評価には，オッズ比（第15章）が用いられる．要因曝露と疾病との間に観察された関係が，因果関係であるかを検討する．

2) 症例対照研究の注意点

　症例対照研究においても，選択バイアス（第14章参照）と情報バイアス（第14章参照）が生じやすい．また，交絡因子（第14章参照）にも注意が必要である．

① 選択バイアス

　症例対照研究での調査集団は，症例群も対照群も無作為抽出による標本でなければならない．曝露者または非曝露者に偏って標本抽出が行われると，選択バイアスが生じる．

<有病者・罹患者バイアス>

症例群に有病者を含める場合，要因への曝露の程度が少ない者が治癒しやすい，あるいは要因の曝露の程度が多い者の方が死亡しやすいという関係がある場合には，症例群には要因曝露が多い者あるいは少ない者が多くなるという偏りが生じ，症例群の曝露が多めあるいは少なめに評価される．

<入院バイアス>

対照群に病院対照を選定した場合，研究対象とする要因が入院をさせやすい性質をもつものである場合に，対照群の曝露が多めに評価されてしまうことがある．

<診断バイアス>

医師が患者の曝露情報を知っており，曝露している患者の方に診断を下しやすい傾向にあると，症例として曝露のある患者が採用されやすくなり，症例群の曝露が多めに評価される

<非協力者バイアス，積極協力者バイアス>

調査集団の選定において，曝露のある者に拒否されやすいことあるいは逆に曝露のある者に協力されやすいことがある．

② **情報バイアス**

症例対照研究では，曝露要因の情報が不正確な場合がある．

<思い出しバイアス>

症例群の方が対照群に比べて，曝露要因についてよく思い出そうとする傾向があり，症例群の曝露が多めに評価されることがある．

<家族情報バイアス>

症例群の方が自分の疾病についての知識があるので家族の同じ疾病にも気づきやすく，症例群の家族歴が多めに評価されることがある．

<曝露疑いバイアス>

面接法による聞き取り調査の場合には，症例に対して曝露要因について熱心に質問してしまい，症例では曝露ありと回答しがちになり，症例群の曝露が多めに評価されることもある．

③ **交絡因子**

性と年齢は交絡因子（第14章参照）となることが多い．交絡因子を混入させないために，それぞれの症例に対し，性・年齢（±2歳未満）のマッチング（第14章参照）を行って対照を選ぶことが多い．

3) 症例対照研究の長所と短所

① 長　所

症例対照研究は，コホート研究と比較すると，調査集団の追跡調査を行わないため，観察期間が短期である．また，規模の小さい調査集団でも研究が行えるため，費用や労力も小さい．まれな疾病についても症例数を集めて適切な対照群を設定すれば，評価が可能である．また，調査開始時には設定しなかった複数の要因と疾病との関連も調べたい場合にも，追加の調査を行うことで可能となる．

② 短　所

症例対照研究では，過去の曝露要因について調べるため，思い出しバイアスなどが生じやすく，曝露要因の情報の信頼性が低い．また，調査集団の設定において，選択バイアスが生じやすい．単一の疾病について症例を集めるため，1つの症例対照研究では複数の疾病についての評価はできない．罹患率や死亡率を求めることができないため，寄与危険度を計算することができない．相対危険度も直接計算することはできないため，近似値の推定（オッズ比）によって疾病と要因との関連を表す．

【症例対照研究の例】
・胃がん患者群と対照群について，ヘリコバクター・ピロリ抗体陽性率を調べ，胃がんとの関連を検討する．
・心筋梗塞患者群と対照群について，過去の喫煙習慣を調べ，心筋梗塞と喫煙習慣との関連を検討する．

C 横断的研究（断面研究）

横断的研究 cross-sectional study は，調査集団においてある一時点における疾病の有無と要因の曝露状況を同時に調べ，その関連を明らかにする研究である．横断的研究では，病と要因との関連の評価には，通常，罹患率ではなく有病率が用いられる．

1）横断的研究の長所と短所
① 長　所
横断的研究では，疾病の有病状況の調査と曝露要因の調査とが同時にできるため，時間，費用，労力が少ない．また，調査時点の要因の曝露状況を調べるため，曝露要因の情報の信頼性が高い．複数の要因の調査も可能である．

② 短　所
疾病と要因との関連が認められても，要因への曝露が疾病発生の前か後か明確でないため，その要因が疾病発生の原因であるという因果関係の推測が困難である．特に慢性疾患の場合には，疾病の罹患により要因の曝露状況が変化することがあるため，疾病（原因）と変化した要因（結果）との関連を検討している可能性がある．

【横断的研究の例】
ある職場で行われた健康診断受診者を対象に，血清 HDL コレステロールと BMI との関連を調べた．HDL コレステロール低値群では，HDL コレステロール高値群と比較して，有意に BMI の平均値が高いという結果が出た．しかしながら，血清 HDL コレステロール測定と BMI 測定が同時に実施されているため，「HDL コレステロールが低い」ことが原因で「肥満」になったのか，「肥満」が原因で「HDL コレステロールが低い」状態になったのか，この研究結果のみでは因果関係を判定することはできない．

D 生態学的研究

　生態学的研究 ecological study は，地域（国，県，市町村，州など）または集団を単位として，疾病の有病状況と要因との関連を明らかにする研究である．民族，文化，気候の分布と疾病との関連を検討する場合などに有用である．生態学的研究から，その後の他の疫学研究のきっかけとなるような有用な情報が得られることがある．生態学的研究には，ある時点において異なる地域で疾病と要因との関連を検討する方法と，ある国や地域を対象として経時的な変化から疾病と要因との関連を検討する方法がある．

1) 生態学的研究の長所と短所
① 長 所
　既存の資料をデータとして用いることが多いので，費用や労力が少なく，調査が容易である．異なる多くの集団からデータを収集することができる．
② 短 所
　個人ごとの疾病と要因のデータを解析しているわけではないため，集団で認められた関連が，個人単位では認められないことがある．生態学的研究の結果は仮説の設定にとどまることが多く，因果性にまで言及できない．

【生態学的研究の例】
・国別に食塩摂取量と高血圧との関連を調べる．
・都道府県別に，喫煙率と肺がん死亡率との関連を調べる．

13.2 介入研究

　介入研究 intervention study は，調査対象を介入群と対照群に分け，介入群には疾病の予防や治療のためにある要因を除去したり，予防要因を適用したりするような人為的な介入を行い，その結果，介入群の疾病の頻度と分布が対照群と比較してどのように変化するかを検証する研究で

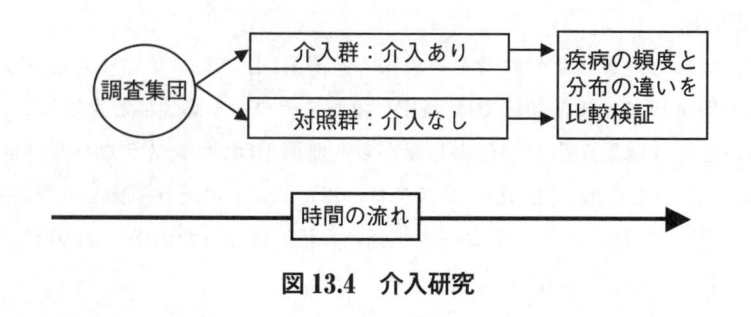

図 13.4　介入研究

ある．無作為割付（第14章参照）を行う介入研究をランダム化比較試験randomized control trial（RCT）という．介入研究には，野外試験 field trial，地域介入試験 community interventional trial，臨床試験 clinical trial がある．

> **コラム　介入研究の歴史的業績：高木兼寛による脚気（かっけ）予防対策の解明**
>
> 　明治時代，海軍において遠洋航海中に多数の兵士が脚気を発症して問題となっていた．当時，海軍軍医であった高木兼寛は脚気の原因を食事と考え，演習航海に出る2隻の軍艦について，一方の軍艦は従来通り白米中心の食事を，もう一方の軍艦では大麦，牛肉，大豆を多くした食事を提供させた．前者からは脚気の罹患者や死亡者が多発したが，後者からは脚気の罹患はほとんどみられず，死亡者は一人も出なかった．航海中の食事の内容を変えることで，海軍は脚気の問題を克服することができた．鈴木梅太郎により脚気の予防因子であるビタミンB_1が発見されたのは，それから25年以上後の1911年であり，当時は，ビタミンB_1不足が脚気の原因であることは知られていなかった．高木兼寛は，脚気の原因を突き止めることはできなかったが，脚気の有効な予防策を発見し，介入研究の方法を用いてそれを実践することで，多くの兵士の命を救うことができた．

13.2.1　野外試験

野外試験 field trial とは，健常者を対象にして疾病予防のための生活習慣の改善，検診，予防接種などの効果判定などを行う研究である．野外試験の調査集団は，大規模な一般人口集団が設定されることが多い．

A　野外試験の手順

①調査集団の設定
地域内の健康な住民を対象とする．研究対象を介入群と対照群に割り付ける．
②介入の実施と追跡調査
介入群に対して，要因の適用または除去を行う．対照群には介入を行わない．介入実施後，両群の疾病の罹患または死亡を一定期間追跡調査する．
③解　析
介入群と対照群との間で，疾病の罹患率や死亡率を比較し，介入効果を評価する．

B　野外試験の例

ポリオ不活化ワクチンの有効性の評価に関する大規模野外試験

1954年，アメリカにおいて，ポリオ不活化ワクチン（Salk poliomyelitis vaccine：ソークワクチン）の有効性を評価する目的で，大規模野外試験が行われた．小学1～3年生の児童約180万人を対象とし，2通りの方法（観察対照試験と無作為化二重盲検試験）で対象児童を介入群と対照群を割り付けし，ポリオの罹患と死亡を追跡調査した．

どちらの試験においても，介入群（ワクチン投与）からの罹患は，対照群と比較してポリオの罹患数が半数以下に低下し，ソークワクチンの有効性が示された．大規模な野外研究の成功により，ソークワクチンはアメリカで広く使われたが，その後，ワクチン製造過程での不適切な取り扱いにより，ソークワクチン投与によるポリオの発症がみられるようになったために，一時ソークワクチン接種が中断された．1960年代に生ワクチンの有効性が評価されてからは，ソークワクチンは使用されなくなった．

観察対照試験：2年生を介入群としてワクチンを投与し，1年生と3年生を対照群としてプラセボ（食塩水）を投与した．

無作為割付二重盲検試験：児童を無作為に介入群と対照群の2群に分けて，投与者も対象児童もいずれの群に属しているかがわからない状態とした．

13.2.2 地域介入試験

地域介入試験 community interventional trial は，地域単位で介入を行う介入研究である．ある地域を介入群，他の地域を対照群として比較するが，地域介入試験では無作為割付はほとんど不可能であり，疾病の発生に関与する様々な因子の曝露状況が異なっている可能もあるので，研究結果の解釈には十分な注意が必要である．

A 地域介入試験の手順

① 調査集団の設定

ある地域（市，町など）全体を介入群とし，異なる地域（通常は，介入群と地理的に近く，人口規模や人口構成が似ている地域が選択される）を対照群とする．

② 介入の実施と追跡調査

介入群に対して，疾病予防のキャンペーンなどを行う．対照群にはそのような介入は一切行わない．介入実施後，両群の疾病の罹患または死亡を一定期間追跡調査する．

③ 解析

介入群と対照群との間で，疾病の罹患率や死亡率を比較し，介入効果を評価する．

B 地域介入試験の例

ノース・カレリア プロジェクト

1972年，フィンランド政府は，虚血性心疾患による死亡を減らすための国家戦略として，地域住民の生活環境に介入するプロジェクトを開始した．フィンランド東部のノース・カレリア（人口18万人）を介入地域とし，虚血性心疾患予防のための衛生教育やキャンペーン活動を実施した．TV，新聞，ラジオなどメディアや食品業界もプロジェクトに参加し，様々なキャンペーンを実施するとともに，行政機関の関係者，大学関係者，地域の医師や保健師，地元住民，主婦の団体などを総動員し，徹底した住民教育がなされた．隣接するクオピオ（人口21万人）を対照地域とし，両地域において25〜64歳の男女を無作為抽出し，血圧，血清総コレステロール，喫煙習慣などの調査を行った．さらにその後5年ごとに，これらの因子と虚血性心疾患死亡率の

変化を両地域で比較した．介入地域であるノース・カレリアでの血圧と血清総コレステロールは最初の 5 年間で，男性の喫煙率は次の 5 年間で，いずれも対照地域のクオピオと比較して有意に低下した．また，虚血性心疾患のリスクにおいては，男性では約 17％，女性では約 12％の有意な低下があった．

13.2.3 臨床試験

臨床試験 clinical trial は，新薬や新しい治療法・診断法などの安全性や有効性を評価するために行われる．臨床試験には，厚生労働省から新薬としての承認を得ることを目的に未承認薬・適応外薬を用いて主に製薬企業により行われる「治験」と，厚生労働省からすでに承認されている薬や治療法・診断法から最良の治療法や診断法を確立することなどを目的に行われる「研究者（医師）主導臨床試験」がある．

臨床試験は，第Ⅰ相試験 phase Ⅰ trial，第Ⅱ相試験 phase Ⅱ trial，第Ⅲ相試験 phase Ⅲ trial，第Ⅳ相試験 phase Ⅳ trial の順に実施される．

治験の場合には，第Ⅰ相試験は，通常，新薬を健常者に投与し（抗悪性腫瘍など毒性の強い試験薬の場合は患者を対象に実施される），後の臨床試験のために必要とされる，想定される用量範囲の忍容性の決定，薬物動態の検討，薬理活性の推測，予期される副作用の性質の判断などを目的に行われる．第Ⅱ相試験は，限られた患者を対象に比較的短期間で，第Ⅲ相試験のための用法・用量の推測を目的に行われるパイロット的な有効性試験である．第Ⅲ相試験は，大規模な臨床試験であり，多くの患者について，新薬の安全性と有効性を証明または確認することを目的に行われる．第Ⅳ相試験は，新薬の承認後に行われる．承認前の臨床試験では，患者群が限られているので，新薬の有効性と安全性などの知見を深めるために，必要に応じて実施される．

A 臨床試験の基本的な手順

① 調査集団の設定

決められた方法（くじ，乱数表の利用など）に従って，研究対象を介入群と対照群に無作為割付する．

② 介入の実施と追跡調査

介入群に対して，試験薬の投与を行う．対照群にはプラセボを投与する．ただし，患者が対照群となる場合は，プラセボではなく，その時点で確立されている最善の標準薬が用いられることが倫理上好ましい．

③ 解 析

介入群と対照群との間で，治療効果を比較する．

B 臨床試験の注意点

臨床試験の途中で，効果が十分な統計的精度で確認できた場合，逆に効果が期待できないことが判明した場合，研究対象にとって副作用などの不利益の方が大きいことが判明した場合には，直ちに試験を中止する体制を整えておく必要がある．

C 臨床試験のデザイン

① 並行群間比較試験

並行群間比較試験 parallel trial は，介入群には試験薬を投与し，対照群にはプラセボまたは標準薬を投与し，治療効果を評価する試験である．制約が少なく実用的であるが，個人差の影響があり，比較的感度が悪いため，多くの症例数を必要とする．第Ⅲ相試験で実施される検証試験のほとんどがこのデザインを用いて実施されている．

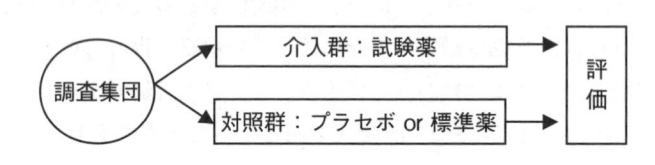

図 13.5　並行群間比較試験

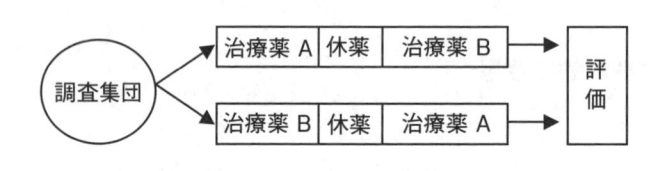

② クロスオーバー試験

クロスオーバー試験 cross-over trial は，研究対象を無作為に2群に割り付けし，試験期間にそれぞれの群について，2種類の治療法を，もう一方の群と順番を逆にして実施し，治療効果を評価する試験である．同一の対象内で比較を行うため，個人差の影響が少なく，必要な症例数が少なくて済むが，前の投与条件からの持越し効果（キャリーオーバー）がある場合には，治療効果の評価ができなくなる．同一の対象に複数の治療を実施するため，倫理性や実現可能性に問題を生じることもある．臨床試験では，生物学的同等性試験（先発品とジェネリック医薬品との生物学的同等性を検証するなど）に用いられている．

図 13.6　クロスオーバー試験

③ 要因試験

要因試験 factorial trial では，対象を複数の群に無作為割付し，それぞれの群について異なる治療法を実施し，複数の要因を同時に評価する試験である．複数の要因を同時に評価するため，試験に必要な症例が少なくて済むが，交互作用が存在した場合に評価が難しい．配合剤の開発な

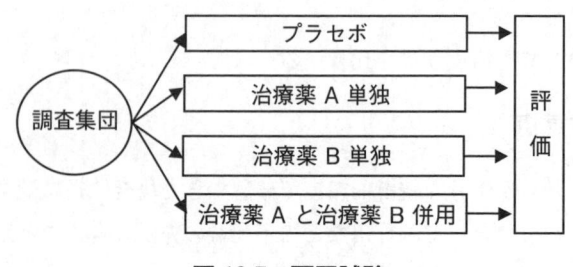

図 13.7　要因試験

ど複数要因を比較する必要がある場合に用いられている．

13.3 メタ・アナリシス

　メタ・アナリシス meta-analysis とは，過去に行われた独立した質の高い研究結果を統合して統計解析を行い，ある統一した見解を導き出す統計手法をいう．メタ・アナリシスでは，通常，当該研究領域における既に学術雑誌に掲載された解析済みの研究結果を集めて解析をするが，研究結果の収集はできるだけ系統的にかつ網羅的に行うように配慮し，各研究結果の質についても吟味しなければならない．また，公表された研究結果には，統計学的に有意な関連が認められた報告が多いため，有意な関連が認められなかった研究結果が除外されやすい（公表のバイアス）等にも注意が必要である．研究結果を収集する過程も含めた一連のプロセスをシステマティック・レビュー systematic review といい，その統計解析の部分がメタ・アナリシスに当たる．

　1992 年，メタ・アナリシスを推進するために，イギリスのオックスフォードにコクラン・センターが設立された．コクラン共同計画では，RCT を中心に世界中の臨床試験のシステマティック・レビューを行っている．コクラン共同計画が作成したデータベースをコクランライブラリーといい，情報の検索・評価において有用である．

　また，メタ・アナリシスは，RCT のみではなくコホート研究などの観察研究においても行われている．JALS（Japan Arteriosclerosis Longitudinal Study）は，動脈硬化性疾患発症リスクとリスク因子の影響を定量的に評価することを目的として 2001 年にスタートした．全国各地で行われている循環器コホート研究から匿名で集積した個人データのメタ・アナリシスにより，リスク因子の評価を行っている．

第14章 バイアス

14.1 バイアスとは？

　"EBM"という言葉を見聞きするようになって久しい．EBMは"evidence-based medicine"の頭文字をとった略語で，日本語では「根拠に基づいた医療」などと訳される．すなわち，EBMとは「現時点で利用することが可能な最も信頼できる情報をふまえて，目の前の患者に対して最善の治療を行う」という考えであり，医療を円滑に行うための行動指針ともいえる．EBMの"エビデンス evidence"とは，ヒトで行われた実験や調査などの研究結果から導かれた裏付けのある科学的根拠であり，基本的には客観的であり誰の目で見ても明らかということを意味する．この科学的根拠，すなわち「最も信頼できる情報」のありかとして，一般的に，医学・薬学等の専門的な学術雑誌に掲載されている研究論文が挙げられる．しかしながら，すべての研究成果が論文として掲載されるわけではなく，研究者らが投稿した論文は専門家による審査を受け，その専門家が論文に書かれている研究対象や実験方法・結果を吟味してエビデンスの信頼性を評価し，学術雑誌への掲載の可否が判断されるのが一般的である．したがって，研究者はエビデンスの信頼性を高めるべく，努力する必要がある．また一方，エビデンスの信頼性が低いにもかかわらず専門家の目をかいくぐって世に出てきてしまう論文も否定できず，このような論文を鵜呑みにして医療を行うことは非常に危険である．したがって，論文の読者，すなわち医療従事者もエビデンスのレベルを判断できるようにする必要がある．

　では，このエビデンスのレベルは何によって決まってくるのか？　実験や調査などの研究を計画・遂行するにあたり，より高いレベルのエビデンスを得るためには「誤ったエビデンスを導きやすい要素」を可能な限り排除するように工夫しなければならない．この「誤ったエビデンスを導きやすい要素」のことを bias **バイアス（偏り）**という．したがって，エビデンスのレベルは，

　　　　　バイアスを限りなく排除したエビデンス＝エビデンスレベルが高い
　　　　　バイアスを排除しきれないエビデンス＝エビデンスレベルが低い

と表現することが可能である．

　ここで，臨床研究，基礎研究を問わず研究結果は"事実"であるが"真実・真の値"であるとは限らない．どのような研究においても必ず誤差 error が生じてしまう．少し具体的に説明してみよう．ある薬剤の副作用について，その真の発現率が 10％であるとする（例えば，母集団 population として日本国民全員にその薬剤を投与すると，その 10％に副作用が発現する，これが"真の"発現率と考えることができる．現実的にはこのような研究を行うことは無理ではあるが…）．したがって，その母集団から抽出した 100 人の標本 sample のうち，副作用を発現する人は 10 人のはずである．この場合"真実・真の値"と一致している．しかし，実際の臨床研究では，100 人中の副作用発現者が 9 人や 11 人，あるいは 8 人や 12 人になることがある．ときには，5 人や 15 人といったかけ離れた数字になることがあるかもしれない．これら臨床研究から得られた測定値はすべて"事実"であるが，偶然に起こった誤差，すなわち偶然誤差 random error が含まれていることになる．一方，副作用発現者が極端に少ない，あるいは極端に多いといった偏った結果が得られることがある．これは不適切な研究手法に由来するもので，このようにデータが特定の方向に偏ってしまう誤差を系統誤差 systematic error という．バイアスも系統誤差に分類される．バイアスは，研究結果を系統的に真実から遠ざけてしまう要因であり，"真の値"の推定を妨げる要因である．

　臨床研究のエビデンスとして，ある観測値が得られたとすると，"事実"である観測値には必ず誤差が含まれていると考えられるので，

　　　　　　観測値＝真の値±誤差

と表すことができ，この誤差については

　　　　　　誤差＝偶然誤差＋バイアスによる誤差

と考えることができる．したがって，偶然誤差およびバイアスを限りなく排除することができれば，臨床研究から"真の値"に限りなく近い測定値を求めることが可能となる．

　偶然誤差とバイアスによる誤差の例について，サイコロを振った時の目の出方で考えてみよう．サイコロには「1」から「6」までの目がある．通常のサイコロは，各面の大きさが等しい正六面体で重さも均一であり，1 回振った時に「1」が出る確率は 1/6 である．しかしながら，この通常のサイコロを 6 回振った時に必ず 1 回だけ「1」が出るとは限らず，これがいわば「偶然による誤差」である．一方，例えば「1」の反対面である「6」の面を重くするなど細工した特殊なサイコロでは「1」が極端に出やすくなり，すなわち「1」に偏った目の出方をする．このようにサイコロに加えた細工がバイアスであり，その細工によって出てきた目の出方の偏りが「バイアスによる誤差」と考えることができる．偶然による誤差は，収集したデータの解析段階において統計学的手法を用いて客観的に評価することが可能であるが，バイアスによる誤差は，一般にデータ解析段階に統計学的手法を用いて補正することはできない（すなわち，研究が終了してから気付いても，すでに遅い！）．したがって，研究を開始する前にその方法をよく吟味し，バイアスを最小限にとどめる努力をする必要がある．サイコロの例において，目の出方の実験を行う前にサイコロ自体の重さの偏りについて十分に調査しておけば，細工されたサイコロの実験への使用

を回避することが可能となり，系統的に「1」が出やすくなる事態を防ぐことができる（臨床研究におけるバイアス回避の方法については後述）．

14.2 バイアスの種類

　臨床研究におけるバイアスは，選択バイアス，情報収集・測定バイアス，交絡の3種に大別することができる．

14.2.1 選択バイアス

　臨床研究の対象としての標本（実際に観察を行う集団）が，母集団の正しい代表とはなっておらず，ある特定の傾向，特性，方向性をもった標本であるときに起こる系統的な偏りを**選択バイアス** selection bias と呼ぶ．臨床研究では，例えばある1つの薬物の効果について薬物を投与する患者群と偽薬 placebo を投与する患者群とで比較する場合や，2種類の異なる薬物についてそれぞれの効果を患者群どうしで比較する場合など，いわゆる比較試験が基本となる．この比較を行う上で最も重要と考えられることは，「比較を行う群のそれぞれの患者集団について，それぞれ同じ背景をもっている患者集団である」ということである．もし患者背景が異なれば，生物学的な薬剤の反応も異なり，効果や安全性の結果も異なってくる可能性が高い．現実的には患者背景を完全に一致させることは不可能であるが，例えば性別や年齢，合併症，患者の特徴などについて，群間での偏りが極力生じないように工夫して研究をデザインする必要がある．
　例えば，ある新規抗がん剤の効果について，A病院とB病院の患者集団で比較するという臨床試験を行ったとしよう．本来，この新薬の効果は治療する病院によって変化するものではなく「効果は同じ」が真実と考えられるが，A病院の患者集団でより強い効果が認められてしまった．ふたを開けると，A病院の患者集団では男性ばかりが，B病院の患者集団では女性ばかりが集められていた．あるいは，A病院の患者集団では30歳以下の患者ばかりが，B病院の患者集団では60歳以上の患者ばかりが集められていた．これらの例は，性別あるいは年齢といった患者背景が群間で明らかに異なり，選択バイアスが混入している．一方，次のような可能性も考えられる．実はA病院は一般病院，B病院はがん治療の専門病院であったとしよう．すると，一般病院では早期で比較的軽症のがん患者が集まりやすく，専門病院には一般病院では手に負えなくなってきた重症の末期患者が集まりやすいと考えられるので，その結果，（症状が軽い方が治癒しやすいと考えられるので）一般病院であるA病院の方がより高い治療効果が得られたということになってしまう．この場合も，重症度の違いといった患者背景が群間で異なるという選択バイアスが混入することになり，このバイアスを排除しないと，同じ抗がん剤の治療効果について「がん治療を専門としない一般病院で高く，より高度な治療が可能な専門病院で低い」というような誤った評価を導いてしまうことになる．

選択バイアスとは，すなわち，臨床研究の対象を集める方法に問題があるために起こるバイアスである．以下に，選択バイアスの例を挙げる．

A 参加バイアス/自己選択バイアス

ある臨床研究において，その研究に「自発的に参加した人（患者・被験者等）」と「参加しない人」との特性の差による選択バイアスを，参加バイアス participation bias あるいは自己選択バイアス self-selection bias と呼ぶことがある．例えば，先天性異常の発現に関与する薬剤の調査研究を行ったところ，ある薬剤 A と奇形の関連性が見出されたとしよう（すなわち，薬剤 A を使用していた母親に奇形児が多い，という結果が得られた）．このような調査の場合，奇形児を出産してしまった母親は，妊娠中に薬剤 A を使用していたことについて覚えていることが多く，またそのことを積極的に世間に知ってもらいたいと考えている場合が多いので，調査に積極的に参加して「薬剤 A を使用していた」と答える母親が多い可能性がある．一方，コントロールとして選ばれた正常児を出産した母親は，先天異常には無関心な場合が多く，妊娠中に薬剤 A をたとえ使用していたとしても思い出さないことが多いので，「薬剤 A は使用していなかった」と答える母親が多い可能性がある．このような状態でこれら 2 群の調査結果をまとめると，「薬剤 A を使用していた母親に奇形児が多い」という系統的に偏った結果が得られやすいことが容易に想像できる．

B 生き残りバイアス/有病バイアス

ある疾患に関与する遺伝子を調査する目的で，患者および健常者から採血し，その白血球を用いて研究を行ったとしよう．その結果として，患者の白血球で遺伝子 A が異常に増加していた場合，遺伝子 A はその疾患のリスクファクターであると考えるのが一般的である．しかし，実はこの遺伝子 A が増加していることにより予後が良いために患者の生存期間が長いと考えた場合，どうであろう．すなわち，遺伝子 A が増加していない患者は急速に悪化して死に至り，この臨床試験には参加できなかったと考えると，遺伝子 A をリスクファクターと考えるのは明らかにおかしい．このようなバイアスも選択バイアスに分類され，生き残りバイアス survivor bias あるいは有病バイアス prevalence bias などと呼ばれることもある．

C 紹介バイアス

上記にも述べたように，専門病院や大学病院には，一般病院では手に負えないような重症な患者あるいは希少疾病の患者が集中するので，偏った特性を有する患者集団となってしまう．この時，何らかの「紹介」という要素が含まれる場合を特に**紹介バイアス** referral bias と呼ぶ．例えば，アスピリンのような NSAIDs の副作用として胃潰瘍がよく知られており，アスピリンを服用している患者が胃痛を訴えると，医師は胃潰瘍の疑いをもちやすいので，その患者は胃潰瘍の診断のために専門病院に紹介されやすい．別の例として，ある有名な循環器医師のいる専門病院に紹介された患者は，ほかの病院に紹介された患者と比べて心臓カテーテル検査を受けた割合が異なっているかもしれない．したがって，このような専門病院と一般病院では患者背景・特性が異なるため，専門病院で行われた研究結果を一般病院に適用する場合，あるいはその逆の場合

も，注意が必要である．

D 初発症状バイアス

　頭痛を訴える患者が，風邪の症状と考えてある薬剤 A を服用し続けたところ，この患者が脳出血を引き起こして倒れてしまったとしよう．この場合，薬剤 A と脳出血の関連性が疑われるが，もしこの患者の頭痛が脳出血の初期症状であったとすると，薬剤 A と脳出血の関連性は否定されることになる．このように，疾患の初期症状のために要因（この例の場合，薬剤 A）に曝露され，そのために要因と疾患との関係が誤って検出されることがあるが，このようなバイアスを**初発症状（あるいは原発性）バイアス** protopathic bias と呼ぶ．

E 時間差によるバイアス

　定期検診によるがんの予後に与える効果について検討するために，定期検診でがんが見つかった患者集団と病院でがんが見つかった患者集団で生存期間を追跡調査したところ，定期検診で見つかった患者集団の方が生存期間が長いという結果が得られたとしよう．この結果を鵜呑みにすると，がんの予後向上に定期検診が貢献していることになる．しかしながら，定期検診でがんが早期に見つかり，それだけ死亡までの時間が長くなっていたとも考えられ，実は定期検診が予後向上には結びついていないかもしれない．このように，2 つの群の患者集団を追跡調査するとき，両群が時間に関して厳密には比較可能な状態で研究が開始されないために生ずるバイアスを**時間差によるバイアス** lead-time bias と呼ぶ．

　以上，選択バイアスの例を挙げたが，ここに挙げたバイアス以外にもさまざまな選択バイアスがあり，注意しなければならない．

14.2.2　情報・測定バイアス

　臨床研究を行う際に，実際に観察を行う標本（実際に観察を行う集団）から情報を得るときに，その情報が正しくない，標本集団の群間で用いる測定方法や測定条件が異なる，などのために生じる系統的な偏りを**情報・測定バイアス** information/measurement bias と呼ぶ．

　例えば，住環境の血圧に及ぼす影響について調査する目的で，九州地方の住民 100 人と東北地方の住民 100 人の血圧を比較する臨床試験を行ったとしよう．ここで，九州地方で使用した血圧測定器が何らかの理由ですべて実際の血圧より 10% ほど高い値を表示してしまう測定器であったとすると，九州地方住民の血圧の平均値は真の値より 10% 程度高い値に系統的に偏ってしまう．このような測定機器の違いにより，情報・測定バイアスが入り込んでくる．すなわち，実際には東北地方の住民の方が血圧は高いのに両地域に差がないという試験結果が得られてしまったり，あるいは，実際には両地域で血圧の差はないのに九州地方の住民の血圧が高いという試験結果が得られてしまったりなど，誤った試験結果を導いてしまうことがわかると思う．

　以下に，おもな情報・測定バイアスの例を挙げる．

A 検出バイアス

上述の例のように，結果の測定方法が相同でないことによって生じるバイアスを**検出バイアス** detection bias と呼ぶ．一方，「結果の測定」は研究者（観察者）が行うことになるので，検出バイアスを下記の観察者バイアスに含むこともある．

B 観察者バイアス

観察者（研究者）の不適切な情報収集によって生じるバイアスを**観察者バイアス** observer bias などと呼ぶ．異なる観察者間の測定のばらつきや同一観察者の異なった測定間のばらつきにより，真の値と観察者によって測定される値の間に生ずるバイアスである．あるいは，観察者が個々の被験者の疾病状況について情報をもっている場合，診断等の判定に先入観が入る余地があると，バイアスとなる可能性がある．例えば，症例対照研究 case-control study において，症例群の薬剤効果等を評価する際に，対照群（コントロール群）よりも注意深く丁寧に調査を行いやすくなり，偏りが生じてしまう．

一方，最終的に観察者が測定結果を「検出」することになるので，観察者バイアスを上記の検出バイアスに含むこともある．

C 想起バイアス

被験者が過去の出来事や経験の記憶を想起するとき，その正確さと完全さが被験者間で異なるために生ずるバイアスを**想起バイアス** recall bias（思い出しバイアス）などと呼ぶ．症例対照研究などの後ろ向き研究において，被験者に過去の曝露状況や健康状態を質問する際に，本人の記憶が不正確なために生じる．例えば，先天異常とエックス線曝露の関連性についての調査を行うとしよう．この場合，奇形児を出産した母親は，正常児を出産した母親に比べてエックス線診断を受診した回数や内容をよく記憶していて，より正確に思い出すということが起こってくる．また，正常児を出産した母親は，妊娠時にたとえエックス線診断を受診していたとしても記憶に残っていないということがあり得るだろう．このため，比較する群間の情報の質，正確さが異なるために偏りが生じてしまう．

D 曝露疑いバイアス（診断疑いバイアス）

被験者について以前に曝露があったという情報があると，観察者はその被験者に疾病等がないか念入りに調査・測定してしまう可能性がある．あるいは，被験者に疾病等があるとわかっていると，観察者は推定される原因への曝露を念入りに調べたり，測定したりする可能性がある．一方，例えば，被験者に対する曝露の有無の確認の際に研究者（質問者）が疾病要因についての情報をもっていると，研究者は相手が症例であるか対照であるかによって質問の仕方を無意識に変えてしまい，被験者の答え方が変化して症例の方が曝露が多めに評価される可能性もある．このようなバイアスを**曝露疑いバイアス** exposure suspicion bias，あるいは**診断疑いバイアス** diagnostic suspicion bias などと呼ぶ．

E 家族歴バイアス

　症例対象研究などにおいて，症例群の被験者は家族の健康状態にも関心が高く家族の健康状態に詳しい可能性があり，対照群（コントロール群）では逆に家族の健康状態にそれほど関心が高くない可能性がある．また，疾病の罹患者は自分の疾病の詳しい情報をもっているため家族の疾病にも気付きやすく，症例群の方が家族歴有りと評価されやすくなる可能性がある．このように家族情報を症例群から聞く場合と対照群から聞く場合の差によって生じるバイアスを**家族歴バイアス** family history bias あるいは**家族情報バイアス**などと呼ぶ．

F 出版バイアス

　上述の通り，エビデンスのありかは研究論文にあるといっても過言ではない．しかしながら，研究者は一般に"ポジティブなデータ positive data"あるいは"有意な差 significant difference のあるデータ"が得られた研究結果のみを研究論文として世に公表 publication する傾向にある．逆に"ネガティブなデータ negative data"あるいは"有意な差のないデータ"については研究論文としてまとめようとはしない傾向にあり，たとえまとめて投稿したとしても学術雑誌に採用されず，結局は世には公表されない可能性が大きい．このようなバイアスを**出版バイアス** publication bias などと呼び，特に，過去に独立して行われた複数の臨床研究のデータを収集・統合して統計的方法を用いて解析を行ういわゆるメタ解析 meta-analysis の際に問題となる．

　その他，さまざまな情報・測定バイアスが考えられ，注意が必要である．

14.2.3 交　絡

　まず，聞き慣れない"交絡 confounding"という言葉について解説しよう．交絡とは，もともと「2つ以上の要因，効果などが混ざり合って分離できない状態」を示すが，臨床研究の世界では特に「随伴する隠れた別の要因が存在して，本来は関連のない要因間（例えば，曝露と結果）に関連があるように見えてしまうこと」，「結果に影響する第三の要因と曝露が関連するために，曝露と結果との関連性が歪められること」などと解説される．すなわち，"交絡"というワード自体にバイアスという意味合いが含まれているので，本章ではバイアスの1つとして解説する．交絡の原因となる要因を交絡因子 confounding factor と呼ぶ．

　交絡の概念の捉え方は少々難しいかもしれないが，以下の例を参考に理解を深めよう．

A 動脈の硬い人は給料が高い？

　少し無理のある例になるかもしれないが，ある会社で社員の健康状態を把握するために，全社員に頸動脈エコー検査を受診させた．その結果を見た人事部担当者が，動脈硬化の進行度合いが高い社員ほど給料が高い傾向にあることに気付き，両者の関係を詳しく調査した．すると，動脈硬化の進行度合いと給料の間に高い相関が認められ，すなわち動脈硬化が進行している人は給料も高い，という結論が得られた．

この調査で得られた結論が，明らかにおかしいと誰でも気付くと思う．この調査の場合，実は「年齢」が交絡因子となり，結果の解釈を誤ってしまった例である．一般に，加齢とともに動脈硬化が進行し，動脈硬化の進行度合いの高い人というのは年齢も高い人に多い．また，まだまだ終身雇用制度の多い日本の会社では給与体系も年功序列で，給料は年齢とともに上昇するのが一般的である．すなわち，動脈硬化の進行度合いと給料の間に認められた関連は，実は，年齢と給料の関連と絡み合っていた結果といえる．

B 飲酒は肺がんのリスクファクター？

次に，よく取りあげられる例を挙げよう．ある研究者が飲酒と肺がん発症の関連性を調査したところ，飲酒する人はしない人と比較して肺がんになりやすいという調査結果が得られたとしよう．この結果から，この研究者は「飲酒は肺がんのリスクファクターになる」という結論を出した．

しかしながら，実際には，飲酒が肺がんのリスクファクターであるとは考えられていない．実はこの例の場合，「喫煙」が交絡因子となり，結果の解釈を誤ってしまっていた．一般に，飲酒する人々はしない人々と比較して喫煙率が高く，この喫煙により肺がんの罹患率が高くなっていたと考えられる．すなわち，飲酒と肺がんの間に認められた関連は，喫煙という第三の要因を考えると，実は，喫煙と肺がんの関連と絡み合っていた結果といえる．

このように，交絡は曝露と結果の両方に関連する第三の要因が存在し，さらに，この第三の要因の分布が比較する群間で異なるときに生じるバイアスである．

14.3 バイアスの回避

バイアスは，観察研究，特に症例対照研究で問題になることが多いが，ほとんどのバイアスは，研究から得られたデータを解析する段階で補正することはできないと考えてよい．すなわち，統計学的手法を用いてバイアスを排除することはできない．したがって，研究を計画する段階で研究デザインを工夫することにより，バイアスの混入を可能な限り最小限に抑制することが重要となってくる．バイアスを回避するための研究計画上のおもな方法として，無作為化（ランダム化）と遮蔽（盲検）化が挙げられる．

14.3.1 無作為化（ランダム化）

簡単にいうと「無作為に（ランダムに）患者等を曝露群（介入群）と対照群（コントロール群）に割り付けることにより，群間の患者層の違いやバイアスを排除する方法」である．研究対象者の割り付けを無作為化することにより，あらゆる系統的ばらつき（すなわちバイアス）を非

系統的ばらつき（すなわち偶然誤差）に転化させることが可能となり，比較する群間のバイアスを均等化させるのに最も効果的な方法である．**無作為化** randomization の方法として，以下のような手法がある．

A 単純無作為化

例えば，コインの表が出たら「処置(treatment：T)群」に，裏が出たら「対照(control：C)群」に割り付けるように最初に決めておき，個々の研究対象者に実際にコインを投げてもらってT群とC群に割り付ける，という方法．このように割り付ければ，研究対象者の数が多いとT群とC群の例数は均等に近づき，さらに疾患の重症度や年齢などの研究対象者背景も群間で均等に近づくと考えられる．実際にはこのようにコインを投げるわけではなく，識別番号を用いて患者が登録した順に各群に割り当てられる．このような無作為化の方法を**単純無作為化** simple randomization という．

一方，単純無作為化は症例の数が少ないとT群とC群の例数が同じにならなくなったり，重症度や年齢などの要因が一方の群に偏ったりすることがある．したがって，症例が少ない場合は他の方法を用いる必要がある．

B ブロック無作為化

T群とC群の例数の均衡が保たれるように，1つのブロックに対して同数の患者を割り付ける方法．例えば，1つのブロックを4例という具合に分割して，そこにT群とC群をそれぞれ2例ずつ配置するようにし，T群とC群の4例の組合せを以下のように決めておく．

(T, C, T, C)　(T, T, C, C)　(C, T, T, C)　・・・

このように配置して患者が登録した順でブロックごとに割り当てると，T群とC群の例数は同じになる．このような割り当て方法を**ブロック無作為化** block randomization という．

C 層別無作為化

上記ブロック無作為化ではT群とC群の例数を同じにすることが可能となるが，年齢や性別，重症度などの要因がどちらか一方の群に偏る可能性がある．**層別無作為化** stratified randomization は，これら年齢や性別，重症度等についても考慮して患者を割り当てる方法である．

例）性別，年齢を考慮した層別無作為化

	男性	女性
～19	Aブロック	Bブロック
20～29	Cブロック	Dブロック
30～39	Eブロック	Fブロック
40～49	Gブロック	Hブロック
50～59	Iブロック	Jブロック
60～	Kブロック	Lブロック

ブロック無作為化と比較して層別無作為化では割り当てる項目が増えるだけで，割り当ての方法はブロック無作為化と同じである．

D 最小化法

層別無作為化において，層別した因子の数が多ければ多いほど，あるブロックで極端に例数が少ないなどといった，過剰層別による不均衡という問題が生じてしまう．この問題を解決するために，患者登録のどの時点をとっても患者の予後因子のアンバランスを小さくするように割り付けを行う方法を**最小化法** minimization method という．この方法では，患者が登録されるたびにそれぞれの層別因子ごとに例数の均衡を図り，それとともに全体の例数の均衡も図る方向に逐次的に割り付けて行く（コンピュータで制御）．このため無作為性は多かれ少なかれ犠牲となってしまう可能性があるが，層別因子の均衡を図ることができる．

14.3.2 遮蔽化

臨床研究の際，例えば研究者が被験薬等の情報を知り得たとすると，軽症者など効果が期待される患者を T 群としてしまうような選択バイアスや，T 群なのだから効果が出てくるはずといった情報・測定バイアスが生じる可能性がある．逆に，患者がそのような情報を知り得た場合，処置に対する反応や評価にバイアスが生じる可能性もある．したがって，研究を行う側も研究の対象となる側もそのような情報を持たないことが，バイアスの回避に重要となってくる．このように，研究者および被験者にどの処置が行われているかを特定されないようにしたり，臨床研究の途中の段階では実施された研究の結果が知られないようにしたりすることによって，バイアスを抑える手法を**遮蔽化** blinding という．

1) 単遮蔽化（一重遮蔽化）

例えば，被験薬とプラセボ placebo を用いる臨床研究において，被験者にはその割り付けを知らせない場合（担当する研究者・医師は割り付けを知っている）を**単遮蔽化** single blinding という．この逆に，被験者にその割り付けを知らせておき，研究者・医師には知らせない場合も同様に，単遮蔽化という．

2) 二重遮蔽化

上記のような例において，被験者にも担当する研究者・医師にも割り付けを知らせない場合を**二重遮蔽化** double blinding という．

3) 三重遮蔽化

二重遮蔽化に加えて，研究データの編成および解析を行う担当者にも割り付けに関する情報を知らせない場合を**三重遮蔽化** triple blinding という．

第15章 評価に用いられる指標

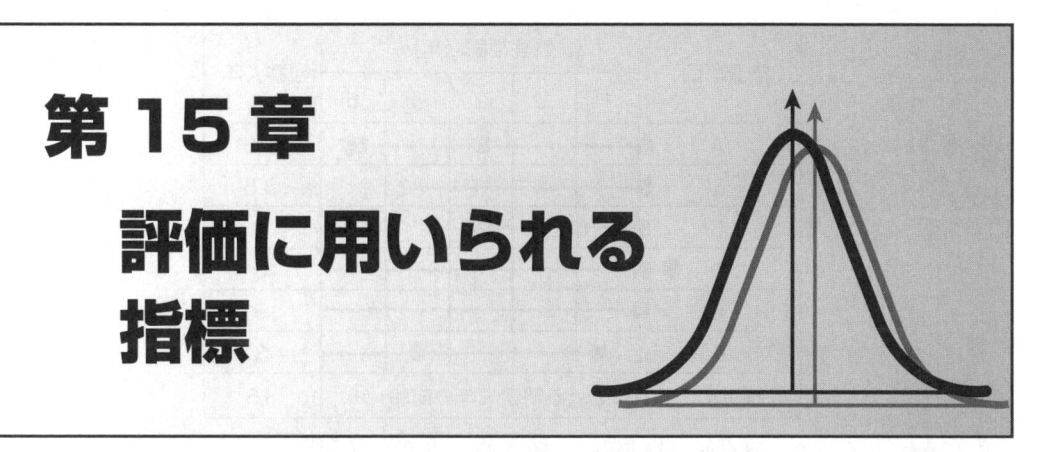

 分析疫学や介入研究では，疾病の頻度を測定しその比較を行うことで，リスク因子を評価する．また，ランダム化比較試験では，臨床上の有用性を確認するために，治療効果の評価も行う．スクリーニング検査においては，検査の精度評価が必要である．この章では，これらの評価に用いられる指標について述べる．

15.1 疾病頻度の測定に用いられる指標

15.1.1 罹患率

 罹患率 incidence rate とは，調査集団において一定期間にどれくらい疾病の発生があったかを示す指標である．罹患率の分母は，危険曝露人口 population at risk（疾病に罹りうるリスクがある人口）を用い，調査対象とする疾病に罹患する可能性のない者は危険曝露人口には含めない．例えば，子宮がんの罹患率を計算する場合は，調査集団に男性が含まれる場合には危険曝露人口には含めず，また既に子宮摘出手術などを受けた女性も厳密には危険曝露人口から除外しなければならない．

 罹患率は，分析疫学の中ではコホート研究において用いられる．コホート研究では，追跡期間中に調査集団への転入や転出があったり，罹患までの一人一人の観察年数がそれぞれ異なる場合があるので（第13章参照），**人-年法** person-year method を用いて罹患率を計算する（図15.1）．人-年法では1人1年間観察した場合を1人年とし，1年の途中で転入あるいは転出，観察開始あるいは観察終了した場合を0.5人年とする．また，半年の途中で転入かつ転出した場合は0.25人年とする．罹患率の観察人年は，罹患するまで（罹患のない場合は，観察期間終了まで）の人年数を計算する．罹患率の単位は10万人年対（10万人あたりの罹患数）を用いることが多い．

$$罹患率 = \frac{観察期間中の罹患数}{危険曝露人口の一人一人の観察期間の総和（人\text{-}年）}$$

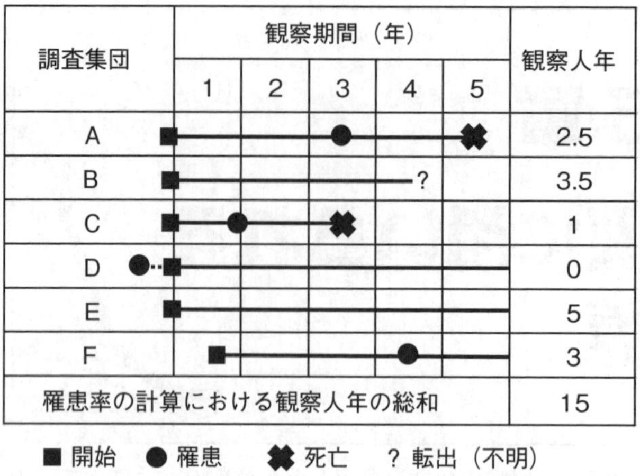

調査集団	観察期間（年） 1 2 3 4 5	観察人年
A	■————●————✖	2.5
B	■————————?	3.5
C	■——●—✖	1
D	●‥■	0
E	■——————————	5
F	■————●——	3
罹患率の計算における観察人年の総和		15

■ 開始　● 罹患　✖ 死亡　? 転出（不明）

図 15.1　人-年法による罹患率の計算

罹患率を計算する場合の危険曝露人口は，A，B，C，D，E，Fである（Dは観察開始前に罹患しているので危険曝露人口に含めない）．観察期間中の罹患数は3である（A，C，Fの3人が罹患）．

罹患率 = 3/15
　　　= 0.2（人年）
　　　= 20,000（10万人年対）

15.1.2　累積罹患率

累積罹患率 cumulative incidence rate とは，ある対象集団を一定期間追跡する間に，どれくらいの罹患があったかを示す指標である．累積罹患率の計算（図 15.2）では，追跡開始から罹患までの時間を考慮しない．また，追跡不能となった者は中途脱落者として解析からは除外する（分母の人数には含めない）．累積罹患率は，中途脱落者が少ない臨床試験など無作為割付の介入研究においてよく用いられる．

$$累積罹患率 = \frac{追跡期間中の罹患数}{危険曝露人口の追跡開始時点の人数（中途脱落者は除く）}$$

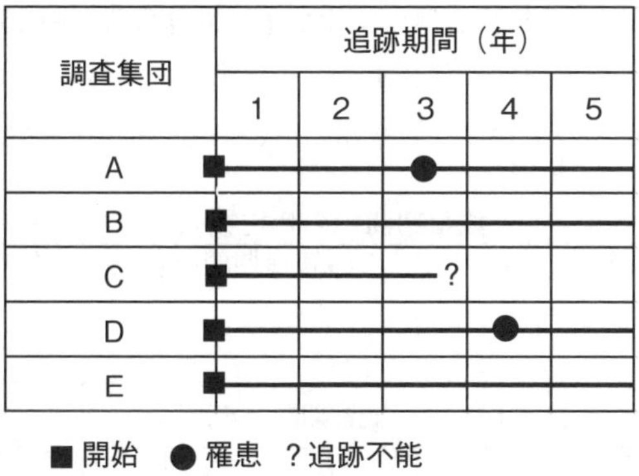

図 15.2　累積罹患率の計算
中途脱落者（C）を除いた人数は 4 人である．
追跡期間中の罹患数は 2 である（A，D の 2 人が罹患）．
累積罹患率 = 2/4 = 0.5

15.1.3　有病率

有病率 prevalence rate とは，ある一時点において調査集団の中にどれくらい疾病を有している者がいるかを示す指標である．有病率は，分析疫学の中では横断研究において用いられる．また，高血圧，糖尿病などの慢性疾患の統計に用いられることが多い．

$$有病率 = \frac{ある一時点における疾病を有する者の数}{調査集団全員の人数}$$

15.1.4　致命率

致命率 case-fatality rate とは，ある疾病に罹患した者がその疾病で死亡する割合であり，疾病の重篤度を示す指標である．

$$致命率 = \frac{ある疾病による死亡数}{ある疾病の罹患数}$$

15.1.5　死亡率

死亡率 mortality rate とは，ある対象集団において追跡期間中にどれくらいの死亡があったかを示す指標である．

$$死亡率 = \frac{追跡期間中の死亡数}{調査集団全員の人数}$$

コホート研究においては，人-年法を用いて死亡率を計算する（図15.3）．死亡率の観察人年についても，罹患率の観察人年と同様に計算する（死亡するまであるいは死亡のなかった場合は観察期間終了まで）が，死亡率の場合は，観察開始前に罹患していた者も，危険曝露人口に含める．

$$死亡率 = \frac{観察期間中の死亡数}{危険曝露人口の一人一人の観察期間の総和（人-年）}$$

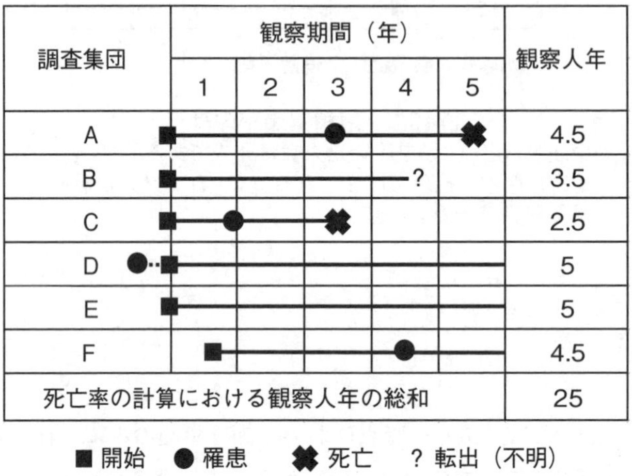

調査集団	観察期間（年） 1　2　3　4　5	観察人年
A	■━━━●━━━✖	4.5
B	■━━━━━?	3.5
C	■━●━✖	2.5
D	●‥■━━━━━	5
E	■━━━━━	5
F	■━━●━━	4.5
死亡率の計算における観察人年の総和		25

■ 開始　● 罹患　✖ 死亡　? 転出（不明）

図15.3　人-年法による死亡率の計算
死亡率を計算する場合の危険曝露人口にはDも含める．
観察期間中の死亡数は2である（A, Cの2人が死亡）．
死亡率＝2/25
　　　＝0.08（人年）
　　　＝8,000（10万人年対）

15.2　疾病頻度の比較に用いられる指標

15.2.1　相対危険度

相対危険度（RR）relative risk とは，2つの群間の疾病頻度の比を示す指標である．相対危険度は，コホート研究や介入研究において用いられる．要因に曝露した場合（喫煙群や治療薬投与群など），それに曝露しなかった場合（非喫煙群やプラセボ投与群など）に比べて，疾病に罹るあるいはその疾病により死亡する危険性（リスク）が何倍になるかを示す指標である．相対危険度の値が1より大きければその要因はリスク因子（疾病の罹患や死亡のリスクを上昇させる因子）であることを，1より小さければその要因は防御因子（疾病の罹患や死亡のリスクを減少さ

せる因子）であることを意味する．コホート研究の場合は，人年法による罹患率や死亡率を用いて計算されることが多い．

$$相対危険度 = \frac{曝露群の罹患率（または死亡率）}{非曝露群の罹患率（または死亡率）}$$

15.2.2 寄与危険度

寄与危険度（AR）attributable risk とは，2つの群間の疾病頻度の差を示す指標である．寄与危険度も，コホート研究や介入研究において用いられる．要因に曝露した場合，それに曝露しなかった場合に比べて，どれくらい疾病に罹るあるいはその疾病で死亡するリスクが増えたか（減ったか）を示す指標である．

$$寄与危険度 = 曝露群の罹患率（または死亡率） - 非曝露群の罹患率（または死亡率）$$

15.2.3 寄与危険度割合

曝露群の疾病頻度のうちで，真に曝露によって増加した部分の占める割合を**寄与危険度割合** attributable risk percent という．寄与危険度割合は，曝露群の疾病の罹患や死亡の何割が，その要因曝露によるものかを表す指標である．寄与危険度割合を計算すれば，要因を除去した場合，罹患率や死亡率が現状よりもどれくらい減少するかがわかる．

$$寄与危険度割合 = 1 - \frac{1}{相対危険度}$$

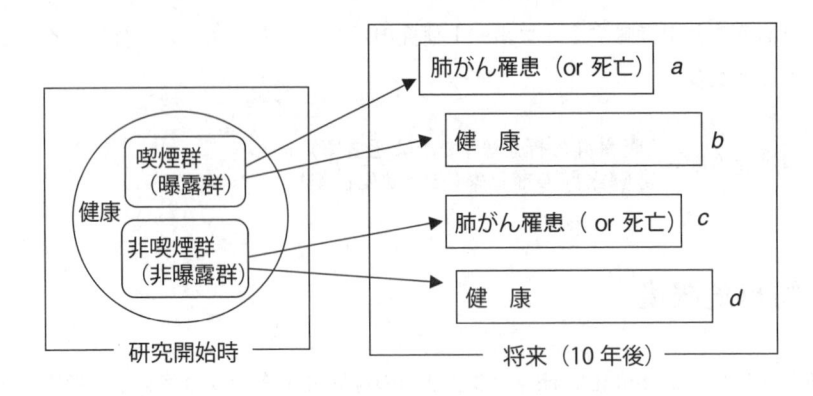

		疾病の罹患（または死亡）		計
		あり（＋）	なし（−）	
要因	曝露群（＋）	a	b	$a+b$
	非曝露群（−）	c	d	$c+d$

単位：人

図15.4 相対危険度，寄与危険度の計算方法
　　　　（コホート研究の例：累積罹患率・死亡率を用いて計算する場合）

◆ **相対危険度**

⇒ 喫煙によって，肺がん罹患（死亡）リスクが何倍になるか．

⇒ 喫煙群の肺がん罹患率（死亡率）は，非喫煙群の肺がん罹患率（死亡率）の何倍か．

$$\text{相対危険度} = \frac{\text{曝露群の罹患率（または死亡率）}}{\text{非曝露群の罹患率（または死亡率）}} = \frac{\frac{a}{a+b}}{\frac{c}{c+d}}$$

◆ **寄与危険度**

⇒ 喫煙によって，肺がん罹患（死亡）リスクがどれくらい増えたか．

⇒ 喫煙群の肺がん罹患率（死亡率）は，非喫煙群の肺がん罹患率（死亡率）よりどれくらい大きいか．

$$\text{寄与危険度} = \text{曝露群の罹患率（または死亡率）} - \text{非曝露群の罹患率（または死亡率）}$$

$$= \frac{a}{a+b} - \frac{c}{c+d}$$

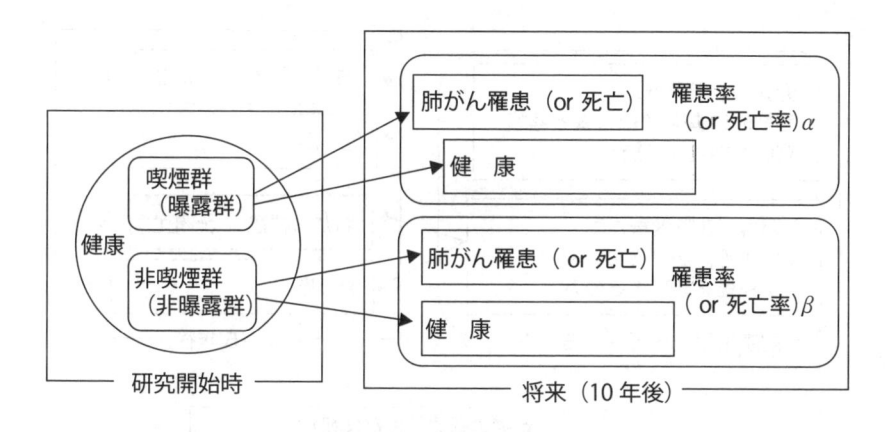

15.2 疾病頻度の比較に用いられる指標

		疾病の罹患率（または死亡）
要因	曝露群（＋）	α
	非曝露群（－）	β

単位：10万人年対など

図15.5　相対危険度，寄与危険度の計算方法
　　　　（コホート研究の例：人-年法による罹患率・死亡率で計算する場合）

◆ 相対危険度

⇒　喫煙によって，肺がん罹患（死亡）リスクが何倍になるか．

⇒　喫煙群の肺がん罹患率（死亡率）は，非喫煙群の肺がん罹患率（死亡率）の何倍か．

$$相対危険度 = \frac{曝露群の罹患率（または死亡率）}{非曝露群の罹患率（または死亡率）} = \frac{\alpha}{\beta}$$

◆ 寄与危険度

⇒　喫煙によって，肺がん罹患（死亡）リスクがどれくらい増えたか．

⇒　喫煙群の肺がん罹患率（死亡率）は，非喫煙群の肺がん罹患率（死亡率）よりどれくらい大きいか．

$$寄与危険度 = 曝露群の罹患率（または死亡率）- 非曝露群の罹患率（または死亡率）$$
$$= \alpha - \beta$$

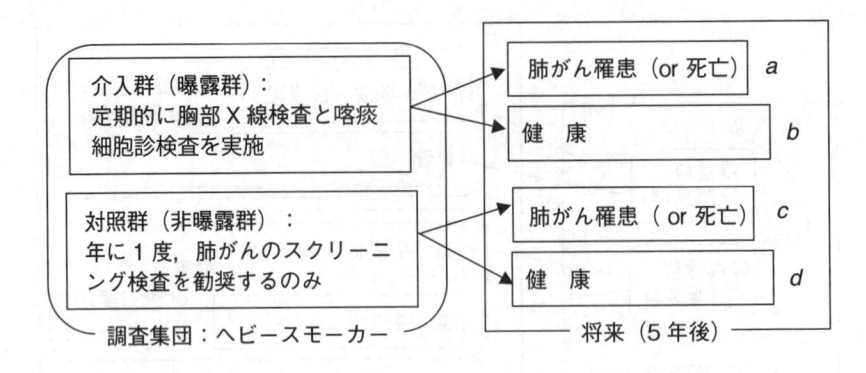

第15章 評価に用いられる指標

		疾病の罹患（または死亡）		計
		あり（＋）	なし（－）	
要因	曝露群（＋）	a	b	a＋b
	非曝露群（－）	c	d	c＋d

単位：人

図15.6 相対危険度，寄与危険度の計算方法
　　　　（介入研究の例：累積罹患率・死亡率で計算する場合）

◆ 相対危険度

⇒ 介入によって，肺がん罹患（死亡）リスクが何倍になるか．

⇒ 介入群の肺がん罹患率（死亡率）は，対照群の肺がん罹患率（死亡率）の何倍か．

$$相対危険度 = \frac{曝露群の罹患率（または死亡率）}{非曝露群の罹患率（または死亡率）} = \frac{\frac{a}{a+b}}{\frac{c}{c+d}}$$

◆ 寄与危険度

⇒ 介入によって，肺がん罹患（死亡）リスクがどれくらい減ったか．

⇒ 介入群の肺がん罹患率（死亡率）は，対照群の肺がん罹患率（死亡率）よりどれくらい小さくなったか．

$$寄与危険度 = 曝露群の罹患率（または死亡率） - 非曝露群の罹患率（または死亡率）$$

$$= \frac{a}{a+b} - \frac{c}{c+d}$$

例題 15.1

次の表は，飲酒習慣と疾病 A 罹患に関するコホート研究の調査結果である．相対危険度を計算しなさい．

		疾病 A の罹患 あり（＋）	疾病 A の罹患 なし（－）	計
要因	飲酒群（＋）	27	95	122
要因	非飲酒群（－）	44	443	487

単位：人

＜解答＞

$$相対危険度 = \frac{曝露群の罹患率}{非曝露群の罹患率} = \frac{\frac{27}{122}}{\frac{44}{487}} \fallingdotseq 2.45$$

例題 15.2

40 歳男性を対象としたコホート研究で，虚血性心疾患死亡率を観察した．喫煙群では 20.3，非喫煙群では 11.6（いずれも 10 万人年対）であった．

(1) 相対危険度を計算しなさい．
(2) 寄与危険度を計算しなさい．
(3) 寄与危険度割合を計算しなさい．

＜解答＞

(1) $相対危険度 = \dfrac{曝露群の罹患率}{非曝露群の罹患率} = \dfrac{20.3}{11.6} = 1.75$

(2) 寄与危険度 ＝ 曝露群の死亡率 － 非曝露群の死亡率
   ＝ 20.3 － 11.6
   ＝ 8.7（10 万人年対）

(3) $寄与危険度割合 = 1 - \dfrac{1}{相対危険度} = 1 - \dfrac{1}{1.75} \fallingdotseq 0.43$

（喫煙群の虚血性心疾患死亡の 43％が喫煙によるものである）

15.2.4 オッズ比

症例対照研究では，症例群と対照群の過去における要因曝露の状況を比較するが，罹患率や死亡率を求めることができないので，相対危険度や寄与危険度の算出が不可能である．症例対照研究では，相対危険度の近似値として**オッズ比** odds ratio を用いて疾病頻度の比較を行う．

オッズとは，ある事象が起こる確率（p）と，起こらない確率（$1-p$）の比である．ある事象の起こる見込み（可能性）がどれくらいかを表す指標である．

$$\text{オッズ} = \frac{\text{ある事象が起こる確率}(p)}{\text{ある事象が起こらない確率}(1-p)}$$

症例対照研究では，ある事象を「過去に要因に曝露されていたこと」とし，「過去に要因に曝露されていた確率（割合）」を「過去に要因に曝露されていなかった確率（割合）」で割ったものをオッズとしている．症例群と対照群のそれぞれにおいて，要因曝露のある者の割合を要因曝露のない者の割合で割ったものがそれぞれの群のオッズである．

$$\text{症例対照研究におけるオッズ} = \frac{\text{過去に要因曝露のある者の割合（要因曝露あり）}}{\text{過去に要因曝露のない者の割合（要因曝露なし）}}$$

オッズ比とは，2つのオッズの比である．症例対照研究では，症例群のオッズ（要因曝露あり／要因曝露なし）と対照群のオッズ（要因曝露あり／要因曝露なし）の比をとったオッズ比を計算し，これを相対危険度の近似値として用いる．

$$\text{オッズ比} = \frac{\text{患者群のオッズ（要因曝露あり／要因曝露なし）}}{\text{対照群のオッズ（要因曝露あり／要因曝露なし）}}$$

$$= \frac{\dfrac{a}{a+c} \Big/ \dfrac{c}{a+c}}{\dfrac{b}{b+d} \Big/ \dfrac{d}{b+d}} = \frac{\dfrac{a}{c}}{\dfrac{b}{d}} = \frac{ad}{bc}$$

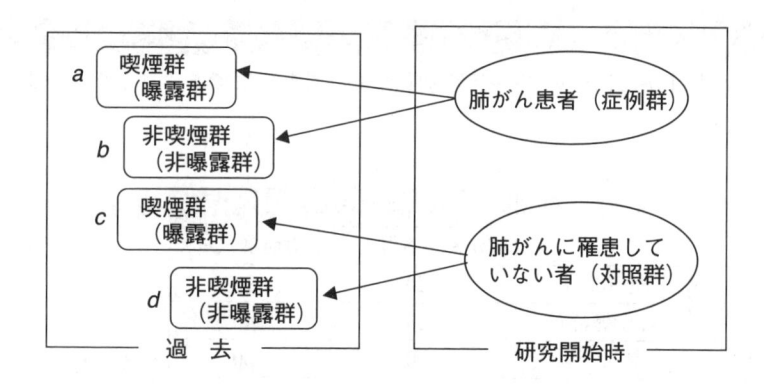

15.2 疾病頻度の比較に用いられる指標

		疾病の有無	
		症例群（＋）	対照群（－）
要因	曝露群（＋）	a	b
	非曝露群（－）	c	d
	計	$a+c$	$b+d$

単位：人

図15.7 オッズ比の計算方法（症例対照研究の例：症例と対照がペアでない場合）

症例対照研究では，それぞれの症例に対し，性・年齢（±2歳未満）などのマッチング（第14章参照）を行って対照を選ぶこともある（マッチド・ペア）．マッチド・ペアの場合には，症例と対照の間に1対1のつながりがあるため，これを分解して解析をすることはできない．この場合には，「症例＝曝露，対照＝曝露」，「症例＝曝露，対照＝非曝露」，「症例＝非曝露，対照＝曝露」「症例＝非曝露，対照＝非曝露」それぞれのペアの数で2×2分割表を作成し，オッズ比を計算する．

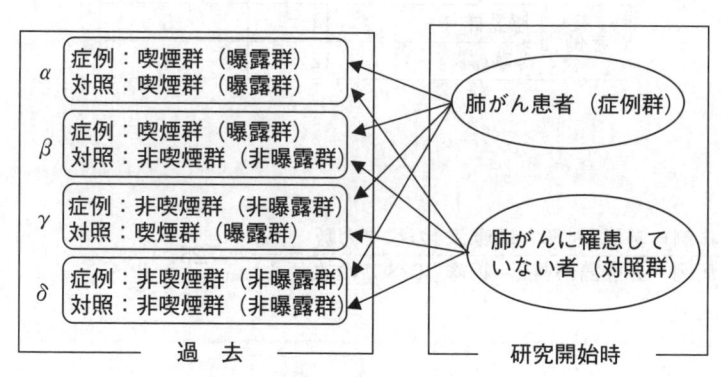

		対　照	
		曝露群（＋）	非曝露群（－）
症例	曝露群（＋）	α	β
	非曝露群（－）	γ	δ

表の中の数字は，ペアの数

図15.8 オッズ比の計算方法（症例対照研究の例：症例と対照がペアの場合）

$$\text{オッズ比} = \frac{\text{「症例＝曝露,対照＝非曝露」のペアの数}}{\text{「症例＝非曝露,対照＝曝露」のペアの数}} = \frac{\beta}{\gamma}$$

例題 15.3

次の表は，喫煙と肺がんについての症例対照研究の調査結果である．このデータから，オッズ比を計算しなさい．

		疾病の有無	
		肺がん患者群（＋）	対照群（－）
要因	喫煙群（＋）	20	10
	非喫煙群（－）	30	40
	計	50	50

単位：人

<解答>

$$\text{オッズ比} = \frac{\text{患者群のオッズ（要因曝露あり／要因曝露なし）}}{\text{対照群のオッズ（要因曝露あり／要因曝露なし）}} = \frac{20/30}{10/40} = \frac{20 \times 40}{10 \times 30} \fallingdotseq 2.7$$

例題 15.4

次の表は，抱合エストロゲン治療歴と子宮内膜がんについてのマッチド・ペアによる症例対照研究の結果である．オッズ比を計算しなさい．

		対 照	
		曝露群（＋）	非曝露群（－）
症例	曝露群（＋）	14	86
	非曝露群（－）	12	38

<解答>

$$\text{オッズ比} = \frac{\text{「症例＝曝露, 対照＝非曝露」のペアの数}}{\text{「症例＝非曝露, 対照＝曝露」のペアの数}} = \frac{86}{12} = 7.25$$

15.3 治療効果の評価に用いられる指標

介入研究のランダム化比較試験（RCT）などにおいては，臨床上の有用性を示す指標が用いられる．

15.3.1　寄与危険度減少

寄与危険度減少（ARR）absolute risk reduction は，介入群と対照群との間に，どれくらい疾病の罹患や死亡の差があるかを示す指標である．

$$寄与危険度減少 = 対照群の罹患率（または死亡率） - 介入群の罹患率（または死亡率）$$

15.3.2　相対危険度減少

相対危険度減少（RRR）relative risk reduction は，治療を行うことによって，疾病の罹患や死亡がどの程度抑えられたかを示す指標である．

$$相対危険度減少 = \frac{対照群の罹患率（または死亡率） - 介入群の罹患率（または死亡率）}{対照群の罹患率（または死亡率）}$$

$$= 1 - \frac{介入群の罹患率（または死亡率）}{対照群の罹患率（または死亡率）}$$

$$= 1 - 相対危険度$$

15.3.3　必要治療数

必要治療数（NNT）number needed to treat とは，ある治療法を用いて何人の患者を治療すれば1人の患者に対して治療効果が観察できるかを示す指標である．必要治療数の値が小さいほど，有効な治療法であるといえる．

$$必要治療数 = \frac{1}{寄与危険度減少}$$

$$= \frac{1}{対照群の罹患率（または死亡率） - 介入群の罹患率（または死亡率）}$$

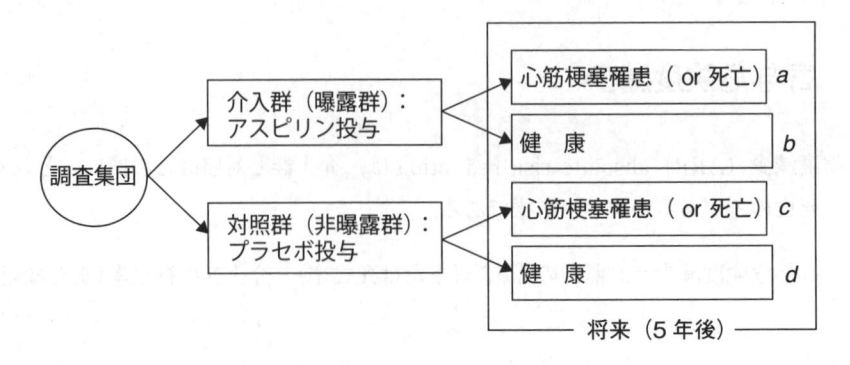

		疾病の罹患（または死亡）		計
		あり（+）	なし（−）	
要因	曝露群（+）	a	b	$a+b$
	非曝露群（−）	c	d	$c+d$

単位：人

図 15.9　寄与危険度減少，相対危険度減少，必要治療数の計算方法
**　　　　（ランダム化比較試験の例：累積罹患率・死亡率で計算する場合）**

◆ 介入群と対照群で，心筋梗塞罹患率（死亡率）にどれくらい差があったか．

　寄与危険度減少＝対照群の罹患率（または死亡率）− 介入群の罹患率（または死亡率）

$$= \frac{c}{c+d} - \frac{a}{a+b}$$

◆ アスピリン投与により心筋梗塞罹患（死亡）がどれくらい抑えられたか．

　相対危険度減少 = 1 − 相対危険度

$$= 1 - \frac{\dfrac{a}{a+b}}{\dfrac{c}{c+d}}$$

◆ 1 人の心筋梗塞罹患（死亡）を予防するためには，アスピリン投与を何人に行えばよいか．

$$必要治療数 = \frac{1}{寄与危険度減少}$$

$$= \frac{1}{\dfrac{c}{c+d} - \dfrac{a}{a+b}}$$

例題 15.5

ある新薬の効果を調べるために，200人の被験者を無作為に100人ずつの2群に分け，一方の群には新薬を，もう一方の群には標準薬を投与し，5年間追跡調査を行って疾病Aの罹患を比較した．疾病Aに罹患した者は，新薬を投与した群では4人，標準薬を投与した群では5人であった（5年間の追跡調査の間に中途脱落者は出なかった）．

(1) 2×2分割表を作成し，相対危険度を計算しなさい．
(2) 寄与危険度減少を計算しなさい．
(3) 相対危険度減少を計算しなさい．
(4) 必要治療数を計算しなさい．

＜解答＞

		疾病Aの罹患		計
		あり（＋）	なし（－）	
要因	曝露群（介入群）	4	96	100
	非曝露群（対照群）	5	95	100

(1) 相対危険度 = $\dfrac{曝露群の罹患率}{非曝露群の罹患率} = \dfrac{4/100}{5/100} = 0.8$

(2) 寄与危険度減少 = 対照群の罹患率 － 介入群の罹患率 = $\dfrac{5}{100} - \dfrac{4}{100} = 0.01$

(3) 相対危険度減少 = 1 － 相対危険度 = 1 － 0.8 = 0.2

(4) 必要治療数 = $\dfrac{1}{寄与危険度減少} = \dfrac{1}{0.01} = 100$

15.4 スクリーニング検査の評価に用いられる指標

スクリーニング screening とは，集団検診の目的とする疾病に罹患している可能性が高い者を，特定の検査法により選び出すことである．効果的なスクリーニングを行うためには，有効なスクリーニング検査法を用いなければならない．

スクリーニング検査では，ある値を基準として，疾病に罹患している可能性が高い者（陽性）とそうでない者（陰性）とにふるい分けをするが，この基準値を**カットオフ値** cut-off point という．

感度（敏感度）sensitivity とは，疾病のある者を検査で正しく陽性と判定する率のことである．また，**特異度**specificity とは，疾病のない者を検査で正しく陰性と判定する率のことである．感度，特異度ともに高い検査が精度の高い検査といえる．

偽陽性率 false positive rate は疾病のない者を検査で誤って陽性と判定する率，**偽陰性率** false negative rate は疾病のある者を検査で誤って陰性と判定する率である．

陽性反応適中度 positive predictive value は検査で陽性と判定した中で実際に疾病に罹患していた者の率，**陰性反応適中度** negative predictive value は検査で陰性と判定した中で実際に疾病に罹患していなかった者の率である．

		疾病の有無		計
		あり（＋）	なし（－）	
検査	陽性（＋）	a	b	$a+b$
	陰性（－）	c	d	$c+d$
	計	$a+c$	$b+d$	$a+b+c+d$

単位：人

図 15.10　スクリーニング検査の有効性を示す指標

$$感度 = \frac{a}{a+c} \qquad 特異度 = \frac{d}{b+d}$$

$$偽陽性率 = 1 - 特異度 = \frac{b}{b+d} \qquad 偽陰性率 = 1 - 感度 = \frac{c}{a+c}$$

$$陽性反応適中度 = \frac{a}{a+b} \qquad 陰性反応適中度 = \frac{c}{c+d}$$

スクリーニング検査のカットオフ値を高く設定しすぎると，疾病に罹患している可能性があるのにスクリーニング検査で見逃されてしまう者の割合が高くなってしまう（偽陰性率が高くなる）．逆に，カットオフ値を低く設定しすぎると，疾病に罹患している可能性がないのにスクリーニング検査後に，不必要な精密検査などを受けなくてはならない者の割合が高くなってしまう（偽陽性率が高くなる）．したがって，スクリーニング検査では適切なカットオフ値を設定することが重要である．

ある検査の最適なカットオフ値を決定するためには，**ROC 分析** receiver operating characteristic analysis が用いられる（図 15.11）．ある検査に対していくつかの値をカットオフ値として陽性・陰性を判定し，得られた感度の値を縦軸に，偽陽性率（1 － 特異度）を横軸にプロットした ROC 曲線を描く．ROC 曲線を描くためにプロットしたいくつかの値のうち，一番左上に位置する値がその検査の最適なカットオフ値となる．

複数の検査法を比較する場合にも，ROC 曲線が用いられる．同一グラフ上にそれぞれの検査法の ROC 曲線を描き，曲線が常に左上に位置する検査が感度も特異度も高く，検査の識別能力が優れているとみなす（図 5.12）．

15.4　スクリーニング検査の評価に用いられる指標

カットオフ値	特異度	1−特異度	感度
6.5	0.952	0.048	0.257
6.0	0.924	0.076	0.382
5.5	0.914	0.086	0.534
5.0	0.886	0.114	0.675
4.5	0.857	0.142	0.785
4.0	0.857	0.142	0.875
3.5	0.829	0.171	0.922
3.0	0.819	0.181	0.940
2.7	0.819	0.181	0.955
2.5	0.800	0.200	0.958
2.3	0.790	0.210	0.964
2.0	0.762	0.238	0.967
1.5	0.600	0.400	0.973
1.0	0.419	0.581	0.985
0.5	0.133	0.867	0.994

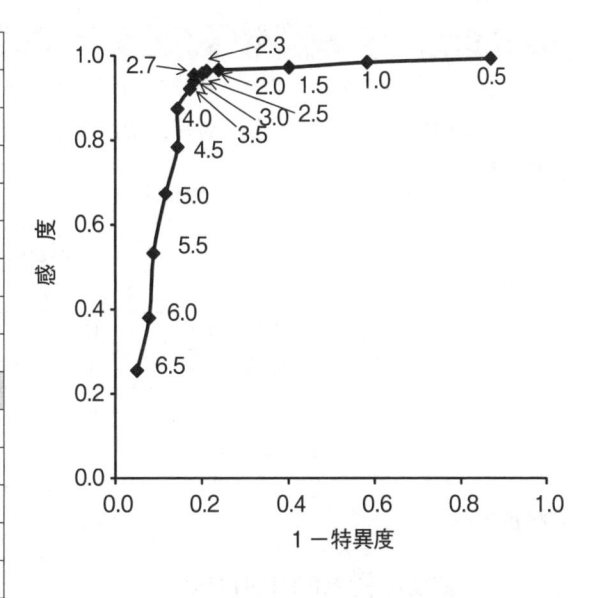

図 15.11　ROC 曲線による最適なカットオフ値の検討
ROC 曲線を描くと，2.7 のカットオフ値が一番左上に位置している．
この値がこの検査法における最適なカットオフ値である．

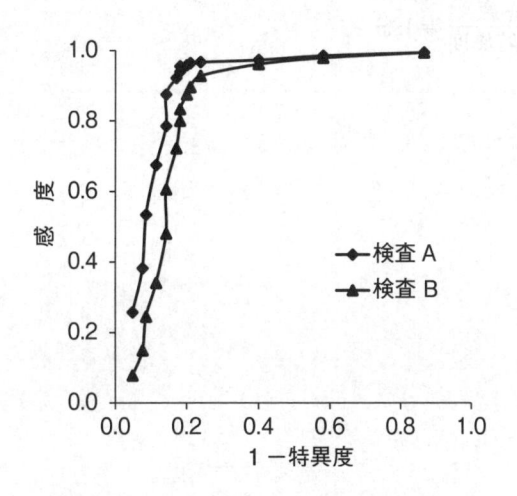

図 15.12　ROC 曲線による検査法の比較
検査 A の方が検査 B よりも ROC 曲線が左上に位置している．
検査 A の方が感度も特異度も高く，検査の識別能力が優れている．

また，疾病のある人が疾病のない人に比べてその検査でどれくらい陽性と判定されやすいかを示す指標に，**尤度比**がある．尤度比が高い検査は実用的であるといえる．

$$尤度比 = \frac{感度}{1-特異度}$$

例題 15.6

次の表は，あるスクリーニング検査の判定結果である．

この検査の感度，特異度，偽陽性率，偽陰性率，陽性反応的中度，陰性反応的中度，尤度比を計算しなさい．

		疾病の有無 あり（＋）	疾病の有無 なし（－）	計
検査	陽性（＋）	16	4	20
検査	陰性（－）	1	79	80
	計	17	83	100

＜解答＞

$$感度 = \frac{16}{17} \fallingdotseq 0.941 (94.1\%)$$

$$特異度 = \frac{79}{83} \fallingdotseq 0.952 (95.2\%)$$

$$偽陽性率 = 1 - 特異度 \fallingdotseq 0.048 (4.8\%)$$

$$偽陰性率 = 1 - 感度 \fallingdotseq 0.059 (5.9\%)$$

$$陽性反応適中度 = \frac{16}{20} = 0.8 (80\%)$$

$$陰性反応適中度 = \frac{79}{80} \fallingdotseq 0.988 (98.8\%)$$

$$尤度比 = \frac{感度}{1 - 特異度} \fallingdotseq 19.6$$

第16章 生存時間解析

16.1 生存時間解析とは？

　ここで少し，用語を整理しておこう．疾病や治療などにより患者にもたらされる変化のうち，治癒，死亡，発症などの臨床経過の結末内容をアウトカム outcome（臨床転帰），結末に限らず経過途中を含めた臨床的発現事象をイベント event と呼ぶ．臨床研究あるいは患者にとって究極的なアウトカムは"死"であると考えられ，古くは患者の生死を観察することによって治療効果の評価を行い，患者の死亡というアウトカムをもって観察が終わることから，これを"エンドポイント end point"と呼んでいた．現在，このエンドポイントという言葉は，死亡という究極のアウトカムのみならず，例えば，疾病等の再発，副作用の発現など，治療行為等の臨床研究の意義を評価するための評価項目となるアウトカムやイベントを指す．

　ある臨床研究において，治療や投薬などの開始から死亡というアウトカムが発生するまでの時間を解析対象とし，その結果から治療行為あるいはその薬物が効を奏しているか否かを解析する手法を，**生存時間解析** survival analysis という．この解析手法は，例えば術後から死亡までの時間など，もともとはエンドポイントとなるアウトカムとして死亡を対象として発展した解析手法であるが，例えば投薬開始から副作用発現までの時間など，患者個体に対して一度だけ非再起的に発生するアウトカムあるいはイベントが起こるまでの時間を対象にしたデータについても適用することができる．

16.2 生存時間解析に用いられるデータの特徴

　他の臨床研究データと異なり，生存時間解析に用いられるデータには以下のような特徴がある．

16.2.1 時間データは負の値をとらない

後述の図16.1のように，経時変化のデータをグラフ化することになるので，横軸は治療や投薬などを開始してから経過した時間となる．"開始してからの経過時間"であるから負の値はありえない．また，グラフの縦軸も生存率や死亡率，発現率などで表されるので，一般に負の値はとらない．

16.2.2 データ分布の裾が右に長い

例えば，患者の死亡をエンドポイントとして設定した場合，（患者にとっては喜ぶべきことではあるが）なかなかエンドポイントを迎えない患者もいる．したがって，生存している患者数は時間経過とともに徐々に減少していくものの，すべての患者がエンドポイントを迎えるまで経過観察すると，データの分布は右に裾が長い形となる．死亡以外のエンドポイントを観察する場合も同様に，なかなかアウトカムやイベントを起こさない患者がいることが多い．

16.2.3 左右対称の分布にならない

上記のデータ分布の裾が右に長いことも関連するが，例えば死亡率や副作用発現率などの場合，経時的かつ段階的に増加していくのでグラフは右上がりの階段状になり，生存率の場合は逆に右下がりの階段状となる．このように，生存時間解析の結果得られたデータは左右対称の分布にはならず，正規分布に基づいた解析を行うことはできない．

16.2.4 打ち切りデータ censored data が存在する

生存時間解析は一般に長期研究になることが多く，研究途中で患者が研究への継続参加を望まなくなったり，引っ越しや不慮の事故などで追跡調査不可能になったりすることがあり，これらのドロップアウト dropout した患者の追跡調査は打ち切りとなってしまう．ある生存時間解析を行う臨床研究において，たとえ研究開始時に無作為に患者を割り当ててバイアスを減らそうと努力したとしても，ドロップアウトする患者の数が多くなってしまった場合には別のバイアスが入り込んでくる可能性がある．一般に，ドロップアウトが全体の20％を超えてしまうと，結果の妥当性，精度が低下するといわれている．また，ドロップアウトした患者を「イベント発生者」と見なす解析法と「解析対象から除外」する解析法があるが，どちらにするかは研究計画時にあらかじめ決めておかなければバイアスの要因となってしまう．さらに，ドロップアウトの理由，原因についても検証する必要がある．例えば，ドロップアウトの理由として被験薬による副作用が多い場合，その被験薬の治療意義を疑問視しなければならないと考えられる．

16.3　Kaplan-Meier 解析

生存時間解析のような経時データの取り扱いについて，最も一般的に用いられている手法の1つが Kaplan-Meier カプラン・マイヤー解析である．Kaplan-Meier 解析は，ドロップアウトしてしまった患者の打ち切りデータについて，その患者の生死（あるいはイベント発現の有無）については不明であるが，ドロップアウトした時点において確認できる被験者の生存率（あるいはイベント発生率）にそれを反映させる解析手法である．Kaplan-Meier 解析の結果求められた生存率 survival rate について，横軸に追跡調査期間，縦軸に生存率（%）をとった階段状のグラフを Kaplan-Meier 曲線という．なお，学術論文等では，縦軸を生存確率 probability of survival として 0 から 1.0 の数値で表すことの方が多い．また，例数が少ないと Kaplan-Meier 曲線は以下の例のように階段状となるが，非常に多くの例数があるとなめらかな曲線に近くなる．

もう少し具体的に述べる．例としてエンドポイントが死亡である場合，Kaplan-Meier 解析では，ドロップアウトした患者の追跡を打ち切り，各観測時点で実際に生死を確認できる患者の数（生存を確認できた患者数＋死亡を確認できた患者数）を分母に，実際に生存を確認できた患者数を分子とした割合をもとに，生存率曲線を順次書き進めて行く．したがって，生存率の曲線は追跡調査開始時の患者全体に占める各観測時点の生存者の実際の割合ではなく，追跡時間ごとに分母が異なる，いわば仮想計算であることに注意しなければならない．Kaplan-Meier 解析は「ドロップアウトした患者の観察できなかった部分は，それ以上長期に観察された患者の生存率に従う」という仮定に基づいている．以下の例をもとに，実際に Kaplan-Meier 解析を行ってみよう．

例）10人のがん患者に対してある治療を施し，その後の患者の生死について1年ごとに7年間，追跡調査を行った．その結果を表16.1 にまとめた．

表 16.1　Kaplan-Meier 法による生存確率の算出

時間(年)	その時点における生存者(S)	その時点における死亡者(D)	その時点における打ち切り数	生存確率 $\{$前年の生存確率 $\times S/(S+D)\}$
0	10	—	—	1.00
1	8	2	0	$1.00 \times 8/(8+2) = 0.80$
2	7	1	0	$0.80 \times 7/(7+1) = 0.70$
3	6	1	0	$0.70 \times 6/(6+1) = 0.60$
4	4	1	1	$0.60 \times 4/(4+1) = 0.48$
5	3	0	1	$0.48 \times 3/(3+0) = 0.48$
6	2	1	0	$0.48 \times 2/(2+1) = 0.32$
7	1	1	0	$0.32 \times 1/(1+1) = 0.16$

この表で，時間0（年）は研究開始時点を示し，すなわち治療を施した直後の患者数を示しており，この時点で生存している患者を追跡調査するわけであるから生存確率は1.00（生存率で表した場合は100%）となる（例えば，この時点において手術ミス等で患者が死亡した場合には，この患者は除外することになる）．

時間1（年）には，治療1年後の時点での観察結果が示されている．生存者が8人，死亡者が2人でドロップアウトした患者はいないことがわかる．したがって，観測時点に実際に生死を確認できた例数は 8 + 2 = 10 となり，時間1（年）における生存確率は，8/(8 + 2) = 0.80 となる（Kaplan-Meier 解析に則ると，直前の生存確率にその時点での生存確率を掛け合わせたもので表されるので，正確には 1.00 × 8/(8 + 2) = 0.80 となる）．ここで大切なことは，Kaplan-Meier 解析では，観測時点で患者が生きているか死亡してしまったか，あるいはドロップアウトした患者がいたか，について取り扱い，前回の観測時点から今回の観測時点の間に，患者がいつ死亡したかは問題にしない．例えば今回の例では，患者が6か月目に死亡しようが8か月目に死亡しようが，治療1年後の時点に確認できた死亡例を取り扱う．

時間2（年）において確認できた生存者は7人，死亡者は1人で，ドロップアウトした患者はいない．したがって，観測時点に実際に生死を確認できた例数は 7 + 1 = 8 となり，時間2（年）における生存確率は，直前の生存確率（この場合，時間1（年）の生存確率 = 0.80）を掛け合わせたもので表されるので 0.80 × 7/(7 + 1) = 0.70 と算出される．同様にして，時間3（年）における生存確率は，0.70 × 6/(6 + 1) = 0.60 となる．

次に，時間4（年）を見てみよう．この観測時点で初めてドロップアウト1例が出てきた．しかし，生存確率の算出法にはまったく影響がない（後述するが，このドロップアウト例はグラフ上に表される）．前回の観測時点での生存確率が 0.60，今回の観測で生存者が4人，死亡者が1人であるから 0.60 × 4/(4 + 1) = 0.48 と算出される．以降の観測時点においても，同様に算出する（表16.1 参照）．

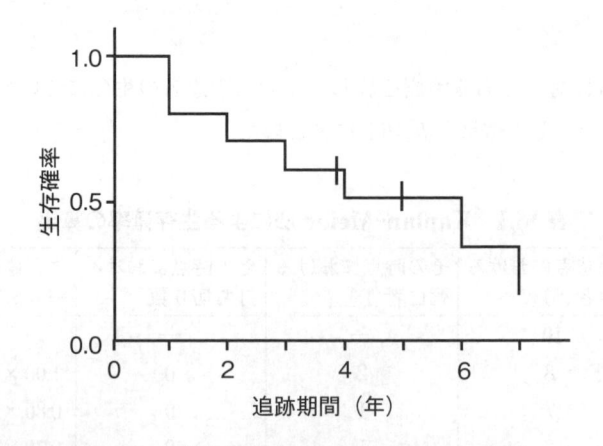

図 16.1 生存確率の Kaplan-Meier 曲線
　　ある観測時点でドロップアウトした患者が出現して打ち切りデータが生じた場合，グラフ上にその時点の少し左側にその例数分の縦線（1例なら1本，2例なら2本など）を入れて表示するのが一般的である．この図の場合，追跡調査の4年目と5年目にドロップアウトが1例ずつ生じたことがわかる．また，打ち切りのみが生じた5年目では，生存確率に変化がないことがわかる．

以上，算出した各観測時点の生存確率をプロットすると，図 16.1 のようになる．また，ドロップアウト例についても，図 16.1 のようにグラフ上に示すのが一般的である．

16.4　Kaplan-Meier 曲線の統計学的検定

　上述の例では，容易に理解できるように単純化して一群のみの例を示した．しかしながら，実際の臨床研究ではコントロール群，すなわち治療行為を行わない群やプラセボ投与群を設けるなど，あるいは新薬の効果を検討する場合には既知の薬物との比較を行うなど，群間の差について統計学的に検定を行い，その効果を客観的に判断する必要がある．上述の通り，あるいは図 16.1 を見てもわかるように，生存時間解析の結果得られたデータは左右対称の分布にはならず，正規分布に基づいた解析を行うことはできない．Kaplan-Meier 曲線における群間の差を統計学的に検定する手法として，ログランク検定 log-rank test とコックス比例ハザード Cox proportional hazard モデルが用いられる．いずれの手法とも，その計算方法等については他の専門書を参考にしていただくとし，本書ではそれら解析結果のもつ意味合いを理解することに主眼をおく．実際の研究論文のデータを見てみよう（図 16.2）．

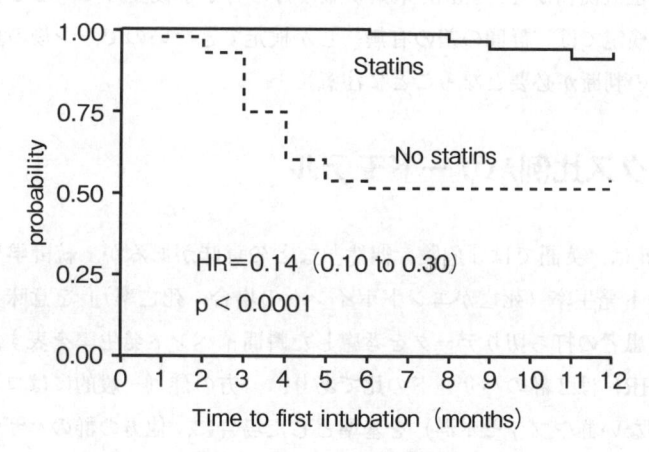

図 16.2　COPD 患者の予後に対する statin の効果（Kaplan-Meier 曲線）
この例の場合，グラフ中の HR はハザード比（カッコ内はその 95%信頼区間），p 値はログランク検定の結果を示している．
（Blamoun AI, *et al. Int. J. Clin. Pract.* 2008；**62**：1373-1378 より引用改変）

　図 16.2 は，慢性閉塞性肺疾患 chronic obstructive pulmonary disease（COPD）患者の予後に及ぼす statin 系薬物服用の影響について検討した結果の一部である．COPD 患者は，その急性増悪により，経鼻的に気管チューブを挿管することによる酸素吸入療法が必要となる．この経鼻的気管チューブ挿管をエンドポイントとして，患者を statin 系薬物服用の有無の 2 群に分け，エンドポイント発現までの経時データを Kaplan-Meier 解析している．すなわち，縦軸の値が小さ

くなると，経鼻的気管チューブ挿管が実施された患者，つまり予後が悪化した患者の数が増えたことを意味する．グラフを一見すると，実線のstatin系薬物服用群の方が，点線の非服用群よりも曲線が上方にあり，statin系薬物の服用が予後を良くしているように見える．はたして，客観的にそのように評価してよいのであろうか？

16.4.1 ログランク検定

Kaplan-Meier曲線のような生存率曲線における群間の差について統計学的に検定する手法．群間の分布の差についてのノンパラメトリック検定であり，すべてのイベントごとに相対危険度（リスク比）risk ratio（RR）を算出し，その平均リスク比のカイ二乗検定を行うことにより検定する．大切なこととして，本検定は曲線が群間で交差していないときに意味をもち，また，群間の差の有無のみを検定するだけであり，差の大きさに関する情報は提供しない（差の大きさに関する情報は，Cox比例ハザードで示される）．

例に挙げた研究論文の場合，図16.2中に示されている"$p < 0.0001$"がログランク検定log-rank testの結果を示している．グラフを見てもわかるように，"Statins群"と"No statins群"の曲線は交差していないのでこのログランク検定の結果は意味をもっていると考えられ，検定結果より0.0001（0.01％）未満の危険率でこの2群間には有意な差があるといえる．つまり，statin系薬物服用群と非服用群ではCOPDの予後が統計学的に有意に異なり，さらにグラフのそれぞれの曲線の位置関係から，statin系薬物服用群の方が予後良好であると判断することができる（ログランク検定では"群間の差の有無"しか検定できないので，予後の良し悪しについては，グラフを見ての判断が必要となることに注意）．

16.4.2 コックス比例ハザードモデル

ハザードhazardは，英語では「危険，偶然」などの意味があるが，統計学用語では「単位時間当たりのイベント発生率（死亡がエンドポイントの場合，死亡率）」を意味し，すなわち，ドロップアウトした患者の打ち切りデータを考慮した瞬間イベント発生率を表す．また，ハザード比hazard ratio（HR）は2群のハザードの比であり，一方の群（一般的にはコントロール群，すなわち治療を行わない群やプラセボ群）を基準とした場合に，他方の群のハザードが何倍になるか，すなわちコントロール群と比較して治療群の瞬間イベント発生率が何倍になるかを示している．ここで，「ハザードとハザード比」の関係は，第15章における「イベント発生率と相対危険度（リスク比）（相対リスク）」の関係と同様の関係であることに気付いてほしいが，ドロップアウト例がなく追跡期間が同じであれば，ハザード比と相対危険度は値が一致するはずである．コックス比例ハザードモデルCox proportional hazardでは，比較する2群のハザード比がどの時点でも等しい（専門的にはこれを「比例ハザード性が成立する」という）ことが前提となり，2群の生存率曲線は交差してはいけない．

図16.2中には，ハザード比HR = 0.14（0.10 to 0.30）と記されている．カッコ内はハザード比の95％信頼区間を示している．この値の意味を理解することが重要であるが，上述に照らし合

16.4 Kaplan-Meier 曲線の統計学的検定

わせて考えると「"No statins 群"と比較して"Statins 群"のハザードが 0.14 倍」であるととらえることができる．これは，「statin 系薬物非服用群の予後悪化を 1 とした場合，statin 系薬物服用群の予後悪化は 0.14 倍大きくなる（すなわち，およそ七分の一に小さくなる）」ととらえることができ，すなわち「statin 系薬物を服用している患者は，服用していない患者よりも予後の悪化する確率が少ない可能性がある」ということができる．さらに，ハザード比の 95％信頼区間が 0.10 ～ 0.30 であり「0」をまたいでいないので，5％危険率で有意差があると判断することができる．したがって，この研究結果から「statin 系薬物を服用していると，COPD の予後の悪化がおよそ七分の一程度に減少する」ことが客観的に評価され，statin 系薬物の有用性が示されたことになる．

第17章 実験計画法

17.1 実験計画法の概略

　動物実験等の基礎実験あるいは臨床研究のうち実験研究などにおいて，いわゆる実験の本質は，研究者が立てた理論や仮説を実際に検証し，条件や原因と結果との因果関係を把握することにあると考えられる．実験を行うにあたっては，どのような実験を行ったら効果的か，少ない実験回数で正しい情報を得るにはどうしたらよいか，実験の結果得られたデータをどのように取り扱えばよいのか，などを考慮に入れて，あらかじめ綿密な実験計画を作成しておく必要がある．そのためには，**実験計画法** design of experiments の基本を理解しておかなければならない．

　実験計画法は，1920年代にイギリスの遺伝学者，統計学者である Ronald A. Fisher により創始され，体系化された．Fisher は，農業試験場において種子の品種による収穫の差異を研究し，種子，土地，気候，肥料など多くの要素が影響する実験について統計解析に基づき効率的に行う実験方法を考案した．Fisher の考え方は現代にも受け継がれており，**Fisherの三原則**として知られている．

実験に際する Fisher の三原則
　i) 反復の原則
　　　実験を繰り返し行うこと．偶然によるばらつき（偶然誤差）を少なくすることが可能．
　ii) 無作為化の原則
　　　偏りのない標本抽出を行うこと．系統的な誤差（バイアス）を少なくすることが可能．
　iii) 局所管理の原則
　　　調べる要因以外のすべての要因を可能な限り除去すること，あるいは群間で一定にすること．交絡因子の影響を少なくすることが可能．

　また，実験計画法は一般に，「計画性をもってデータを収集するステップ」と「収集したデー

タを解析するステップ」の2つのステップで構成される．

17.2 計画性をもってデータを収集するステップ

データを取り扱う実験では，誤差が必ず存在する．第14章でも述べたように，誤差は「偶然誤差」と「系統誤差（バイアス）」に大別することができる．これら誤差をいかに制御するかが，実験で得られたデータの正確さ・信頼性を高める上で重要となってくる．そのためには，実際に実験を行う前に，Fisherの三原則を考慮した実験計画を立てる必要がある．

17.2.1 反復の原則

まず前提として，実験による誤差自体を見積もることができないと，誤差を制御するにも制御できないことになる．誤差を知るためには，少なくとも同じ条件で実験を複数回繰り返す，すなわち反復して実験を行う必要がある．動物実験を例に挙げると，各群の例数 number（N）を増やして，$N=5$ や $N=10$ などのように繰り返し実験を行うのが一般的である．さらに繰り返しを増やしていく（さらに N 数を増やしていく）と，平均についての誤差である標準誤差 standard error（SE）そのものを小さくすることができる．すなわち，「繰り返し（反復）」を設けることにより「誤差の評価」と「誤差の減少」の2つが実現することになる．一方，繰り返し実験を行うことによって，偶然のばらつきである偶然誤差を減少させることはできるが，系統的な誤差（バイアス）を排除することはできないことに注意しよう．これは，系統的な偏りが存在している状態で繰り返し実験を行っても，"真の値" には近づかずに偏った，いわば "偽の値" にデータが集約されてしまうからである．したがって，研究を計画する段階で研究デザインを工夫することにより，系統的な偏り，すなわちバイアスの混入を可能な限り最小限に抑制することが重要となり，バイアスを減らすことができない場合には，バイアスを偶然誤差に転化させることが必要となる．

17.2.2 無作為化の原則

ランダム化 randomization のことである．偏りのない標本抽出を行うことにより比較する群間のバイアスを均等化させることができ，あらゆるバイアスを偶然誤差に転化させることが可能となる．

動物実験等の生物学的検定では，例えば実験を行う空間的影響や時間的順序の影響があるかもしれないから，決まった順序でなく実験のたびに無作為に順序を決めるなどして条件をランダム化し，制御できない可能性のある要因・バイアスの影響を取り除いて偏りを小さくするための工夫を行う．

17.2.3 局所管理の原則

　実験を行う上で，効果や影響を調べる"要因"以外のすべての要因を可能な限り一定にする工夫が必要である．しかしながら，特に動物実験の場合，手術等の処置に時間を要したり装置の保有数に限りがあったりなど，すべての実験を1日で遂行したりすべての実験を1人の実験者で遂行することが困難である場合が多く，実験日の違いや実験担当者の違いなどによる系統的な誤差が含まれる可能性がある．また，動物種やその系統，雌雄などを同じにしても，実験を遂行するためにまったく同一の動物を揃えることは不可能であり，例えば体重や年齢（あるいは週齢），飼育環境の違いなどから系統的な誤差を生じる可能性もある．このような系統誤差の原因となり得る要因をブロック因子 block factor といい，例えば，「ある実験日には薬物処置群のみ，別の実験日にはそのコントロール群のみ」，「薬物処置群はAさんのみが担当，そのコントロール群はBさんのみが担当」，「体重の軽い動物は薬物処置群に，重い動物はそのコントロール群に」などの場合，それぞれ"実験日"や"実験者"，"体重"がブロック因子といえる．

　局所管理とは，このようなブロック因子をむしろ逆手に取って積極的に管理しようというもので，例えば，実験日が複数ある場合には実験日ごとに分割（ブロック化）したり，実験者が複数いる場合には実験者ごとに分割（ブロック化）したり，動物を体重別に分割（ブロック化）したりして，系統的な誤差を除去しようというものである．すなわち，「各実験日（各ブロック）にすべての群を割り付ける」，「各実験者（各ブロック）にすべての群を割り付ける」，「動物を体重で層別に分け（各ブロックに分け），各体重層の動物にすべての群を割り付ける」などを行う．このように，標本全体をひとまとまりとして実験や検定を行うのではなく，あるブロック因子についていくつかのグループ（ブロック）に分けて行うことにより，ブロック因子となる系統誤差の影響を除去することが可能となる．このグループ（ブロック）に分けることを**層別化** stratify あるいは**ブロック化** blocking という．動物実験では，性別や体重，年齢（あるいは週齢），飼育環境などにより層別化を行い，実験を遂行するのが一般的である（あるいは，層別化の上，1つのグループのみで実験が計画される）．臨床研究においても，例えばアンケート調査のように，性別や学歴，年間所得などによる層別化が図られることが多い．

17.2.4 実験計画法の種類

　動物実験等の生物学的検定では，一般に，薬物の種類や用量数，投与方法などを1つの因子として，因子の配列を考えて実験計画がなされる．このような実験計画法を**配置計画法**という．取り扱う因子の数や実験順序などにより，以下に示すような配置計画法がある．

A 一元配置法

　一元配置法 one-way layout とは，取り扱う因子が1つだけの場合に用いられる配置計画法．例えば，3種類のある薬物A，BおよびCについて，それぞれの用量数および投与方法を一定にしたときのマウスの血圧に及ぼす効果について実験を行う場合，取り扱う因子として「薬物の種

類」のみ（用量数および投与方法は一定，すなわち固定されているので）であるので，表17.1のように表すことができる．表中に表されている X1 Y1, X1 Y2, X1 Y3 に所定の例数のマウスをランダムに割り当て，実験を行っていくことになる（合計3群となる）．

表17.1 一元配置法の例

血圧の変化

用量(因子X) 薬物(因子Y)	1 mg/kg(X1)
A(Y1)	X1 Y1
B(Y2)	X1 Y2
C(Y3)	X1 Y3

B 二元配置法

二元配置法 two-way layout とは，取り扱う因子が2つの場合に用いられる配置計画法．例えば，3種類のある薬物 A, B および C について，それぞれ投与方法を一定にして，1, 3 および 10 mg/kg の3種類の用量を用いてマウスの血圧に及ぼす効果について実験を行う場合，取り扱う因子として「薬物の種類」と「薬物の用量」の2因子（投与方法は一定，すなわち固定されているので）であるので，表17.2のように表すことができる．表中に表されている X1 Y1, X2 Y1, X3 Y1 等に所定の例数のマウスをランダムに割り当て，実験を行っていくことになる（合計9群となる）．

表17.2 二元配置法の例

血圧の変化

用量(因子X) 薬物(因子Y)	1 mg/kg(X1)	3 mg/kg(X2)	10 mg/kg(X3)
A(Y1)	X1 Y1	X2 Y1	X3 Y1
B(Y2)	X1 Y2	X2 Y2	X3 Y2
C(Y3)	X1 Y3	X2 Y3	X3 Y3

C 三元配置法あるいは多元配置法

三元配置法 three-way layout とは，取り扱う因子が3つの場合に用いられる配置計画法．例えば，3種類のある薬物 A, B および C について，それぞれ1, 3 および 10 mg/kg の3種類の用量を用い，経口投与，皮下投与あるいは静脈内投与した際のマウスの血圧に及ぼす効果について実験を行う場合，取り扱う因子として「薬物の種類」と「薬物の用量」および「投与方法」の3因子であるので，表17.3のように表すことができる．表中に表されている X1 Y1 Z1, X2 Y1 Z1, X3 Y1 Z1 等に所定の例数のマウスをランダムに割り当て，実験を行っていくことになる（合計27群となる）．なお，取り扱う因子が3つ以上の場合，**多元配置法** poly-way layout という．

表 17.3 三元配置法の例

血圧の変化

薬物(因子Y)	用量(因子X) 投与方法(因子Z)	1 mg/kg(X1)	3 mg/kg(X2)	10 mg/kg(X3)
A(Y1)	経口投与(Z1)	X1 Y1 Z1	X2 Y1 Z1	X3 Y1 Z1
	皮下投与(Z2)	X1 Y1 Z2	X2 Y1 Z2	X3 Y1 Z2
	静脈内投与(Z3)	X1 Y1 Z3	X2 Y1 Z3	X3 Y1 Z3
B(Y2)	経口投与(Z1)	X1 Y2 Z1	X2 Y2 Z1	X3 Y2 Z1
	皮下投与(Z2)	X1 Y2 Z2	X2 Y2 Z2	X3 Y2 Z2
	静脈内投与(Z3)	X1 Y2 Z3	X2 Y2 Z3	X3 Y2 Z3
C(Y3)	経口投与(Z1)	X1 Y3 Z1	X2 Y3 Z1	X3 Y3 Z1
	皮下投与(Z2)	X1 Y3 Z2	X2 Y3 Z2	X3 Y3 Z2
	静脈内投与(Z3)	X1 Y3 Z3	X2 Y3 Z3	X3 Y3 Z3

また，以上の例において，X1，X2，X3を因子Xの水準，Y1，Y2，Y3を因子Yの水準，Z1，Z2，Z3を因子Zの水準という．水準とは，因子の取りうる条件である．

D 乱塊法

乱塊法 randomized block design は，層別無作為配置法とも呼ばれ，実験全体をブロック因子で層別に分け，各ブロック内の実験を無作為化して行うようにする配置計画法．ブロックをもつ配置法で，すべての水準の組合せをブロックの数だけ実験することになる．ブロック因子が1つある場合に用いられる．例えば，上述の一元配置法の例に挙げた実験（表17.1）において，実験実施日をブロック因子として考慮する場合，表17.4のように各実験日に3種類の各薬物処置群について実験を行うこととし（すなわち，「薬物」という要因の各水準「薬物A」，「薬物B」および「薬物C」），表中に表されているD1 A, D1 B, D1 C等に所定の例数のマウスをランダムに割り当て，さらに，各実験日に用いる薬物の順番もランダムに行い，実験を行っていく．

表 17.4 乱塊法の例

実験日(因子D) \ 薬物	A	B	C
第1日目(D1)	D1 A	D1 B	D1 C
第2日目(D2)	D2 A	D2 B	D2 C
第3日目(D3)	D3 A	D3 B	D3 C

E ラテン方格法

表17.5のように，n 行 n 列の表に n 個の異なる記号を，各記号が各行および各列に1回だけ現れるように並べたものをラテン方格という．

表 17.5　ラテン方格の例

a	b	c
b	c	a
c	a	b

1	2	3	4
2	3	4	1
4	1	2	3
3	4	1	2

このラテン方格を実験計画法に応用したものが**ラテン方格配置法** Latin square design である．ラテン方格配置は，多元配置において，例えば三元配置における3因子のうちの2因子を二元配置に配列し，その中に残りの1因子を直交性の原理に基づいてはめ込んで，その効果を見ようとする配置である．表17.3を例にとってみよう．この表を少し簡略化すると表17.6のようになる．

表 17.6

		X1	X2	X3
Y1	Z1	X1 Y1 Z1	X2 Y1 Z1	X3 Y1 Z1
	Z2	X1 Y1 Z2	X2 Y1 Z2	X3 Y1 Z2
	Z3	X1 Y1 Z3	X2 Y1 Z3	X3 Y1 Z3
Y2	Z1	X1 Y2 Z1	X2 Y2 Z1	X3 Y2 Z1
	Z2	X1 Y2 Z2	X2 Y2 Z2	X3 Y2 Z2
	Z3	X1 Y2 Z3	X2 Y2 Z3	X3 Y2 Z3
Y3	Z1	X1 Y3 Z1	X2 Y3 Z1	X3 Y3 Z1
	Z2	X1 Y3 Z2	X2 Y3 Z2	X3 Y3 Z2
	Z3	X1 Y3 Z3	X2 Y3 Z3	X3 Y3 Z3

これを X，Y の2因子の二元配置として，ラテン方格の規則に従って因子 Z をはめ込む（すなわち，表17.6 の「下線のみ」，「二重下線のみ」，「下線なし」をそれぞれ集める）と，表17.7のように3つの配置を組むことができる（いずれもラテン方格になっていることを確認していただきたい）．

表 17.7

（表17.6の下線を集めたもの）

	X1	X2	X3
Y1	Z1	Z2	Z3
Y2	Z2	Z3	Z1
Y3	Z3	Z1	Z2

（表17.6の二重下線を集めたもの）

	X1	X2	X3
Y1	Z2	Z3	Z1
Y2	Z3	Z1	Z2
Y3	Z1	Z2	Z3

（表17.6の下線なしを集めたもの）

	X1	X2	X3
Y1	Z3	Z1	Z2
Y2	Z1	Z2	Z3
Y3	Z2	Z3	Z1

これをラテン方格に分解するといい，表17.7のいずれにおいても直交性の原理が成り立っており，因子間に交互作用がないときにはこの3つの配置のうちの1つを代表として実験を行うことができる．すなわち，当初の三元配置に組むと表17.3あるいは表17.6より27通りの実験を行わなければならないが，ラテン方格に分解することにより9通りで済ませることも可能となり，実験例数を1/3に減少させることができる．

このように，ラテン方格配置法は，組合せを減らしながら各因子の各水準が他のすべての因子の水準と組み合わせられるような方法となっている．

なお，二元配置法，多元配置法，乱塊法，ラテン方格法は，いずれも**直交型**の計画配置である．直交型配置とは，例えば表17.2の二元配置の例のように，2つの因子 X と Y を配列すると，X の各水準は Y の各水準と，Y の各水準は X の各水準と必ず1回だけ組み合わせられる，という配置である．

F 逐次的計画

逐次的計画 sequential method とは，第1回目に行う実験結果が短時間で判明する場合は，その第1回目の実験結果を見てそれ以降の実験を進めるというように，逐次的に実験を進める方法．実験計画段階で例数を決めて行う方法 fixed method と比較して，実験例数や手間を省くことが可能となる．

17.3　収集したデータを解析するステップ

実験を行って得られたデータは，次のステップとして統計学的な分析を行うことになる．例えば，2つの母集団の平均値について有意差検定を行うのであれば t 検定，3つ以上の母集団の平均値について有意差検定を行うのであれば分散分析が用いられる．後者の分散分析の後，質的因子の比較には多重比較検定，量的因子の比較には回帰分析などの手法が用いられる．しかし，データを取り終わってからどのような統計解析法を用いるかを決定するのは正しくなく，本来は，実験の計画段階でデータを分析するための統計学的推定，統計学的検定方法の目処を立てておかなければならない．各種検定方法の詳細については他章を参考にすること．

17.4　検定のデザイン

動物実験等の生物学的検定において，「標準物質と検体の用量数の組合せ」を検定のデザインという．ここで，「標準物質」は効果・効力が既知の薬物，「検体」は効果・効力が不明の薬物，新規合成物質などで，"効力既知の薬物と比較して新規の薬物にどのくらいの効力があるかを検討する実験"をイメージするとわかりやすいかもしれない．以下に各種デザイン法を挙げるが，効率よく検定を行うためには，目的に最も適した必要かつ十分なデザインを実験計画の段階で選ぶことが重要となってくる．

17.4.1　2 点法（1-1 検定）

2 点法 two-point design とは，標準物質，検体とも，それぞれ1用量（*in vivo* 試験の場合）あるいは1濃度（*in vitro* 試験の場合．以下，「用量」とのみ書くが，*in vitro* 試験の場合「濃度」と置き換えること）のみを用いて，標準物質と検体の効力を比較する検定デザイン．

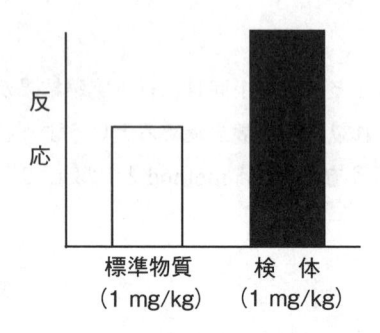

図 17.1　2 点法（1-1 検定）の実験結果のイメージ

17.4.2　3 点法（2-1 検定）

3 点法 three-point design とは，標準物質2用量と検体1用量を用いて，標準物質と検体の効力を比較する検定デザイン．図 17.2 のように，検体の用量は，検体による効果が標準物質の2つの用量の効果の間に入るように設定するのが一般的であり，したがって，本実験を行う前に予備実験が必要になることがある．得られた結果から，標準物質と検体の効力比を求めることも可能であるが，より高い精度を得るためには，以下の4点法以上の方法を用いるべきである．

なお，3点法という場合，盲検 blank，標準物質および検体の各1用量を用いる 1-1-1 勾配比検定法もあるので，注意を要する．

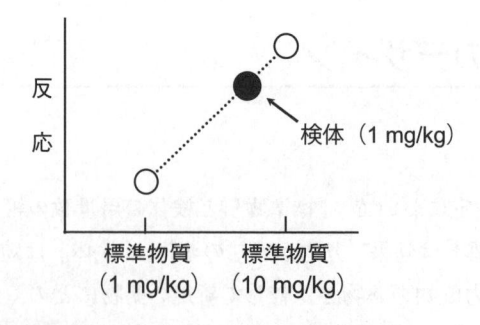

図 17.2　3 点法（2-1 検定）の実験結果のイメージ

17.4.3　4点法（2-2検定）（2×2検定 two by two assay）

　4点法 four-point design とは，最もよく用いられる検定デザインの1つで，標準物質，検体ともに2用量ずつ用い，両者の用量比は等しくとるのが一般的である．結果は図17.3のようにグラフ化することができ，2本の対数用量-反応曲線の平行性 parallelism が成り立つ場合，その2曲線の水平距離として効力比を算出することができる．また，例えば，含有有効成分は同一であるがその有効成分量に違いがある場合は平行性が成立するが，含有有効成分自体が異なる物質である場合は平行性が成立しない場合が多いので，平行性を検定することにより有効成分の相違を類推することも可能となる．

　4点法では，標準物質，検体のそれぞれ2用量しか用いていないので，各々の対数用量-反応関係の直線性を見ることはできない．しかし，経験的にある範囲内の用量で直線性が得られることがわかっている場合や，予備実験で直線性を示す用量範囲の情報がある場合，その範囲内の用量を用いた4点法による検定は有効である．

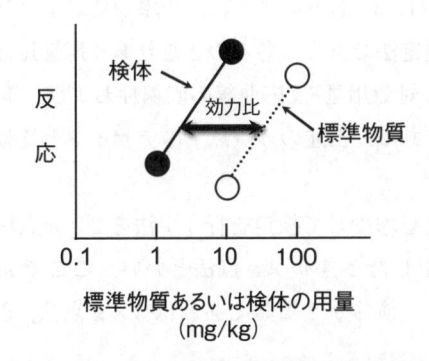

図 17.3　4点法（2-2検定）の実験結果のイメージ
2つの曲線に平行性が成立する場合，その水平距離から効力比を算出することが可能．

17.4.4　5点法（3-2検定）

　5点法 five-point design とは，標準物質3用量と検体2用量（図17.4のような例），あるいは標準物質2用量と検体3用量を用いて実験を行う検定法である．各々のとなりあう用量比はすべて等しくなるようにとるのが一般的である．4点法と同様，平行性を検定した上で効力比を求めることが可能である．

　なお，5点法という場合，盲検1用量と，標準物質，検体の各2用量を用いる1-2-2勾配比検定法もあるので，注意を要する．

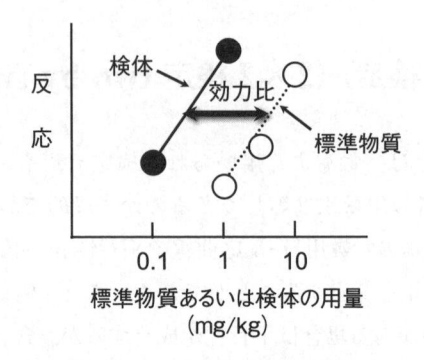

図17.4　5点法（3-2検定）の実験結果のイメージ
標準物質3用量（○）と検体2用量（●）の例．

17.4.5　6点法（3-3検定）（2×3検定 two by three assay）

6点法 six-point design とは，図17.5のように，標準物質および検体とも，それぞれ高，中，低の3用量ずつ用いて行う検定法である．各々のとなりあう用量比はすべて等しくなるようにとるのが一般的である．各々の対数用量−反応曲線の直線性および二群の曲線（直線）の平行性について検定することが可能である．上述の5点以下のデザインと比較して，より精度の高い検定を行うことが可能となる．

さらに必要に応じて用量数を増やして検定を行う手法を $2 \times n$ 点法という．また，検体の種類を1つだけでなくさらに増やしたとき $m \times n$ 点法といい，ここで $m =$ [標準物質の数（通常1）] + [検体の種類の数] である（検体が2種類であれば $3 \times n$ 点法，3種類であれば $4 \times n$ 点法など）．

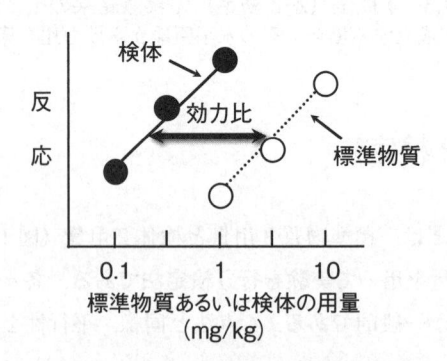

図17.5　6点法（3-3検定）の実験結果のイメージ

17.4.6　交叉試験法

2群の動物（あるいは，摘出臓器や細胞など）に対して，図17.6のように第1回目と第2回目の処置で標準物質と検体を入れ替えて実験する方法を**交叉試験法** crossover design という．こ

の試験法を使用することができる条件として，同一動物（あるいは，摘出臓器や細胞など）に繰り返し処置を行っても，その反応性に変化を与えないような標準物質や検体である必要がある．利点として，動物の個体差などによるばらつきをある程度制御できること，使用例数を少なくすることが可能，などが挙げられる．

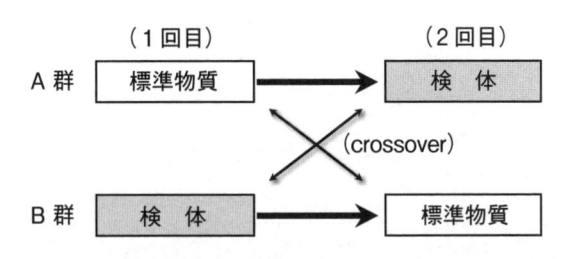

```
            （1回目）            （2回目）
   A群   ┌─────────┐      ┌─────────┐
        │ 標準物質 │ ───→ │  検 体  │
        └─────────┘      └─────────┘
                   ╲    ╱  (crossover)
                    ╳
                   ╱    ╲
        ┌─────────┐      ┌─────────┐
   B群  │  検 体  │ ───→ │ 標準物質 │
        └─────────┘      └─────────┘
```

図 17.6　交叉試験法のイメージ

図中に示したように，2群間で処置が交叉 crossover するので，交叉試験法という．

参考文献

1) 吉村功,大森崇,寒水孝司著：医学・薬学・健康の統計学　理論の実用に向けて,サイエンティスト社
2) 永田靖,吉田道弘著：統計的多重比較法の基礎,サイエンティスト社
3) 広津千尋著：医学・薬学データの統計解析―データの整理から交互作用多重比較まで,東京大学出版
4) 吉村功,大森崇,寒水孝司著：医学・薬学・健康の統計学―理論の実用に向けて,サイエンティスト社
5) 吉村功編著：毒性・薬効データの統計解析―事例研究によるアプローチ,サイエンティスト社
6) 松野純男著：PRACTICAL 薬学統計解析,京都廣川書店
7) 佐久間昭著：医薬統計 Q&A,金原出版
8) 中澤港著：R による統計解析の基礎,ピアソン・エデュケーション
9) 浜田知久馬監修：実用 SAS 生物統計ハンドブック,サイエンティスト社
10) 加納克己,高橋秀人著：基礎医学統計学,南江堂
11) 石村貞夫,石村光資郎著：入門はじめての分散分析と多重比較,東京図書
12) 栗原伸一著：入門統計学,オーム社
13) 長田　理著：実例で考える統計解析の落とし穴,克誠堂出版
15) MEPHAS：http://www.gen-info.osaka-u.ac.jp/testdocs/tomocom/
16) 疫学辞典 第3版,日本公衆衛生協会,2000 年
17) はじめて学ぶやさしい疫学,南江堂,2002 年
18) 疫学―基礎から学ぶために,南江堂,1996 年
19) 医学探偵ジョン・スノウ―コレラとブロードストリートの井戸の謎,日本評論社,2009 年
20) Dawber TR *et al.* Coronary heart disease in the Framingham study. *Am J Public Health.* 1957；**47**：4-24.
21) Dawber TR *et al.* Some factors associated with the development of coronary heart disease: six years' follow-up experience in the Framingham study. *Am J Public Health.* 1959；**49**：1349-56.
22) Kannel WB *et al.* Psychosocial and other features of coronary heart disease：insights from the Framingham Study. *Am Heart J.* 1986；**112**：1066-73.
23) Francis T Jr, *et al..* An evaluation of the 1954 poliomyelitis vaccine trial -Summary report. *Am J Public Health.* 1955；**45**：1-63
24) Puska P *et al.* Changes in coronary risk factors during comprehensive five-year community programme to control cardiovascular disease (North Karelia project). *BMJ.* 1979；11173-78.
25) コクラン共同計画（http://www.cochrane.org/）
26) Japan Arteriosclerosis Longitudinal Study（http://jals.gr.jp/）

27) 疫学辞典　第3版, 日本公衆衛生協会, 2000
28) はじめて学ぶやさしい疫学, 南江堂, 2002
29) 疫学　基礎から学ぶために, 南江堂, 1996
30) Obata Y. *et al.*, Diagnostic accuracy of serologic kits for *Helicobacter pylori* infection with the same assay system but different antigens in a Japanese patient population. *J. Med. Microbiol.* 2003 ; 52 : 889-892.

付表1　正規分布表（片側）

（Z から α を求める）

$$Z \to \alpha = \frac{1}{\sqrt{2\pi}} \int_{Z}^{x} -e^{-\frac{x}{2}} dx$$

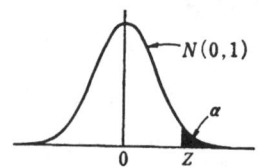

Z	0	1	2	3	4	5	6	7	8	9
0.0	0.5000	0.4960	0.4920	0.4880	0.4840	0.4801	0.4761	0.4721	0.4681	0.4641
0.1	0.4602	0.4562	0.4522	0.4483	0.4443	0.4404	0.4364	0.4325	0.4286	0.4247
0.2	0.4207	0.4168	0.4129	0.4090	0.4052	0.4013	0.3974	0.3936	0.3897	0.3859
0.3	0.3821	0.3783	0.3745	0.3707	0.3669	0.3632	0.3594	0.3557	0.3520	0.3483
0.4	0.3446	0.3409	0.3372	0.3336	0.3300	0.3264	0.3228	0.3192	0.3156	0.3121
0.5	0.3085	0.3050	0.3015	0.2981	0.2946	0.2912	0.2877	0.2843	0.2810	0.2776
0.6	0.2743	0.2709	0.2676	0.2643	0.2611	0.2578	0.2546	0.2514	0.2483	0.2451
0.7	0.2420	0.2389	0.2358	0.2327	0.2296	0.2266	0.2236	0.2206	0.2177	0.2148
0.8	0.2119	0.2090	0.2061	0.2033	0.2005	0.1977	0.1949	0.1922	0.1894	0.1867
0.9	0.1841	0.1814	0.1788	0.1762	0.1736	0.1711	0.1685	0.1660	0.1635	0.1611
1.0	0.1587	0.1562	0.1539	0.1515	0.1492	0.1469	0.1446	0.1423	0.1401	0.1379
1.1	0.1357	0.1335	0.1314	0.1292	0.1271	0.1251	0.1230	0.1210	0.1190	0.1170
1.2	0.1151	0.1131	0.1112	0.1093	0.1075	0.1056	0.1038	0.1020	0.1003	0.0985
1.3	0.0968	0.0951	0.0934	0.0918	0.0901	0.0885	0.0869	0.0853	0.0838	0.0823
1.4	0.0808	0.0793	0.0778	0.0764	0.0749	0.0735	0.0721	0.0708	0.0694	0.0681
1.5	0.0668	0.0655	0.0643	0.0630	0.0618	0.0606	0.0594	0.0582	0.0571	0.0559
1.6	0.0548	0.0537	0.0526	0.0516	0.0505	0.0495	0.0485	0.0475	0.0465	0.0455
1.7	0.0446	0.0436	0.0427	0.0418	0.0409	0.0401	0.0392	0.0384	0.0375	0.0367
1.8	0.0359	0.0351	0.0344	0.0336	0.0329	0.0322	0.0314	0.0307	0.0301	0.0294
1.9	0.0287	0.0281	0.0274	0.0268	0.0262	0.0256	0.0250	0.0244	0.0239	0.0233
2.0	0.0228	0.0222	0.0217	0.0212	0.0207	0.0202	0.0197	0.0192	0.0188	0.0183
2.1	0.0179	0.0174	0.0170	0.0166	0.0162	0.0158	0.0154	0.0150	0.0146	0.0143
2.2	0.0139	0.0136	0.0132	0.0129	0.0125	0.0122	0.0119	0.0116	0.0113	0.0110
2.3	0.0107	0.0104	0.0102	0.0099	0.0096	0.0094	0.0091	0.0089	0.0087	0.0084
2.4	0.0082	0.0080	0.0078	0.0075	0.0073	0.0071	0.0069	0.0068	0.0066	0.0064
2.5	0.0062	0.0060	0.0059	0.0057	0.0055	0.0054	0.0052	0.0051	0.0049	0.0048
2.6	0.0047	0.0045	0.0044	0.0043	0.0041	0.0040	0.0039	0.0038	0.0037	0.0036
2.7	0.0035	0.0034	0.0033	0.0032	0.0031	0.0030	0.0029	0.0028	0.0027	0.0026
2.8	0.0026	0.0025	0.0024	0.0023	0.0023	0.0022	0.0021	0.0021	0.0020	0.0019
2.9	0.0019	0.0018	0.0018	0.0017	0.0016	0.0016	0.0015	0.0015	0.0014	0.0014
3.0	0.0013	0.0013	0.0013	0.0012	0.0012	0.0011	0.0011	0.0011	0.0010	0.0010
3.1	0.0010	0.0009	0.0009	0.0009	0.0008	0.0008	0.0008	0.0008	0.0007	0.0007
3.2	0.0007	0.0007	0.0006	0.0006	0.0006	0.0006	0.0006	0.0005	0.0005	0.0005
3.3	0.0005	0.0005	0.0005	0.0004	0.0004	0.0004	0.0004	0.0004	0.0004	0.0003
3.4	0.0003	0.0003	0.0003	0.0003	0.0003	0.0003	0.0003	0.0003	0.0003	0.0002
3.5	0.0002	0.0002	0.0002	0.0002	0.0002	0.0002	0.0002	0.0002	0.0002	0.0002
3.6	0.0002	0.0002	0.0001	0.0001	0.0001	0.0001	0.0001	0.0001	0.0001	0.0001
3.7	0.0001	0.0001	0.0001	0.0001	0.0001	0.0001	0.0001	0.0001	0.0001	0.0001
3.8	0.0001	0.0001	0.0001	0.0001	0.0001	0.0001	0.0001	0.0001	0.0001	0.0000

William H. B. : Handbook of Tables for Probability and Statistics. 2nd Ed., pp. 125~135, Chemical Rubber Co. (1974) より抜粋.

付表2 t分布表

ϕ = 自由度

確率水準：α = 両側，$\alpha/2$ = 片側

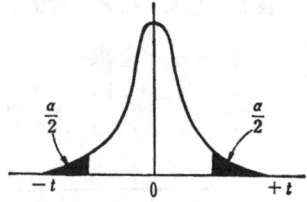

ϕ \ α ($\alpha/2$)	0.9 (0.45)	0.8 (0.4)	0.7 (0.35)	0.6 (0.3)	0.5 (0.25)	0.4 (0.2)	0.3 (0.15)	0.2 (0.1)	0.1 (0.05)	0.05 (0.025)	0.02 (0.01)	0.01 (0.005)	0.001 (0.0005)
1	0.158	0.325	0.510	0.727	1.000	1.376	1.963	3.078	6.314	12.706	31.821	63.657	636.619
2	0.142	0.289	0.445	0.617	0.816	1.061	1.386	1.886	2.920	4.303	6.965	9.925	31.598
3	0.137	0.277	0.424	0.584	0.765	0.978	1.250	1.638	2.353	3.182	4.541	5.841	12.941
4	0.134	0.271	0.414	0.569	0.741	0.941	1.190	1.533	2.132	2.776	3.747	4.604	8.610
5	0.132	0.267	0.408	0.559	0.727	0.920	1.156	1.476	2.015	2.571	3.365	4.032	6.859
6	0.131	0.265	0.404	0.553	0.718	0.906	1.134	1.440	1.943	2.447	3.143	3.707	5.959
7	0.130	0.263	0.402	0.549	0.711	0.896	1.119	1.415	1.895	2.365	2.998	3.499	5.405
8	0.130	0.262	0.399	0.546	0.706	0.889	1.108	1.397	1.860	2.306	2.896	3.355	5.041
9	0.129	0.261	0.398	0.543	0.703	0.883	1.100	1.383	1.833	2.262	2.821	3.250	4.781
10	0.129	0.260	0.397	0.542	0.700	0.879	1.093	1.372	1.812	2.228	2.764	3.169	4.587
11	0.129	0.260	0.396	0.540	0.697	0.876	1.088	1.363	1.796	2.201	2.718	3.106	4.437
12	0.128	0.259	0.395	0.539	0.695	0.873	1.083	1.356	1.782	2.179	2.681	3.055	4.318
13	0.128	0.259	0.394	0.538	0.694	0.870	1.079	1.350	1.771	2.160	2.650	3.012	4.221
14	0.128	0.258	0.393	0.537	0.692	0.868	1.076	1.345	1.761	2.145	2.624	2.977	4.140
15	0.128	0.258	0.393	0.536	0.691	0.866	1.074	1.341	1.753	2.131	2.602	2.947	4.073
16	0.128	0.258	0.932	0.535	0.690	0.865	1.071	1.337	1.746	2.120	2.583	2.921	4.015
17	0.128	0.257	0.392	0.534	0.689	0.863	1.069	1.333	1.740	2.110	2.567	2.898	3.965
18	0.127	0.257	0.392	0.534	0.688	0.862	1.067	1.330	1.734	2.101	2.552	2.878	3.922
19	0.127	0.257	0.391	0.533	0.688	0.861	1.066	1.328	1.729	2.093	2.539	2.861	3.883
20	0.127	0.257	0.391	0.533	0.687	0.860	1.064	1.325	1.725	2.086	2.528	2.845	3.850
21	0.127	0.257	0.391	0.532	0.686	0.859	1.063	1.323	1.721	2.080	2.518	2.831	3.819
22	0.127	0.256	0.390	0.532	0.686	0.858	1.061	1.321	1.717	2.074	2.508	2.819	3.792
23	0.127	0.256	0.390	0.532	0.685	0.858	1.060	1.319	1.714	2.069	2.500	2.807	3.767
24	0.127	0.256	0.390	0.531	0.685	0.857	1.059	1.318	1.711	2.064	2.492	2.797	3.745
25	0.127	0.256	0.390	0.531	0.684	0.856	1.058	1.316	1.708	2.060	2.485	2.787	3.725
26	0.127	0.256	0.390	0.531	0.684	0.856	1.058	1.315	1.706	2.056	2.479	2.779	3.707
27	0.127	0.256	0.389	0.531	0.684	0.855	1.057	1.314	1.703	2.052	2.473	2.771	3.690
28	0.127	0.256	0.389	0.530	0.683	0.855	1.056	1.313	1.701	2.048	2.467	2.763	3.674
29	0.127	0.256	0.389	0.530	0.683	0.854	1.055	1.311	1.699	2.045	2.462	2.756	3.659
30	0.127	0.256	0.389	0.530	0.683	0.854	1.055	1.310	1.697	2.042	2.457	2.750	3.646
40	0.126	0.255	0.388	0.529	0.681	0.851	1.050	1.303	1.684	2.021	2.423	2.704	3.551
60	0.126	0.254	0.387	0.527	0.679	0.848	1.046	1.296	1.671	2.000	2.390	2.660	3.460
120	0.126	0.254	0.386	0.526	0.677	0.845	1.041	1.289	1.658	1.980	2.358	2.617	3.373
∞	0.126	0.253	0.385	0.524	0.674	0.842	1.036	1.282	1.645	1.960	2.326	2.576	3.291

Fisher, R. A. and Yates, F. : Statistical Tables for Biological, Agricultural and Medical Research (Oliver & Boyd Ltd. 1948) の第3表より引用.

付表3 χ^2分布表

ϕ = 自由度
α = 確率水準（両側）

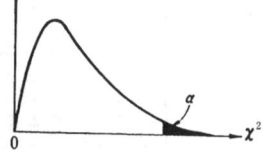

ϕ \ α	0.995	0.990	0.975	0.950	0.900	0.100	0.050	0.025	0.010	0.005	0.001
1	393×10^{-7}	157×10^{-6}	982×10^{-6}	393×10^{-5}	0.01579	2.706	3.841	5.024	6.635	7.879	10.83
2	0.01003	0.02010	0.05064	0.1026	0.2107	4.605	5.991	7.378	9.210	10.60	13.82
3	0.07172	0.1148	0.2158	0.3518	0.5844	6.251	7.815	9.348	11.34	12.84	16.27
4	0.2070	0.2971	0.4844	0.7107	1.064	7.779	9.488	11.14	13.28	14.86	18.47
5	0.4117	0.5543	0.8312	1.145	1.610	9.236	11.07	12.83	15.09	16.75	20.52
6	0.6757	0.8721	1.237	1.635	2.204	10.64	12.59	14.45	16.81	18.55	22.46
7	0.9893	1.239	1.690	2.167	2.833	12.02	14.07	16.01	18.48	20.28	24.32
8	1.344	1.646	2.180	2.733	3.490	13.36	15.51	17.53	20.09	21.96	26.12
9	1.735	2.088	2.700	3.325	4.168	14.68	16.92	19.02	21.67	23.59	27.88
10	2.156	2.558	3.247	3.940	4.865	15.99	18.31	20.48	23.21	25.19	29.59
11	2.603	3.053	3.816	4.575	5.578	17.28	19.68	21.92	24.73	26.76	31.26
12	3.074	3.571	4.404	5.226	6.304	18.55	21.03	23.34	26.22	28.30	32.91
13	3.565	4.107	5.009	5.892	7.042	19.81	22.36	24.74	27.69	29.82	34.53
14	4.075	4.660	5.629	6.571	7.790	21.06	23.68	26.12	29.14	31.32	36.12
15	4.601	5.229	6.262	7.261	8.547	22.31	25.00	27.49	30.58	32.80	37.70
16	5.142	5.812	6.908	7.962	9.312	23.54	26.30	28.85	32.00	34.27	39.25
17	5.697	6.408	7.564	8.672	10.09	24.77	27.59	30.19	33.41	35.72	40.79
18	6.265	7.015	8.231	9.390	10.86	25.99	28.87	31.53	34.81	37.16	42.31
19	6.844	7.633	8.907	10.12	11.65	27.20	30.14	32.85	36.19	38.58	43.82
20	7.434	8.260	9.591	10.85	12.44	28.41	31.41	34.17	37.57	40.00	45.31
21	8.034	8.897	10.28	11.59	13.24	29.62	32.67	35.48	38.93	41.40	46.80
22	8.643	9.542	10.98	12.34	14.04	30.81	33.92	36.78	40.29	42.80	48.27
23	9.260	10.20	11.69	13.09	14.85	32.01	35.17	38.08	41.64	44.18	49.73
24	9.886	10.86	12.40	13.85	15.66	33.20	36.42	39.36	42.98	45.56	51.18
25	10.52	11.52	13.12	14.61	16.47	34.38	37.65	40.65	44.31	46.93	52.62
26	11.16	12.20	13.84	15.38	17.29	35.56	38.89	41.92	45.64	48.29	54.05
27	11.81	12.88	14.57	16.15	18.11	36.74	40.11	43.19	46.96	49.64	55.48
28	12.46	13.56	15.31	16.93	18.94	37.92	41.34	44.46	48.28	50.99	56.89
29	13.12	14.26	16.05	17.71	19.77	39.09	42.56	45.72	49.59	52.34	58.30
30	13.79	14.95	16.79	18.49	20.60	40.26	43.77	46.98	50.89	53.67	59.70
40	20.71	22.16	24.43	26.51	29.05	51.81	55.76	59.34	63.69	66.77	73.40
50	27.99	29.71	32.36	34.76	37.69	63.17	67.50	71.42	76.15	79.49	86.66
60	35.53	37.48	40.48	43.19	46.46	74.40	79.08	83.30	88.38	91.95	99.61
70	43.28	45.44	48.76	51.74	55.33	85.53	90.53	95.02	100.4	104.2	112.3
80	51.17	53.54	57.15	60.39	64.28	96.58	101.9	106.6	112.3	116.3	124.8
90	59.20	61.75	65.65	69.13	73.29	107.6	113.1	118.1	124.1	128.3	137.2
100	67.33	70.06	74.22	77.93	82.36	118.5	124.3	129.6	135.8	140.2	149.4
Y_α	−2.576	−2.326	−1.960	−1.645	−1.282	1.282	1.645	1.960	2.326	2.576	3.090

$\phi > 30$ のときは $\sqrt{\chi^2} - \sqrt{2\cdot\phi-1} = Z$ がほぼ正規分布することを利用して検定してもよい.
また, $\phi > 100$ のときは次式によって χ^2 値を計算してもよい.

$$\chi^2_\phi(\alpha) = \left(Y_\alpha + \sqrt{2\cdot\phi-1}\right)^2/2$$

Biometrika Tables for Statisticians, Vol. 1, pp. 130~131, 1976 より引用.

付表 4-1 F分布表

ϕ_1 = 第一自由度, ϕ_2 = 第二自由度
α : 上段 = 5%, 下段 = 2.5%

ϕ_2 \ ϕ_1	1	2	3	4	5	6	7	8	9	10	12	15	20	30	40	60	120	∞
1	161.4 647.8	199.5 799.5	215.7 864.2	224.6 899.6	230.2 921.8	234.0 937.1	236.8 948.2	238.9 956.7	240.5 963.3	241.9 968.6	243.9 976.7	245.9 984.9	248.0 993.1	250.1 1001	251.1 1006	252.2 1010	253.3 1014	254.3 1018
2	18.51 38.51	19.00 39.00	19.16 39.17	19.25 39.25	19.30 39.30	19.33 39.33	19.35 39.36	19.37 39.37	19.38 39.39	19.40 39.40	19.41 39.41	19.43 39.43	19.45 39.45	19.46 39.46	19.47 39.47	19.48 39.48	19.49 39.49	19.50 39.50
3	10.13 17.44	9.55 16.04	9.28 15.44	9.12 15.10	9.01 14.88	8.94 14.73	8.89 14.62	8.85 14.54	8.81 14.47	8.79 14.42	8.74 14.34	8.70 14.25	8.66 14.17	8.62 14.08	8.59 14.04	8.57 13.99	8.55 13.95	8.53 13.90
4	7.71 12.22	6.94 10.65	6.59 9.98	6.39 9.60	6.26 9.36	6.16 9.20	6.09 9.07	6.04 8.98	6.00 8.90	5.96 8.84	5.91 8.75	5.86 8.66	5.80 8.56	5.75 8.46	5.72 8.41	5.69 8.36	5.66 8.31	5.63 8.26
5	6.61 10.01	5.79 8.43	5.41 7.76	5.19 7.39	5.05 7.15	4.95 6.98	4.88 6.85	4.82 6.76	4.77 6.68	4.74 6.62	4.68 6.52	4.62 6.43	4.56 6.33	4.50 6.23	4.46 6.18	4.43 6.12	4.40 6.07	4.36 6.02
6	5.99 8.81	5.14 7.26	4.76 6.60	4.53 6.23	4.39 5.99	4.28 5.82	4.21 5.70	4.15 5.60	4.10 5.52	4.06 5.46	4.00 5.37	3.94 5.27	3.87 5.17	3.81 5.07	3.77 5.01	3.74 4.96	3.70 4.90	3.67 4.85
7	5.59 8.07	4.74 6.54	4.35 5.89	4.12 5.52	3.97 5.29	3.87 5.12	3.79 4.99	3.73 4.90	3.68 4.82	3.64 4.76	3.57 4.67	3.51 4.57	3.44 4.47	3.38 4.36	3.34 4.31	3.30 4.25	3.27 4.20	3.23 4.14
8	5.32 7.57	4.46 6.06	4.07 5.42	3.84 5.05	3.69 4.82	3.58 4.65	3.50 4.53	3.44 4.43	3.39 4.36	3.35 4.30	3.28 4.20	3.22 4.10	3.15 4.00	3.08 3.89	3.04 3.84	3.01 3.78	2.97 3.73	2.93 3.67
9	5.12 7.21	4.26 5.71	3.86 5.08	3.63 4.72	3.48 4.48	3.37 4.32	3.29 4.20	3.23 4.10	3.18 4.03	3.14 3.96	3.07 3.87	3.01 3.77	2.94 3.67	2.86 3.56	2.83 3.51	2.79 3.45	2.75 3.39	2.71 3.33
10	4.96 6.94	4.10 5.46	3.71 4.83	3.48 4.47	3.33 4.24	3.22 4.07	3.14 3.95	3.07 3.85	3.02 3.78	2.98 3.72	2.91 3.62	2.85 3.52	2.77 3.42	2.70 3.31	2.66 3.26	2.62 3.20	2.58 3.14	2.54 3.08
11	4.84 6.72	3.98 5.26	3.59 4.63	3.36 4.28	3.20 4.04	3.09 3.88	3.01 3.76	2.95 3.66	2.90 3.59	2.85 3.53	2.79 3.43	2.72 3.33	2.65 3.23	2.57 3.12	2.53 3.06	2.49 3.00	2.45 2.94	2.40 2.88
12	4.75 6.55	3.89 5.10	3.49 4.47	3.26 4.12	3.11 3.89	3.00 3.73	2.91 3.61	2.85 3.51	2.80 3.44	2.75 3.37	2.69 3.28	2.62 3.18	2.54 3.07	2.47 2.96	2.43 2.91	2.38 2.85	2.34 2.79	2.30 2.72
13	4.67 6.41	3.81 4.97	3.41 4.35	3.18 4.00	3.03 3.77	2.92 3.60	2.83 3.48	2.77 3.39	2.71 3.31	2.67 3.25	2.60 3.15	2.53 3.05	2.46 2.95	2.38 2.84	2.34 2.78	2.30 2.72	2.25 2.66	2.21 2.60
14	4.60 6.30	3.74 4.86	3.34 4.24	3.11 3.89	2.96 3.66	2.85 3.50	2.76 3.38	2.70 3.29	2.65 3.21	2.60 3.15	2.53 3.05	2.46 2.95	2.39 2.84	2.31 2.73	2.27 2.67	2.22 2.61	2.18 2.55	2.13 2.49
15	4.54 6.20	3.68 4.77	3.29 4.15	3.06 3.80	2.90 3.58	2.79 3.41	2.71 3.29	2.64 3.20	2.59 3.12	2.54 3.06	2.48 2.96	2.40 2.86	2.33 2.76	2.25 2.64	2.20 2.59	2.16 2.52	2.11 2.46	2.07 2.40
16	4.49 6.12	3.63 4.69	3.24 4.08	3.01 3.73	2.85 3.50	2.74 3.34	2.66 3.22	2.59 3.12	2.54 3.05	2.49 2.99	2.42 2.89	2.35 2.79	2.28 2.68	2.19 2.57	2.15 2.51	2.11 2.45	2.06 2.38	2.01 2.32

Biometrika Tables for Statisticians, Vol. 1, pp. 171~174, 1976 より引用。

付表 4-1 (続き)

ϕ_2 \ ϕ_1	1	2	3	4	5	6	7	8	9	10	12	15	20	30	40	60	120	∞
17	4.45 6.04	3.59 4.62	3.20 4.01	2.96 3.66	2.81 3.44	2.70 3.28	2.61 3.16	2.55 3.06	2.49 2.98	2.45 2.92	2.38 2.82	2.31 2.72	2.23 2.62	2.15 2.50	2.10 2.44	2.06 2.38	2.01 2.32	1.96 2.25
18	4.41 5.98	3.55 4.56	3.16 3.95	2.93 3.61	2.77 3.38	2.66 3.22	2.58 3.10	2.51 3.01	2.46 2.93	2.41 2.87	2.34 2.77	2.27 2.67	2.19 2.56	2.11 2.44	2.06 2.38	2.02 2.32	1.97 2.26	1.92 2.19
19	4.38 5.92	3.52 4.51	3.13 3.90	2.90 3.56	2.74 3.33	2.63 3.17	2.54 3.05	2.48 2.96	2.42 2.88	2.38 2.82	2.31 2.72	2.23 2.62	2.16 2.51	2.07 2.39	2.03 2.33	1.98 2.27	1.93 2.20	1.88 2.13
20	4.35 5.87	3.49 4.46	3.10 3.86	2.87 3.51	2.71 3.29	2.60 3.13	2.51 3.01	2.45 2.91	2.39 2.84	2.35 2.77	2.28 2.68	2.20 2.57	2.12 2.46	2.04 2.35	1.99 2.29	1.95 2.22	1.90 2.16	1.84 2.09
21	4.32 5.83	3.47 4.42	3.07 3.82	2.84 3.48	2.68 3.25	2.57 3.09	2.49 2.97	2.42 2.87	2.37 2.80	2.32 2.73	2.25 2.64	2.18 2.53	2.10 2.42	2.01 2.31	1.96 2.25	1.92 2.18	1.87 2.11	1.81 2.04
22	4.30 5.79	3.44 4.38	3.05 3.78	2.82 3.44	2.66 3.22	2.55 3.05	2.46 2.93	2.40 2.84	2.34 2.76	2.30 2.70	2.23 2.60	2.15 2.50	2.07 2.39	1.98 2.27	1.94 2.21	1.89 2.14	1.84 2.08	1.78 2.00
23	4.28 5.75	3.42 4.35	3.03 3.75	2.80 3.41	2.64 3.18	2.53 3.02	2.44 2.90	2.37 2.81	2.32 2.73	2.27 2.67	2.20 2.57	2.13 2.47	2.05 2.36	1.96 2.24	1.91 2.18	1.86 2.11	1.81 2.04	1.76 1.97
24	4.26 5.72	3.40 4.32	3.01 3.72	2.78 3.38	2.62 3.15	2.51 2.99	2.42 2.87	2.36 2.78	2.30 2.70	2.25 2.64	2.18 2.54	2.11 2.44	2.03 2.33	1.94 2.21	1.89 2.15	1.84 2.08	1.79 2.01	1.73 1.94
25	4.24 5.69	3.39 4.29	2.99 3.69	2.76 3.35	2.60 3.13	2.49 2.97	2.40 2.85	2.34 2.75	2.28 2.68	2.24 2.61	2.16 2.51	2.09 2.41	2.01 2.30	1.92 2.18	1.87 2.12	1.82 2.05	1.77 1.98	1.71 1.91
26	4.23 5.66	3.37 4.27	2.98 3.67	2.74 3.33	2.59 3.10	2.47 2.94	2.39 2.82	2.32 2.73	2.27 2.65	2.22 2.59	2.15 2.49	2.07 2.39	1.99 2.28	1.90 2.16	1.85 2.09	1.80 2.03	1.75 1.95	1.69 1.88
27	4.21 5.63	3.35 4.24	2.96 3.65	2.73 3.31	2.57 3.08	2.46 2.92	2.37 2.80	2.31 2.71	2.25 2.63	2.20 2.57	2.13 2.47	2.06 2.36	1.97 2.25	1.88 2.13	1.84 2.07	1.79 2.00	1.73 1.93	1.67 1.85
28	4.20 5.61	3.34 4.22	2.95 3.63	2.71 3.29	2.56 3.06	2.45 2.90	2.36 2.78	2.29 2.69	2.24 2.61	2.19 2.55	2.12 2.45	2.04 2.34	1.96 2.23	1.87 2.11	1.82 2.05	1.77 1.98	1.71 1.91	1.65 1.83
29	4.18 5.59	3.33 4.20	2.93 3.61	2.70 3.27	2.55 3.04	2.43 2.88	2.35 2.76	2.28 2.67	2.22 2.59	2.18 2.53	2.10 2.43	2.03 2.32	1.94 2.21	1.85 2.09	1.81 2.03	1.75 1.96	1.70 1.89	1.64 1.81
30	4.17 5.57	3.32 4.18	2.92 3.59	2.69 3.25	2.53 3.03	2.42 2.87	2.33 2.75	2.27 2.65	2.21 2.57	2.16 2.51	2.09 2.41	2.01 2.31	1.93 2.20	1.84 2.07	1.79 2.01	1.74 1.94	1.68 1.87	1.62 1.79
40	4.08 5.42	3.23 4.05	2.84 3.46	2.61 3.13	2.45 2.90	2.34 2.74	2.25 2.62	2.18 2.53	2.12 2.45	2.08 2.39	2.00 2.29	1.92 2.18	1.84 2.07	1.74 1.94	1.69 1.88	1.64 1.80	1.58 1.72	1.51 1.64
60	4.00 5.29	3.15 3.93	2.76 3.34	2.53 3.01	2.37 2.79	2.25 2.63	2.17 2.51	2.10 2.41	2.04 2.33	1.99 2.27	1.92 2.17	1.84 2.06	1.75 1.94	1.65 1.82	1.59 1.74	1.53 1.67	1.47 1.58	1.39 1.48
120	3.92 5.15	3.07 3.80	2.68 3.23	2.45 2.89	2.29 2.67	2.17 2.52	2.09 2.39	2.02 2.30	1.96 2.22	1.91 2.16	1.83 2.05	1.75 1.94	1.66 1.82	1.55 1.69	1.50 1.61	1.43 1.53	1.35 1.43	1.25 1.31
∞	3.84 5.02	3.00 3.69	2.60 3.12	2.37 2.79	2.21 2.57	2.10 2.41	2.01 2.29	1.94 2.19	1.88 2.11	1.83 2.05	1.75 1.94	1.67 1.83	1.57 1.71	1.46 1.57	1.39 1.48	1.32 1.39	1.22 1.27	1.00 1.00

付表 4-2 F分布表

$\phi_1 =$ 第一自由度, $\phi_2 =$ 第二自由度 α : 上段 = 1%, 下段 = 0.5%

$\phi_2 \backslash \phi_1$	1	2	3	4	5	6	7	8	9	10	12	15	20	24	30	40	60	120	∞
1	4052.2 16211	4999.5 20000	5403 21615	5625 22500	5764 23056	5859 23437	5928 23715	5981 23925	6022 24091	6056 24224	6106 24426	6157 24630	6209 24836	6235 24940	6261 25044	6287 25148	6313 25253	6339 25359	6366 25465
2	98.50 198.5	99.00 199.0	99.17 199.2	99.25 199.2	99.30 199.3	99.33 199.3	99.36 199.4	99.37 199.4	99.39 199.4	99.40 199.4	99.42 199.4	99.43 199.4	99.45 199.4	99.46 199.5	99.47 199.5	99.47 199.5	99.48 199.5	99.49 199.5	99.50 199.5
3	34.12 55.55	30.82 49.80	29.46 47.47	28.71 46.19	28.24 45.39	27.91 44.84	27.67 44.43	27.49 44.13	27.35 43.88	27.23 43.69	27.05 43.39	26.87 43.08	26.69 42.78	26.60 42.62	26.50 42.47	26.41 42.31	26.32 42.15	26.22 41.99	26.13 41.83
4	21.20 31.33	18.00 26.28	16.69 24.26	15.98 23.15	15.52 22.46	15.21 21.97	14.98 21.62	14.80 21.35	14.66 21.14	14.55 20.97	14.37 20.70	14.20 20.44	14.02 20.17	13.93 20.03	13.84 19.89	13.75 19.75	13.65 19.61	13.56 19.47	13.46 19.32
5	16.26 22.78	13.27 18.31	12.06 16.53	11.39 15.56	10.97 14.94	10.67 14.51	10.46 14.20	10.29 13.96	10.16 13.77	10.05 13.62	9.89 13.38	9.72 13.15	9.55 12.90	9.47 12.78	9.38 12.66	9.29 12.53	9.20 12.40	9.11 12.27	9.02 12.14
6	13.75 18.63	10.92 14.54	9.78 12.92	9.15 12.03	8.75 11.46	8.47 11.07	8.26 10.79	8.10 10.57	7.98 10.39	7.87 10.25	7.72 10.03	7.56 9.81	7.40 9.59	7.31 9.47	7.23 9.36	7.14 9.24	7.06 9.12	6.97 9.00	6.88 8.88
7	12.25 16.24	9.55 12.40	8.45 10.88	7.85 10.05	7.46 9.52	7.19 9.18	6.99 8.89	6.84 8.68	6.72 8.51	6.62 8.38	6.47 8.18	6.31 7.97	6.16 7.75	6.07 7.65	5.99 7.53	5.91 7.42	5.82 7.31	5.74 7.19	5.65 7.08
8	11.26 14.69	8.65 11.04	7.59 9.60	7.01 8.81	6.63 8.30	6.37 7.95	6.18 7.69	6.03 7.50	5.91 7.34	5.81 7.21	5.67 7.01	5.52 6.81	5.36 6.61	5.28 6.50	5.20 6.40	5.12 6.29	5.03 6.18	4.95 6.06	4.86 5.95
9	10.56 13.61	8.02 10.11	6.99 8.72	6.42 7.96	6.06 7.47	5.80 7.13	5.61 6.88	5.47 6.69	5.35 6.54	5.26 6.42	5.11 6.23	4.96 6.03	4.81 5.83	4.73 5.73	4.65 5.62	4.57 5.52	4.48 5.41	4.40 5.30	4.31 5.19
10	10.04 12.83	7.56 9.43	6.55 8.08	5.99 7.34	5.64 6.87	5.39 6.54	5.20 6.30	5.06 6.12	4.94 5.97	4.85 5.85	4.71 5.66	4.56 5.47	4.41 5.27	4.33 5.17	4.25 5.07	4.17 4.97	4.08 4.86	4.00 4.75	3.91 4.64
11	9.65 12.23	7.21 8.91	6.22 7.60	5.67 6.88	5.32 6.42	5.07 6.10	4.89 5.86	4.74 5.68	4.63 5.54	4.54 5.42	4.40 5.24	4.25 5.05	4.10 4.86	4.02 4.76	3.94 4.65	3.86 4.55	3.78 4.44	3.69 4.34	3.60 4.23
12	9.33 11.75	6.93 8.51	5.95 7.23	5.41 6.52	5.06 6.07	4.82 5.76	4.64 5.52	4.50 5.35	4.39 5.20	4.30 5.09	4.16 4.91	4.01 4.72	3.86 4.53	3.78 4.43	3.70 4.33	3.62 4.23	3.54 4.12	3.45 4.01	3.36 3.90
13	9.07 11.37	6.70 8.19	5.74 6.93	5.21 6.23	4.86 5.79	4.62 5.48	4.44 5.25	4.30 5.08	4.19 4.94	4.10 4.82	3.96 4.64	3.82 4.46	3.66 4.27	3.59 4.17	3.51 4.07	3.43 3.97	3.34 3.87	3.25 3.76	3.17 3.65
14	8.86 11.06	6.51 7.92	5.56 6.68	5.04 6.00	4.69 5.56	4.46 5.26	4.28 5.03	4.14 4.86	4.03 4.72	3.94 4.60	3.80 4.43	3.66 4.25	3.51 4.06	3.43 3.96	3.35 3.86	3.27 3.76	3.18 3.66	3.09 3.55	3.00 3.44
15	8.68 10.80	6.36 7.70	5.42 6.48	4.89 5.80	4.56 5.37	4.32 5.07	4.14 4.85	4.00 4.67	3.89 4.54	3.80 4.42	3.67 4.25	3.52 4.07	3.37 3.88	3.29 3.79	3.21 3.69	3.13 3.58	3.05 3.48	2.96 3.37	2.87 3.26
16	8.53 10.58	6.23 7.51	5.29 6.30	4.77 5.64	4.44 5.21	4.20 4.91	4.03 4.69	3.89 4.52	3.78 4.38	3.69 4.27	3.55 4.10	3.41 3.92	3.26 3.73	3.18 3.64	3.10 3.54	3.02 3.44	2.93 3.33	2.84 3.22	2.75 3.11

F表補間法

i) $120 > \phi_2(\alpha) > 3$ で該当する F_o を求める場合

例 $F_{50}^5(0.05)$ の F_o の値

$$F_o = F_{40}^5(0.05) - \{F_{40}^5(0.05) - F_{60}^5(0.05)\} \times \frac{50-40}{60-40}$$

$$= 2.45 - (2.45 - 2.37) \times \frac{10}{20} = 2.41$$

ii) $\phi_2(\alpha) > 120$ の場合

例 $F_{150}^3(0.05)$ の F_o の値

$$F_o = \{F_{120}^3(0.05) - F_\infty^3(0.05)\} \times \frac{120}{150} \times F_\infty^3(0.05)$$

$$= (2.68 - 2.60) \times \frac{120}{150} + 2.60 = 2.66$$

付表 4-2 (続き)

ϕ_1 \ ϕ_2	1	2	3	4	5	6	7	8	9	10	12	15	20	24	30	40	60	120	∞
17	8.40 10.38	6.11 7.35	5.18 6.16	4.67 5.50	4.34 5.07	4.10 4.78	3.93 4.56	3.79 4.39	3.68 4.25	3.59 4.14	3.46 3.97	3.31 3.79	3.16 3.61	3.08 3.51	3.00 3.41	2.92 3.31	2.83 3.21	2.75 3.10	2.65 2.98
18	8.29 10.22	6.01 7.21	5.09 6.03	4.58 5.37	4.25 4.96	4.01 4.66	3.84 4.44	3.71 4.28	3.60 4.14	3.51 4.03	3.37 3.86	3.23 3.68	3.08 3.50	3.00 3.40	2.92 3.30	2.84 3.20	2.75 3.10	2.66 2.99	2.57 2.87
19	8.18 10.07	5.93 7.09	5.01 5.92	4.50 5.27	4.17 4.85	3.94 4.56	3.77 4.34	3.63 4.18	3.52 4.04	3.43 3.93	3.30 3.76	3.15 3.59	3.00 3.40	2.92 3.31	2.84 3.21	2.76 3.11	2.67 3.00	2.58 2.89	2.49 2.78
20	8.10 9.94	5.85 6.99	4.94 5.82	4.43 5.17	4.10 4.76	3.87 4.47	3.70 4.26	3.56 4.09	3.46 3.96	3.37 3.85	3.23 3.68	3.09 3.50	2.94 3.32	2.86 3.22	2.78 3.12	2.69 3.02	2.61 2.92	2.52 2.81	2.42 2.69
21	8.02 9.83	5.78 6.89	4.87 5.73	4.37 5.09	4.04 4.68	3.81 4.39	3.64 4.18	3.51 4.01	3.40 3.88	3.31 3.77	3.17 3.60	3.03 3.43	2.88 3.24	2.80 3.15	2.72 3.05	2.64 2.95	2.55 2.84	2.46 2.73	2.36 2.61
22	7.95 9.73	5.72 6.81	4.82 5.65	4.31 5.02	3.99 4.61	3.76 4.32	3.59 4.11	3.45 3.94	3.35 3.81	3.26 3.70	3.12 3.54	2.98 3.36	2.83 3.18	2.75 3.08	2.67 2.98	2.58 2.88	2.50 2.77	2.40 2.66	2.31 2.55
23	7.88 9.63	5.66 6.73	4.76 5.58	4.26 4.95	3.94 4.54	3.71 4.26	3.54 4.05	3.41 3.88	3.30 3.75	3.21 3.64	3.07 3.47	2.93 3.30	2.78 3.12	2.70 3.02	2.62 2.92	2.54 2.82	2.45 2.71	2.35 2.60	2.26 2.48
24	7.82 9.55	5.61 6.66	4.72 5.52	4.22 4.89	3.90 4.49	3.67 4.20	3.50 3.99	3.36 3.83	3.26 3.69	3.17 3.59	3.03 3.42	2.89 3.25	2.74 3.06	2.66 2.97	2.58 2.87	2.49 2.77	2.40 2.66	2.31 2.55	2.21 2.43
25	7.77 9.48	5.57 6.60	4.68 5.46	4.18 4.84	3.85 4.43	3.63 4.15	3.46 3.94	3.32 3.78	3.22 3.64	3.13 3.54	2.99 3.37	2.85 3.20	2.70 3.01	2.62 2.92	2.54 2.82	2.45 2.72	2.36 2.61	2.27 2.50	2.17 2.38
26	7.72 9.41	5.53 6.54	4.64 5.41	4.14 4.79	3.82 4.38	3.59 4.10	3.42 3.89	3.29 3.73	3.18 3.60	3.09 3.49	2.96 3.33	2.81 3.15	2.66 2.97	2.58 2.87	2.50 2.77	2.42 2.67	2.33 2.56	2.23 2.45	2.13 2.33
27	7.68 9.34	5.49 6.49	4.60 5.36	4.11 4.74	3.78 4.34	3.56 4.06	3.39 3.85	3.26 3.69	3.15 3.56	3.06 3.45	2.93 3.28	2.78 3.11	2.63 2.93	2.55 2.83	2.47 2.73	2.38 2.63	2.29 2.52	2.20 2.41	2.10 2.29
28	7.64 9.28	5.45 6.44	4.57 5.32	4.07 4.70	3.75 4.30	3.53 4.02	3.36 3.81	3.23 3.65	3.12 3.52	3.03 3.41	2.90 3.25	2.75 3.07	2.60 2.89	2.52 2.79	2.44 2.69	2.35 2.59	2.26 2.48	2.17 2.37	2.06 2.25
29	7.60 9.23	5.42 6.40	4.54 5.28	4.04 4.66	3.73 4.26	3.50 3.98	3.33 3.77	3.20 3.61	3.09 3.48	3.00 3.38	2.87 3.21	2.73 3.04	2.57 2.86	2.49 2.76	2.41 2.66	2.33 2.56	2.23 2.45	2.14 2.33	2.03 2.21
30	7.56 9.18	5.39 6.35	4.51 5.24	4.02 4.62	3.70 4.23	3.47 3.95	3.30 3.74	3.17 3.58	3.07 3.45	2.98 3.34	2.84 3.18	2.70 3.01	2.55 2.82	2.47 2.73	2.39 2.63	2.30 2.52	2.21 2.42	2.11 2.30	2.01 2.18
40	7.31 8.83	5.18 6.07	4.31 4.98	3.83 4.37	3.51 3.99	3.29 3.71	3.12 3.51	2.99 3.35	2.89 3.22	2.80 3.12	2.66 2.95	2.52 2.78	2.37 2.60	2.29 2.50	2.20 2.40	2.11 2.30	2.02 2.18	1.92 2.06	1.80 1.93
60	7.08 8.49	4.98 5.79	4.13 4.73	3.65 4.14	3.34 3.76	3.12 3.49	2.95 3.29	2.82 3.13	2.72 3.01	2.63 2.90	2.50 2.74	2.35 2.57	2.20 2.39	2.12 2.29	2.03 2.19	1.94 2.08	1.84 1.96	1.73 1.83	1.60 1.69
120	6.85 8.18	4.79 5.54	3.95 4.50	3.48 3.92	3.17 3.55	2.96 3.28	2.79 3.09	2.66 2.93	2.56 2.81	2.47 2.71	2.34 2.54	2.19 2.37	2.03 2.19	1.95 2.09	1.86 1.98	1.76 1.87	1.66 1.75	1.53 1.61	1.38 1.43
∞	6.63 7.88	4.61 5.30	3.78 4.28	3.32 3.72	3.02 3.35	2.80 3.09	2.64 2.90	2.51 2.74	2.41 2.62	2.32 2.52	2.18 2.36	2.04 2.19	1.88 2.00	1.79 1.90	1.70 1.79	1.59 1.67	1.47 1.53	1.32 1.36	1.00 1.00

付表5　相関係数 r の表

$\phi =$ 自由度 $= n$ (標本の大きさ) $- 2$
確率水準： $\alpha =$ 両側，$\alpha/2 =$ 片側

ϕ \ $\alpha/2$ α	0.05 0.10	0.025 0.05	0.01 0.02	0.005 0.01	0.0025 0.005	0.0005 0.001
1	0.98769	0.996917	0.999507	0.999877	0.9999692	0.99999877
2	0.90000	0.95000	0.98000	0.99000	0.995000	0.999000
3	0.8054	0.8783	0.9343	0.9587	0.9740	0.9911
4	0.7293	0.8114	0.8822	0.9172	0.9417	0.9741
5	0.6694	0.7545	0.8329	0.8745	0.9056	0.9509
6	0.621	0.707	0.789	0.834	0.870	0.925
7	0.582	0.666	0.750	0.798	0.836	0.898
8	0.549	0.632	0.715	0.765	0.805	0.872
9	0.521	0.602	0.685	0.735	0.776	0.847
10	0.497	0.576	0.658	0.708	0.750	0.823
11	0.476	0.553	0.634	0.684	0.726	0.801
12	0.457	0.532	0.612	0.661	0.703	0.780
13	0.441	0.514	0.592	0.641	0.683	0.760
14	0.426	0.497	0.574	0.623	0.664	0.742
15	0.412	0.482	0.558	0.606	0.647	0.725
16	0.400	0.468	0.543	0.590	0.631	0.708
17	0.389	0.456	0.529	0.575	0.616	0.693
18	0.378	0.444	0.516	0.561	0.602	0.679
19	0.369	0.433	0.503	0.549	0.589	0.665
20	0.360	0.423	0.492	0.537	0.576	0.652
25	0.323	0.381	0.445	0.487	0.524	0.597
30	0.296	0.349	0.409	0.449	0.484	0.554
35	0.275	0.325	0.381	0.418	0.452	0.519
40	0.257	0.304	0.358	0.393	0.425	0.490
45	0.243	0.288	0.338	0.372	0.403	0.465
50	0.231	0.273	0.322	0.354	0.384	0.443
60	0.211	0.250	0.295	0.325	0.352	0.408
70	0.195	0.232	0.274	0.302	0.327	0.380
80	0.183	0.217	0.257	0.283	0.307	0.357
90	0.173	0.205	0.242	0.267	0.290	0.338
100	0.164	0.195	0.230	0.254	0.276	0.321

Biometrika Tables for Statisticians, Vol. 1, p. 146, 1976 より引用．

付表6 相関係数のZ変換表

1) $0 \leqq r \leqq 0.25$ のとき：$Z = Z_{(r_0)} + (r - r_0)$ で求める.
   但し，r_0 は r に最も近い表中の値. $Z_{(r_0)}$ は r_0 に相当する Z の値.
2) $0.25 \leqq r \leqq 0.75$ のとき：表の右側 $(0.25 \leqq r \leqq 0.499)$
   又は左側 $(0.50 \leqq r \leqq 0.7499)$ の比例部分を用いて，$Z = Z_{(r_0)} \pm P$.
3) $0.75 \leqq r \leqq 0.98$ のとき：前後2つの値の間を比例配分する.
4) $0.98 \leqq r < 1$ のとき：$Z = l_n(1+r)/2 + 0.097 + r/4$ で計算する.

r	.000	.002	.004	.006	.008	1	2	3	4	5	6	7	8	9	10	.000	.002	.004	.006	.008	r
.00	.0000	.0020	.0040	.0060	.0080	1	3	4	5	7	8	9	11	12	13	.5493	.5520	.5547	.5573	.5600	.50
1	.0100	.0120	.0140	.0160	.0180	1	3	4	5	7	8	10	11	12	14	.5627	.5654	.5682	.5709	.5736	1
2	.0200	.0220	.0240	.0260	.0280	1	3	4	6	7	8	10	11	13	14	.5763	.5791	.5818	.5846	.5874	2
3	.0300	.0320	.0340	.0360	.0380	1	3	4	6	7	8	10	11	13	14	.5901	.5929	.5957	.5985	.6013	3
4	.0400	.0420	.0440	.0460	.0480	1	3	4	6	7	9	10	11	13	14	.6042	.6070	.6098	.6127	.6155	4
5	.0500	.0520	.0540	.0560	.0581	1	3	4	6	7	9	10	12	13	14	.6184	.6213	.6241	.6270	.6299	5
6	.0601	.0621	.0641	.0661	.0681	1	3	4	6	7	9	10	12	13	15	.6328	.6358	.6387	.6416	.6446	6
7	.0701	.0721	.0741	.0761	.0782	1	3	4	6	7	9	10	12	14	15	.6475	.6505	.6535	.6565	.6595	7
8	.0802	.0822	.0842	.0862	.0882	2	3	5	6	8	9	11	12	14	15	.6625	.6655	.6685	.6716	.6746	8
9	.0902	.0923	.0943	.0963	.0983	2	3	5	6	8	9	11	12	14	15	.6777	.6807	.6838	.6869	.6900	9
.10	.1003	.1024	.1044	.1064	.1084	2	3	5	6	8	9	11	13	14	16	.6931	.6963	.6994	.7026	.7057	.60
1	.1104	.1125	.1145	.1165	.1186	2	3	5	6	8	10	11	13	14	16	.7089	.7121	.7153	.7185	.7218	1
2	.1206	.1226	.1246	.1267	.1287	2	3	5	7	8	10	11	13	15	16	.7250	.7283	.7315	.7348	.7381	2
3	.1307	.1328	.1348	.1368	.1389	2	3	5	7	8	10	12	13	15	17	.7414	.7447	.7481	.7514	.7548	3
4	.1409	.1430	.1450	.1471	.1491	2	3	5	7	9	10	12	14	15	17	.7582	.7616	.7650	.7684	.7718	4
5	.1511	.1532	.1552	.1573	.1593	2	4	5	7	9	11	12	14	16	18	.7753	.7788	.7823	.7858	.7893	5
6	.1614	.1634	.1655	.1676	.1696	2	4	6	7	9	11	13	14	16	18	.7928	.7964	.7999	.8035	.8071	6
7	.1717	.1737	.1758	.1779	.1799	2	4	6	7	9	11	13	15	17	18	.8107	.8144	.8180	.8217	.8254	7
8	.1820	.1841	.1861	.1882	.1903	2	4	6	8	9	11	13	15	17	19	.8291	.8328	.8366	.8404	.8441	8
9	.1923	.1944	.1965	.1986	.2007	2	4	6	8	10	12	14	15	17	19	.8480	.8518	.8556	.8595	.8634	9
.20	.2027	.2048	.2069	.2090	.2111	2	4	6	8	10	12	14	16	18	20	.8673	.8712	.8752	.8792	.8832	.70
1	.2132	.2153	.2174	.2195	.2216	2	4	6	8	10	12	15	16	18	20	.8872	.8912	.8953	.8994	.9035	1
2	.2237	.2258	.2279	.2300	.2321	2	4	6	8	11	13	15	17	19	21	.9076	.9118	.9160	.9202	.9245	2
3	.2342	.2363	.2384	.2405	.2427	2	4	7	9	11	13	15	17	20	22	.9287	.9330	.9373	.9417	.9461	3
4	.2448	.2469	.2490	.2512	.2533	2	4	7	9	11	13	16	18	20	22	.9505	.9549	.9594	.9639	.9684	4
5	.2554	.2575	.2597	.2618	.2640	1	2	3	4	5	6	7	9	10	11	0.973	0.978	0.982	0.987	0.991	5
6	.2661	.2683	.2704	.2726	.2747	1	2	3	4	6	8	9	10	11		0.996	1.001	1.006	1.011	1.015	6
7	.2769	.2790	.2812	.2833	.2855	1	2	3	4	5	6	8	9	10	11	1.020	1.025	1.030	1.035	1.040	7
8	.2877	.2899	.2920	.2942	.2964	1	2	3	4	5	7	8	9	10	11	1.045	1.050	1.056	1.061	1.066	8
9	.2986	.3008	.3029	.3051	.3073	1	2	3	4	5	7	8	9	10	11	1.071	1.077	1.082	1.088	1.093	9
.30	.3095	.3117	.3139	.3161	.3183	1	2	3	4	6	7	8	9	10	11	1.099	1.104	1.110	1.116	1.121	.80
1	.3205	.3228	.3250	.3272	.3294	1	2	3	5	6	7	8	9	10	11	1.127	1.133	1.139	1.145	1.151	1
2	.3316	.3339	.3361	.3383	.3406	1	2	3	5	6	7	8	9	10	11	1.157	1.163	1.169	1.175	1.182	2
3	.3428	.3451	.3473	.3496	.3518	1	2	3	5	6	7	8	9	10	11	1.188	1.195	1.201	1.208	1.214	3
4	.3541	.3564	.3586	.3609	.3632	1	2	3	5	6	7	8	9	10	11	1.221	1.228	1.235	1.242	1.249	4
5	.3654	.3677	.3700	.3723	.3746	1	2	3	5	6	7	8	9	10	11	1.256	1.263	1.271	1.278	1.286	5
6	.3769	.3792	.3815	.3838	.3861	1	2	3	5	6	7	8	9	10	12	1.293	1.301	1.309	1.317	1.325	6
7	.3884	.3907	.3931	.3954	.3977	1	2	4	5	6	7	8	9	11	12	1.333	1.341	1.350	1.358	1.367	7
8	.4001	.4024	.4047	.4071	.4094	1	2	4	5	6	7	8	9	11	12	1.376	1.385	1.394	1.403	1.412	8
9	.4118	.4142	.4165	.4189	.4213	1	2	4	5	6	7	8	9	11	12	1.422	1.432	1.442	1.452	1.462	9
.40	.4236	.4260	.4284	.4308	.4332	1	2	4	5	6	7	8	10	11	12	1.472	1.483	1.494	1.505	1.516	.90
1	.4356	.4380	.4404	.4428	.4453	1	2	4	5	7	8	10	11	12		1.528	1.539	1.551	1.564	1.576	1
2	.4477	.4501	.4526	.4550	.4574	1	2	4	5	7	9	10	11	12		1.589	1.602	1.616	1.630	1.644	2
3	.4599	.4624	.4648	.4673	.4698	1	2	4	6	7	9	10	11	12		1.658	1.673	1.689	1.705	1.721	3
4	.4722	.4747	.4772	.4797	.4822	1	2	4	6	7	9	10	11	12		1.738	1.756	1.774	1.792	1.812	4
5	.4847	.4872	.4897	.4922	.4948	1	3	4	6	7	9	10	11	13		1.832	1.853	1.874	1.897	1.921	5
6	.4973	.4999	.5024	.5049	.5075	1	3	4	6	7	9	10	11	13		1.946	1.972	2.000	2.029	2.060	6
7	.5101	.5126	.5152	.5178	.5204	1	3	4	6	8	9	10	12	13		2.092	2.127	2.165	2.205	2.249	7
8	.5230	.5256	.5282	.5308	.5334	1	3	4	6	8	9	10	12	13		2.298	2.351	2.410	2.477	2.555	8
9	.5361	.5387	.5413	.5440	.5466	1	3	4	6	8	9	11	12	13		2.647	2.759	2.903	3.106	3.453	9
r	.000	.002	.004	.006	.008	1	2	3	4	5	6	7	8	9	10	.000	.002	.004	.006	.008	r

付表7-1 Mann-Whitney (Wilcoxon) の U の限界値

有意水準：片側　両側
上段　0.10　0.20
下段　0.05　0.10

nB\nA	3	4	5	6	7	8	9	10	11	12	13	14	15	16	17	18	19	20
1							0	0	0	0	0	0	0	0	0	0	1 0	1 0
2	0	0	1 0	1 0	1 0	2 1	2 1	3 1	3 1	4 2	4 2	4 2	5 3	5 3	6 3	6 4	7 4	7 4
3	1 0	1 0	2 1	3 2	4 2	5 3	5 3	6 4	7 5	8 5	9 6	10 7	10 7	11 8	12 9	13 9	14 10	15 11
4		3 1	4 2	5 3	6 4	7 5	9 6	10 7	11 8	12 9	13 10	15 11	16 12	17 14	18 15	20 16	21 17	22 18
5			5 4	7 5	8 6	10 8	12 9	13 11	15 12	17 13	18 15	20 16	22 18	23 19	25 20	27 22	28 23	30 25
6				9 7	11 8	13 10	15 12	17 14	19 16	21 17	23 19	25 21	27 23	29 25	31 26	34 28	36 30	38 32
7					13 11	16 13	18 15	21 17	23 19	26 21	28 24	31 26	33 28	36 30	38 33	41 35	43 37	46 39
8						19 15	22 18	24 20	27 23	30 26	33 28	36 31	39 33	42 36	45 39	48 41	51 44	54 47
9							25 21	28 24	31 27	35 30	38 33	41 36	45 39	48 42	52 45	55 48	58 51	62 54
10								32 27	36 31	39 34	43 37	47 41	51 44	54 48	58 51	62 55	66 58	70 62
11									40 34	44 38	48 42	52 46	57 50	61 54	65 57	69 61	73 65	78 69
12										49 42	53 47	58 51	63 55	67 60	72 64	77 68	81 72	86 77
13											58 51	63 56	68 61	74 65	79 70	84 75	89 80	94 84
14												69 61	74 66	80 71	85 77	91 82	97 87	102 92
15													80 72	86 77	92 83	98 88	104 94	110 100
16														93 83	99 89	106 95	112 101	119 107
17															106 96	113 102	120 109	127 115
18																120 109	128 116	135 123
19																	135 123	143 130
20																		151 138

Aubele, D.: Institute of Educational Research, Vol. 1. (Indiana Univ., 1953) より引用.

付表 7-2　Mann-Whitney (Wilcoxon) の U の限界値

有意水準： 片側　両側
　　　上段　0.025　0.05
　　　下段　0.01　0.02

nB \ nA	4	5	6	7	8	9	10	11	12	13	14	15	16	17	18	19	20
2					0	0	0	0	1	1 0	1 0	1 0	1 0	2 0	2 0	2 1	2 1
3		0	1	1 0	2 0	2 1	3 1	3 1	4 2	4 2	5 2	5 3	6 3	6 4	7 4	7 4	8 5
4	0	1 0	2 1	3 1	4 2	4 3	5 3	6 4	7 5	8 5	9 6	10 7	11 7	11 8	12 9	13 9	13 10
5		2 1	3 2	5 3	6 4	7 5	8 6	9 7	10 8	12 9	13 10	14 11	15 12	17 13	18 14	19 15	20 16
6			5 3	6 4	8 6	10 7	11 8	13 9	14 11	16 12	17 13	19 15	21 16	22 18	24 19	25 20	27 22
7				8 6	10 7	12 9	14 11	16 12	18 14	20 16	22 17	24 19	26 21	28 23	30 24	32 26	34 28
8					13 9	15 11	17 13	19 15	22 17	24 20	26 22	29 24	31 26	34 28	36 30	38 32	41 34
9						17 14	20 16	23 18	26 21	28 23	31 26	34 28	37 31	39 33	42 36	45 38	48 40
10							23 19	26 22	29 24	33 27	36 30	39 33	42 36	45 38	48 41	52 44	55 47
11								30 25	33 28	37 31	40 34	44 37	47 41	51 44	55 47	58 50	62 53
12									37 31	41 35	45 38	49 42	53 46	57 49	61 53	65 56	69 60
13										45 39	50 43	54 47	59 51	63 55	67 59	72 63	76 67
14											55 47	59 51	64 56	67 60	74 65	78 69	83 73
15												64 56	70 61	75 66	80 70	85 75	90 80
16													75 66	81 71	86 76	92 82	98 87
17														87 77	93 82	99 88	105 93
18															99 88	106 94	112 100
19																113 101	119 107
20																	127 114

付表7-3 Mann-Whitney（Wilcoxon）の U の限界値

有意水準： 片側　両側
　　　上段　0.005　0.01
　　　下段　0.001　0.002

nA / nB	5	6	7	8	9	10	11	12	13	14	15	16	17	18	19	20
2															0	0
3					0	0	0	1	1	1	2	2	2 0	2 0	3 0	3 0
4		0	0	1	1	2 0	2 0	3 0	3 1	4 1	5 1	5 2	6 2	6 3	7 3	8 3
5	0	1	1	2 0	3 1	4 1	5 2	6 2	7 3	7 3	8 4	9 5	10 5	11 6	12 7	13 7
6		2	3 0	4 1	5 2	6 3	7 4	9 4	10 5	11 6	12 7	13 8	15 9	16 10	17 11	18 12
7			4 1	6 2	7 3	9 5	10 6	12 7	13 8	15 9	16 10	18 11	19 13	21 14	22 15	24 16
8				7 4	9 5	11 6	13 8	15 9	17 11	18 12	20 14	22 15	24 17	26 18	28 20	30 21
9					11 7	13 8	16 10	18 12	20 14	22 15	24 17	27 19	29 21	31 23	33 25	36 26
10						16 10	18 12	21 14	24 17	26 19	29 21	31 23	34 25	37 27	39 29	42 32
11							21 15	24 17	27 20	30 22	33 24	36 27	39 29	42 32	45 34	48 37
12								27 20	31 23	34 25	37 28	41 31	44 34	47 37	51 40	54 42
13									34 26	38 29	42 32	45 35	49 38	53 42	56 45	60 48
14										42 32	46 36	50 39	54 43	58 46	63 50	67 54
15											51 40	55 43	60 47	64 51	69 55	73 59
16												60 48	65 52	70 56	74 60	79 65
17													70 57	75 61	81 66	86 70
18														81 66	87 71	92 76
19															93 77	99 82
20																105 88

付表 8　Wilcoxon の符号順位検定の T の表

α \ n	0.05 / 0.10	0.025 / 0.05	0.01 / 0.02	0.005 / 0.01 片側/両側	α \ n	0.05 / 0.10	0.025 / 0.05	0.01 / 0.02	0.005 / 0.01 片側/両側
5	1				30	152	137	120	109
6	2	1			31	163	148	130	118
7	4	2	0		32	175	159	141	128
8	6	4	2	0	33	188	171	151	138
9	8	6	3	2	34	201	183	162	149
10	11	8	5	3	35	214	195	174	160
11	14	11	7	5	36	228	208	186	171
12	17	14	10	7	37	242	222	198	183
13	21	17	13	10	38	256	235	211	195
14	26	21	16	13	39	271	250	224	208
15	30	25	20	16	40	287	264	238	221
16	36	30	24	19	41	303	279	252	234
17	41	35	28	23	42	319	295	267	248
18	47	40	33	28	43	336	311	281	262
19	54	46	38	32	44	353	327	297	277
20	60	52	43	37	45	371	344	313	292
21	68	59	49	43	46	389	361	329	307
22	75	66	56	49	47	408	379	345	323
23	83	73	62	55	48	427	397	362	339
24	92	81	69	61	49	446	415	380	356
25	101	90	77	68	50	466	434	398	373
26	110	98	85	76					
27	120	107	93	84					
28	130	117	102	92					
29	141	127	111	100					

Wilcoxon, F. and R. A. Wilcox : Some Rapid Approximate Statistical Procedures, p. 20, Lederle Laboratories, 1964 より抜粋.

付表9 Tukey-Kramer法のための q 表（$\alpha=0.05$, 両側）

ϕ_E	$a=2$	$a=3$	$a=4$	$a=5$	$a=6$	$a=7$	$a=8$	$a=9$	$a=10$
2	6.085	8.331	9.799	10.882	11.734	12.435	13.027	13.54	13.989
3	4.501	5.91	6.825	7.502	8.037	8.478	8.852	9.177	9.462
4	3.926	5.04	5.757	6.287	6.706	7.053	7.347	7.602	7.826
5	3.635	4.602	5.218	5.673	6.033	6.33	6.582	6.801	6.995
6	3.46	4.339	4.896	5.305	5.628	5.895	6.122	6.319	6.493
7	3.344	4.165	4.681	5.06	5.359	5.606	5.815	5.997	6.158
8	3.261	4.041	4.529	4.886	5.167	5.399	5.596	5.767	5.918
9	3.199	3.948	4.415	4.755	5.023	5.244	5.432	5.595	5.738
10	3.151	3.877	4.327	4.654	4.912	5.124	5.304	5.46	5.598
11	3.113	3.82	4.256	4.574	4.823	5.028	5.202	5.353	5.486
12	3.081	3.773	4.199	4.508	4.75	4.949	5.119	5.265	5.395
13	3.055	3.734	4.151	4.453	4.69	4.884	5.049	5.192	5.318
14	3.033	3.701	4.11	4.406	4.639	4.829	4.99	5.13	5.253
15	3.014	3.673	4.076	4.367	4.595	4.782	4.94	5.077	5.198
16	2.998	3.649	4.046	4.333	4.557	4.741	4.896	5.031	5.15
17	2.984	3.628	4.02	4.303	4.524	4.705	4.858	4.991	5.108
18	2.971	3.609	3.997	4.276	4.494	4.673	4.824	4.955	5.07
19	2.96	3.593	3.977	4.253	4.468	4.645	4.794	4.924	5.037
20	2.95	3.578	3.958	4.232	4.445	4.62	4.767	4.895	5.008
21	2.941	3.565	3.942	4.213	4.424	4.597	4.743	4.87	4.981
22	2.933	3.553	3.927	4.196	4.405	4.577	4.722	4.847	4.957
23	2.926	3.542	3.913	4.18	4.388	4.558	4.702	4.826	4.935
24	2.919	3.532	3.901	4.166	4.373	4.541	4.684	4.807	4.915
25	2.913	3.523	3.89	4.153	4.358	4.526	4.667	4.789	4.897
26	2.907	3.514	3.88	4.141	4.345	4.511	4.652	4.773	4.88
27	2.902	3.506	3.87	4.13	4.333	4.498	4.638	4.758	4.864
28	2.897	3.499	3.861	4.12	4.322	4.486	4.625	4.745	4.85
29	2.892	3.493	3.853	4.111	4.311	4.475	4.613	4.732	4.837
30	2.888	3.486	3.845	4.102	4.301	4.464	4.601	4.72	4.824
31	2.884	3.481	3.838	4.094	4.292	4.454	4.591	4.709	4.812
32	2.881	3.475	3.832	4.086	4.284	4.445	4.581	4.698	4.802
33	2.877	3.47	3.825	4.079	4.276	4.436	4.572	4.689	4.791
34	2.874	3.465	3.82	4.072	4.268	4.428	4.563	4.68	4.782
35	2.871	3.461	3.814	4.066	4.261	4.421	4.555	4.671	4.773
36	2.868	3.457	3.809	4.06	4.255	4.414	4.547	4.663	4.764
37	2.865	3.453	3.804	4.054	4.249	4.407	4.54	4.655	4.756
38	2.863	3.449	3.799	4.049	4.243	4.4	4.533	4.648	4.749
39	2.86	3.445	3.795	4.044	4.237	4.394	4.527	4.641	4.741
40	2.858	3.442	3.791	4.039	4.232	4.388	4.521	4.634	4.735
41	2.856	3.439	3.787	4.035	4.227	4.383	4.515	4.628	4.728
42	2.854	3.436	3.783	4.03	4.222	4.378	4.509	4.622	4.722

付表 9 （続き）

43	2.852	3.433	3.779	4.026	4.217	4.373	4.504	4.617	4.716
44	2.85	3.43	3.776	4.022	4.213	4.368	4.499	4.611	4.71
45	2.848	3.427	3.773	4.018	4.209	4.363	4.494	4.606	4.705
46	2.847	3.425	3.77	4.015	4.205	4.359	4.489	4.601	4.7
47	2.845	3.423	3.767	4.011	4.201	4.355	4.485	4.597	4.695
48	2.843	3.42	3.764	4.008	4.197	4.351	4.481	4.592	4.69
49	2.842	3.418	3.761	4.005	4.194	4.347	4.477	4.588	4.686
50	2.84	3.416	3.758	4.002	4.19	4.344	4.473	4.584	4.681
50	2.829	3.399	3.737	3.977	4.163	4.314	4.441	4.55	4.646
70	2.821	3.386	3.722	3.96	4.144	4.293	4.419	4.527	4.621
80	2.814	3.377	3.711	3.947	4.129	4.277	4.402	4.509	4.603
90	2.81	3.37	3.702	3.937	4.118	4.265	4.389	4.495	4.588
100	2.806	3.365	3.695	3.929	4.109	4.256	4.378	4.484	4.577

SAS/STAT 9.3 の PROBMC 関数により算出（小数点以下第 4 位を四捨五入）
参考：Harter JL, *Ann. Math. Stat.*, **31**, 1122-1147, 1960

付表 10　Dunnett 法のための d 表（$\alpha = 0.05$，両側，標本数が各群で同数の場合）

ϕ_E	$a=3$	$a=4$	$a=5$	$a=6$	$a=7$	$a=8$	$a=9$	$a=10$	$a=11$
2	5.418	6.065	6.513	6.852	7.124	7.349	7.54	7.707	7.853
3	3.866	4.263	4.538	4.748	4.916	5.056	5.176	5.28	5.372
4	3.31	3.618	3.832	3.994	4.125	4.235	4.328	4.41	4.482
5	3.03	3.293	3.476	3.615	3.727	3.821	3.9	3.97	4.032
6	2.863	3.099	3.263	3.388	3.489	3.573	3.644	3.707	3.763
7	2.752	2.971	3.123	3.238	3.331	3.408	3.475	3.533	3.584
8	2.673	2.88	3.023	3.131	3.219	3.292	3.354	3.408	3.457
9	2.614	2.812	2.948	3.052	3.135	3.205	3.264	3.316	3.362
10	2.568	2.759	2.891	2.99	3.07	3.137	3.194	3.244	3.288
11	2.532	2.717	2.845	2.941	3.019	3.084	3.139	3.187	3.23
12	2.502	2.683	2.807	2.901	2.977	3.04	3.094	3.14	3.182
13	2.478	2.655	2.776	2.868	2.942	3.003	3.056	3.102	3.142
14	2.457	2.631	2.75	2.84	2.912	2.973	3.024	3.069	3.109
15	2.439	2.61	2.727	2.816	2.887	2.947	2.997	3.041	3.08
16	2.424	2.592	2.708	2.795	2.866	2.924	2.974	3.017	3.056
17	2.41	2.577	2.691	2.777	2.847	2.904	2.953	2.996	3.034
18	2.399	2.563	2.676	2.762	2.83	2.887	2.935	2.978	3.015
19	2.388	2.551	2.663	2.747	2.815	2.871	2.919	2.961	2.998
20	2.379	2.54	2.651	2.735	2.802	2.857	2.905	2.946	2.983
21	2.37	2.531	2.64	2.723	2.79	2.845	2.892	2.933	2.969
22	2.363	2.522	2.631	2.713	2.779	2.834	2.88	2.921	2.957
23	2.356	2.514	2.622	2.704	2.769	2.824	2.87	2.91	2.946
24	2.349	2.507	2.614	2.695	2.76	2.814	2.86	2.9	2.936
25	2.344	2.5	2.607	2.688	2.752	2.806	2.852	2.891	2.927
26	2.338	2.494	2.6	2.68	2.745	2.798	2.843	2.883	2.918
27	2.333	2.488	2.594	2.674	2.738	2.791	2.836	2.875	2.91
28	2.329	2.483	2.588	2.668	2.731	2.784	2.829	2.868	2.903
29	2.325	2.478	2.583	2.662	2.725	2.778	2.823	2.862	2.896
30	2.321	2.474	2.578	2.657	2.72	2.772	2.817	2.856	2.89
31	2.317	2.469	2.574	2.652	2.715	2.767	2.811	2.85	2.884
32	2.314	2.466	2.569	2.647	2.71	2.762	2.806	2.845	2.879
33	2.31	2.462	2.565	2.643	2.705	2.757	2.801	2.84	2.873
34	2.307	2.458	2.561	2.639	2.701	2.753	2.797	2.835	2.869
35	2.305	2.455	2.558	2.635	2.697	2.748	2.792	2.83	2.864
36	2.302	2.452	2.555	2.632	2.693	2.745	2.788	2.826	2.86
37	2.299	2.449	2.551	2.628	2.69	2.741	2.784	2.822	2.856
38	2.297	2.447	2.548	2.625	2.686	2.737	2.781	2.819	2.852
39	2.295	2.444	2.546	2.622	2.683	2.734	2.777	2.815	2.848
40	2.293	2.441	2.543	2.619	2.68	2.731	2.774	2.812	2.845
41	2.291	2.439	2.54	2.617	2.677	2.728	2.771	2.809	2.842
42	2.289	2.437	2.538	2.614	2.675	2.725	2.768	2.806	2.839
43	2.287	2.435	2.536	2.611	2.672	2.722	2.765	2.803	2.836

付表 10 （続き）

44	2.285	2.433	2.533	2.609	2.67	2.72	2.763	2.8	2.833
45	2.284	2.431	2.531	2.607	2.667	2.717	2.76	2.797	2.83
46	2.282	2.429	2.529	2.605	2.665	2.715	2.758	2.795	2.828
47	2.28	2.427	2.527	2.603	2.663	2.713	2.755	2.793	2.825
48	2.279	2.426	2.526	2.601	2.661	2.711	2.753	2.79	2.823
49	2.278	2.424	2.524	2.599	2.659	2.709	2.751	2.788	2.821
50	2.276	2.422	2.522	2.597	2.657	2.707	2.749	2.786	2.819
50	2.265	2.41	2.508	2.582	2.642	2.691	2.733	2.769	2.801
70	2.258	2.401	2.499	2.572	2.631	2.679	2.721	2.757	2.789
80	2.252	2.394	2.491	2.564	2.623	2.671	2.712	2.748	2.78
90	2.247	2.389	2.486	2.558	2.616	2.664	2.705	2.741	2.772
100	2.244	2.385	2.481	2.554	2.611	2.659	2.7	2.735	2.767

SAS/STAT 9.3 の PROBMC 関数により算出（小数点以下第 4 位を四捨五入）

参考：Dunnett CW, A multiple comparison procedure for comparing several treatments with a control. *J. Am. Stat. As.*, **50**, 1096-1121, 1955 ; Dunnett CW, New tables for multiple comparisons with a control. *Biometrics*, **20**, 491-492, 1964

付表 11　Dunnett 法のための d 表（$\alpha = 0.05$，片側，標本数が各群で同数の場合）

ϕ_E	$a=3$	$a=4$	$a=5$	$a=6$	$a=7$	$a=8$	$a=9$	$a=10$	$a=11$
2	3.804	4.336	4.712	5.002	5.237	5.434	5.603	5.751	5.882
3	2.938	3.279	3.518	3.701	3.849	3.973	4.079	4.172	4.254
4	2.61	2.885	3.076	3.221	3.339	3.437	3.521	3.594	3.659
5	2.44	2.681	2.848	2.976	3.078	3.163	3.236	3.3	3.356
6	2.337	2.558	2.711	2.827	2.92	2.998	3.064	3.122	3.174
7	2.267	2.476	2.619	2.728	2.815	2.888	2.95	3.004	3.052
8	2.217	2.416	2.553	2.657	2.74	2.809	2.868	2.919	2.965
9	2.18	2.372	2.504	2.604	2.684	2.75	2.807	2.856	2.9
10	2.151	2.338	2.466	2.562	2.64	2.704	2.759	2.807	2.849
11	2.127	2.31	2.435	2.529	2.605	2.667	2.721	2.768	2.809
12	2.108	2.287	2.41	2.502	2.576	2.638	2.69	2.735	2.776
13	2.092	2.268	2.389	2.48	2.552	2.613	2.664	2.709	2.748
14	2.078	2.253	2.371	2.461	2.532	2.591	2.642	2.686	2.725
15	2.067	2.239	2.356	2.444	2.515	2.573	2.623	2.667	2.705
16	2.057	2.227	2.343	2.43	2.5	2.558	2.607	2.65	2.688
17	2.048	2.217	2.332	2.418	2.487	2.544	2.593	2.635	2.673
18	2.04	2.208	2.321	2.407	2.475	2.532	2.58	2.622	2.66
19	2.033	2.2	2.312	2.397	2.465	2.521	2.569	2.611	2.648
20	2.027	2.192	2.304	2.389	2.456	2.512	2.559	2.601	2.637
21	2.022	2.186	2.297	2.381	2.448	2.503	2.55	2.592	2.628
22	2.017	2.18	2.291	2.374	2.44	2.495	2.542	2.583	2.619
23	2.012	2.174	2.285	2.368	2.434	2.488	2.535	2.576	2.611
24	2.008	2.17	2.279	2.362	2.427	2.482	2.528	2.569	2.604
25	2.004	2.165	2.274	2.356	2.422	2.476	2.522	2.562	2.598
26	2.001	2.161	2.27	2.351	2.417	2.471	2.517	2.556	2.592
27	1.997	2.157	2.266	2.347	2.412	2.466	2.511	2.551	2.586
28	1.994	2.154	2.262	2.343	2.407	2.461	2.506	2.546	2.581
29	1.992	2.15	2.258	2.339	2.403	2.457	2.502	2.541	2.576
30	1.989	2.147	2.255	2.335	2.399	2.452	2.498	2.537	2.572
31	1.987	2.144	2.251	2.332	2.396	2.449	2.494	2.533	2.568
32	1.984	2.142	2.249	2.329	2.392	2.445	2.49	2.529	2.564
33	1.982	2.139	2.246	2.326	2.389	2.442	2.487	2.526	2.56
34	1.98	2.137	2.243	2.323	2.386	2.439	2.484	2.523	2.557
35	1.978	2.135	2.241	2.32	2.384	2.436	2.481	2.519	2.554
36	1.977	2.133	2.238	2.318	2.381	2.433	2.478	2.517	2.551
37	1.975	2.131	2.236	2.315	2.378	2.431	2.475	2.514	2.548
38	1.973	2.129	2.234	2.313	2.376	2.428	2.473	2.511	2.545
39	1.972	2.127	2.232	2.311	2.374	2.426	2.47	2.509	2.543
40	1.97	2.125	2.23	2.309	2.372	2.424	2.468	2.506	2.54
41	1.969	2.124	2.229	2.307	2.37	2.422	2.466	2.504	2.538
42	1.968	2.122	2.227	2.305	2.368	2.42	2.464	2.502	2.536

付表 11 （続き）

43	1.967	2.121	2.225	2.304	2.366	2.418	2.462	2.5	2.534
44	1.965	2.12	2.224	2.302	2.364	2.416	2.46	2.498	2.532
45	1.964	2.118	2.222	2.301	2.363	2.414	2.458	2.496	2.53
46	1.963	2.117	2.221	2.299	2.361	2.413	2.456	2.494	2.528
47	1.962	2.116	2.22	2.298	2.36	2.411	2.455	2.493	2.526
48	1.961	2.115	2.218	2.296	2.358	2.41	2.453	2.491	2.524
49	1.96	2.114	2.217	2.295	2.357	2.408	2.452	2.489	2.523
50	1.959	2.112	2.216	2.294	2.356	2.407	2.45	2.488	2.521
50	1.952	2.104	2.207	2.284	2.345	2.395	2.438	2.476	2.509
70	1.947	2.098	2.2	2.276	2.337	2.387	2.43	2.467	2.5
80	1.943	2.093	2.195	2.271	2.331	2.381	2.424	2.461	2.494
90	1.94	2.09	2.191	2.267	2.327	2.377	2.419	2.456	2.489
100	1.938	2.087	2.188	2.263	2.323	2.373	2.415	2.452	2.484

SAS/STAT 9.3 の PROBMC 関数により算出（小数点以下第 4 位を四捨五入）

参考：Dunnett CW, A multiple comparison procedure for comparing several treatments with a control. *J. Am. Stat. As.*, **50**, 1096-1121, 1955 ; Dunnett CW, New tables for multiple comparisons with a control. *Biometrics*, **20**, 491-492, 1964

付表12 Williams法のための w 表（$\alpha = 0.025$, 片側）

ϕ_E	$a=3$	$a=4$	$a=5$	$a=6$	$a=7$	$a=8$	$a=9$	$a=10$	$a=11$
2	4.704	4.859	4.941	4.991	5.025	5.05	5.068	5.083	5.095
3	3.398	3.477	3.518	3.543	3.56	3.572	3.581	3.588	3.594
4	2.932	2.988	3.017	3.034	3.045	3.053	3.059	3.064	3.068
5	2.699	2.743	2.766	2.779	2.788	2.795	2.799	2.803	2.806
6	2.559	2.597	2.617	2.628	2.635	2.641	2.645	2.648	2.65
7	2.466	2.501	2.518	2.528	2.535	2.539	2.543	2.545	2.548
8	2.4	2.432	2.448	2.457	2.463	2.467	2.47	2.473	2.475
9	2.351	2.381	2.395	2.404	2.41	2.414	2.416	2.419	2.421
10	2.313	2.341	2.355	2.363	2.368	2.372	2.375	2.377	2.379
11	2.283	2.31	2.323	2.33	2.335	2.339	2.342	2.344	2.345
12	2.258	2.284	2.297	2.304	2.309	2.312	2.315	2.316	2.318
13	2.238	2.263	2.275	2.282	2.286	2.29	2.292	2.294	2.295
14	2.22	2.245	2.256	2.263	2.268	2.271	2.273	2.275	2.276
15	2.205	2.229	2.241	2.247	2.252	2.255	2.257	2.259	2.26
16	2.193	2.216	2.227	2.234	2.238	2.241	2.243	2.245	2.246
17	2.181	2.204	2.215	2.222	2.226	2.229	2.231	2.232	2.234
18	2.171	2.194	2.205	2.211	2.215	2.218	2.22	2.221	2.223
19	2.163	2.185	2.195	2.202	2.206	2.208	2.21	2.212	2.213
20	2.155	2.177	2.187	2.193	2.197	2.2	2.202	2.203	2.205
21	2.148	2.169	2.18	2.186	2.189	2.192	2.194	2.196	2.197
22	2.141	2.163	2.173	2.179	2.183	2.185	2.187	2.189	2.19
23	2.136	2.157	2.167	2.173	2.176	2.179	2.181	2.182	2.183
24	2.13	2.151	2.161	2.167	2.171	2.173	2.175	2.177	2.178
25	2.126	2.146	2.156	2.162	2.165	2.168	2.17	2.171	2.172
26	2.121	2.142	2.151	2.157	2.161	2.163	2.165	2.166	2.168
27	2.117	2.137	2.147	2.153	2.156	2.159	2.161	2.162	2.163
28	2.113	2.133	2.143	2.149	2.152	2.155	2.156	2.158	2.159
29	2.11	2.13	2.139	2.145	2.148	2.151	2.153	2.154	2.155
30	2.106	2.126	2.136	2.141	2.145	2.147	2.149	2.15	2.151
31	2.103	2.123	2.133	2.138	2.141	2.144	2.146	2.147	2.148
32	2.1	2.12	2.13	2.135	2.138	2.141	2.143	2.144	2.145
33	2.098	2.118	2.127	2.132	2.136	2.138	2.14	2.141	2.142
34	2.095	2.115	2.124	2.129	2.133	2.135	2.137	2.138	2.139
35	2.093	2.112	2.122	2.127	2.13	2.133	2.134	2.136	2.137
36	2.091	2.11	2.119	2.125	2.128	2.13	2.132	2.133	2.134
37	2.089	2.108	2.117	2.122	2.126	2.128	2.13	2.131	2.132
38	2.087	2.106	2.115	2.12	2.123	2.126	2.127	2.129	2.13
39	2.085	2.104	2.113	2.118	2.121	2.124	2.125	2.127	2.128
40	2.083	2.102	2.111	2.116	2.12	2.122	2.123	2.125	2.126
41	2.081	2.1	2.109	2.114	2.118	2.12	2.122	2.123	2.124
42	2.08	2.099	2.108	2.113	2.116	2.118	2.12	2.121	2.122

付表12 （続き）

43	2.078	2.097	2.106	2.111	2.114	2.117	2.118	2.119	2.12
44	2.077	2.096	2.104	2.109	2.113	2.115	2.117	2.118	2.119
45	2.075	2.094	2.103	2.108	2.111	2.113	2.115	2.116	2.117
46	2.074	2.093	2.101	2.107	2.11	2.112	2.114	2.115	2.116
47	2.073	2.091	2.1	2.105	2.108	2.111	2.112	2.114	2.115
48	2.071	2.09	2.099	2.104	2.107	2.109	2.111	2.112	2.113
49	2.07	2.089	2.098	2.103	2.106	2.108	2.11	2.111	2.112
50	2.069	2.088	2.096	2.101	2.105	2.107	2.108	2.11	2.111
50	2.06	2.078	2.087	2.092	2.095	2.097	2.099	2.1	2.101
70	2.053	2.072	2.08	2.085	2.088	2.09	2.091	2.093	2.094
80	2.049	2.066	2.075	2.08	2.083	2.085	2.086	2.087	2.088
90	2.045	2.063	2.071	2.076	2.079	2.081	2.082	2.083	2.084
100	2.042	2.06	2.068	2.072	2.075	2.077	2.079	2.08	2.081

SAS/STAT 9.3のPROBMC関数により算出（小数点以下第4位を四捨五入）

参考：Williams DA, A test for differences between treatment means when several dose levels are compared with a zero dose control. *Biometrics*, **27**, 101-117, 1971; Williams DA, A comparison of several dose levels with a zero dose control. *Biometrics*, **28**, 519-531, 1972

付表13 Williams法のための w 表（$\alpha=0.05$, 片側）

ϕ_E	$a=3$	$a=4$	$a=5$	$a=6$	$a=7$	$a=8$	$a=9$	$a=10$	$a=11$
2	3.217	3.331	3.391	3.428	3.453	3.471	3.485	3.495	3.504
3	2.539	2.607	2.642	2.664	2.678	2.688	2.696	2.702	2.707
4	2.278	2.33	2.357	2.373	2.384	2.392	2.398	2.402	2.406
5	2.142	2.186	2.209	2.223	2.232	2.238	2.243	2.247	2.25
6	2.058	2.098	2.119	2.131	2.139	2.144	2.149	2.152	2.154
7	2.002	2.039	2.058	2.069	2.076	2.081	2.085	2.088	2.091
8	1.962	1.997	2.014	2.024	2.031	2.036	2.04	2.043	2.045
9	1.931	1.965	1.981	1.991	1.998	2.002	2.006	2.008	2.01
10	1.908	1.94	1.956	1.965	1.971	1.976	1.979	1.981	1.983
11	1.889	1.92	1.935	1.944	1.95	1.954	1.958	1.96	1.962
12	1.873	1.903	1.918	1.927	1.933	1.937	1.94	1.942	1.944
13	1.86	1.89	1.904	1.913	1.919	1.923	1.926	1.928	1.93
14	1.849	1.878	1.892	1.901	1.906	1.91	1.913	1.915	1.917
15	1.84	1.868	1.882	1.891	1.896	1.9	1.903	1.905	1.907
16	1.831	1.86	1.873	1.882	1.887	1.891	1.893	1.896	1.897
17	1.824	1.852	1.866	1.874	1.879	1.883	1.885	1.888	1.889
18	1.818	1.845	1.859	1.867	1.872	1.876	1.878	1.88	1.882
19	1.812	1.84	1.853	1.861	1.866	1.869	1.872	1.874	1.876
20	1.807	1.834	1.847	1.855	1.86	1.864	1.866	1.868	1.87
21	1.803	1.83	1.843	1.85	1.855	1.859	1.861	1.863	1.865
22	1.798	1.825	1.838	1.846	1.851	1.854	1.857	1.859	1.86
23	1.795	1.821	1.834	1.842	1.847	1.85	1.853	1.855	1.856
24	1.791	1.818	1.83	1.838	1.843	1.846	1.849	1.851	1.852
25	1.788	1.814	1.827	1.835	1.839	1.843	1.845	1.847	1.849
26	1.785	1.811	1.824	1.831	1.836	1.84	1.842	1.844	1.846
27	1.783	1.809	1.821	1.829	1.833	1.837	1.839	1.841	1.843
28	1.78	1.806	1.819	1.826	1.831	1.834	1.836	1.838	1.84
29	1.778	1.804	1.816	1.823	1.828	1.831	1.834	1.836	1.837
30	1.776	1.801	1.814	1.821	1.826	1.829	1.832	1.833	1.835
31	1.774	1.799	1.812	1.819	1.824	1.827	1.829	1.831	1.833
32	1.772	1.797	1.81	1.817	1.822	1.825	1.827	1.829	1.831
33	1.77	1.796	1.808	1.815	1.82	1.823	1.825	1.827	1.829
34	1.769	1.794	1.806	1.813	1.818	1.821	1.823	1.825	1.827
35	1.767	1.792	1.804	1.811	1.816	1.819	1.822	1.824	1.825
36	1.766	1.791	1.803	1.81	1.815	1.818	1.82	1.822	1.823
37	1.764	1.789	1.801	1.808	1.813	1.816	1.819	1.82	1.822
38	1.763	1.788	1.8	1.807	1.812	1.815	1.817	1.819	1.82
39	1.762	1.787	1.799	1.806	1.81	1.813	1.816	1.818	1.819
40	1.761	1.785	1.797	1.804	1.809	1.812	1.814	1.816	1.818
41	1.759	1.784	1.796	1.803	1.808	1.811	1.813	1.815	1.817
42	1.758	1.783	1.795	1.802	1.807	1.81	1.812	1.814	1.815

付表 13 （続き）

43	1.757	1.782	1.794	1.801	1.805	1.809	1.811	1.813	1.814
44	1.756	1.781	1.793	1.8	1.804	1.808	1.81	1.812	1.813
45	1.756	1.78	1.792	1.799	1.803	1.807	1.809	1.811	1.812
46	1.755	1.779	1.791	1.798	1.802	1.806	1.808	1.81	1.811
47	1.754	1.778	1.79	1.797	1.802	1.805	1.807	1.809	1.81
48	1.753	1.778	1.789	1.796	1.801	1.804	1.806	1.808	1.809
49	1.752	1.777	1.788	1.795	1.8	1.803	1.805	1.807	1.808
50	1.751	1.776	1.788	1.795	1.799	1.802	1.804	1.806	1.808
50	1.746	1.77	1.781	1.788	1.792	1.795	1.798	1.8	1.801
70	1.741	1.765	1.777	1.783	1.788	1.791	1.793	1.795	1.796
80	1.738	1.762	1.773	1.78	1.784	1.787	1.79	1.791	1.793
90	1.736	1.759	1.771	1.777	1.782	1.785	1.787	1.788	1.79
100	1.734	1.757	1.769	1.775	1.779	1.782	1.785	1.786	1.788

SAS/STAT 9.3 の PROBMC 関数により算出（小数点以下第 4 位を四捨五入）

参 考：Williams DA, A test for differences between treatment means when several dose levels are compared with a zero dose control. *Biometrics*, **27**, 101-117, 1971; Williams DA, A comparison of several dose levels with a zero dose control. *Biometrics*, **28**, 519-531, 1972

付表 14 Bonferroni 法のための b 表（t 分布をもとに有意水準を調整，$\alpha=0.025$（両側 5%））

ϕ_E	α	$\alpha/2$	$\alpha/3$	$\alpha/4$	$\alpha/5$	$\alpha/6$	$\alpha/7$	$\alpha/8$	$\alpha/9$	$\alpha/10$
2	4.303	6.205	7.649	8.86	9.925	10.886	11.769	12.59	13.36	14.089
3	3.182	4.177	4.857	5.392	5.841	6.232	6.58	6.895	7.185	7.453
4	2.776	3.495	3.961	4.315	4.604	4.851	5.068	5.261	5.437	5.598
5	2.571	3.163	3.534	3.81	4.032	4.219	4.382	4.526	4.655	4.773
6	2.447	2.969	3.287	3.521	3.707	3.863	3.997	4.115	4.221	4.317
7	2.365	2.841	3.128	3.335	3.499	3.636	3.753	3.855	3.947	4.029
8	2.306	2.752	3.016	3.206	3.355	3.479	3.584	3.677	3.759	3.833
9	2.262	2.685	2.933	3.111	3.25	3.364	3.462	3.547	3.622	3.69
10	2.228	2.634	2.87	3.038	3.169	3.277	3.368	3.448	3.518	3.581
11	2.201	2.593	2.82	2.981	3.106	3.208	3.295	3.37	3.437	3.497
12	2.179	2.56	2.779	2.934	3.055	3.153	3.236	3.308	3.371	3.428
13	2.16	2.533	2.746	2.896	3.012	3.107	3.187	3.256	3.318	3.372
14	2.145	2.51	2.718	2.864	2.977	3.069	3.146	3.214	3.273	3.326
15	2.131	2.49	2.694	2.837	2.947	3.036	3.112	3.177	3.235	3.286
16	2.12	2.473	2.673	2.813	2.921	3.008	3.082	3.146	3.202	3.252
17	2.11	2.458	2.655	2.793	2.898	2.984	3.056	3.119	3.173	3.222
18	2.101	2.445	2.639	2.775	2.878	2.963	3.034	3.095	3.149	3.197
19	2.093	2.433	2.625	2.759	2.861	2.944	3.014	3.074	3.127	3.174
20	2.086	2.423	2.613	2.744	2.845	2.927	2.996	3.055	3.107	3.153
21	2.08	2.414	2.601	2.732	2.831	2.912	2.98	3.038	3.09	3.135
22	2.074	2.405	2.591	2.72	2.819	2.899	2.965	3.023	3.074	3.119
23	2.069	2.398	2.582	2.71	2.807	2.886	2.952	3.009	3.059	3.104
24	2.064	2.391	2.574	2.7	2.797	2.875	2.941	2.997	3.046	3.091
25	2.06	2.385	2.566	2.692	2.787	2.865	2.93	2.986	3.035	3.078
26	2.056	2.379	2.559	2.684	2.779	2.856	2.92	2.975	3.024	3.067
27	2.052	2.373	2.552	2.676	2.771	2.847	2.911	2.966	3.014	3.057
28	2.048	2.368	2.546	2.669	2.763	2.839	2.902	2.957	3.004	3.047
29	2.045	2.364	2.541	2.663	2.756	2.832	2.894	2.949	2.996	3.038
30	2.042	2.36	2.536	2.657	2.75	2.825	2.887	2.941	2.988	3.03
31	2.04	2.356	2.531	2.652	2.744	2.818	2.88	2.934	2.981	3.022
32	2.037	2.352	2.526	2.647	2.738	2.812	2.874	2.927	2.974	3.015
33	2.035	2.348	2.522	2.642	2.733	2.807	2.868	2.921	2.967	3.008
34	2.032	2.345	2.518	2.638	2.728	2.802	2.863	2.915	2.961	3.002
35	2.03	2.342	2.515	2.633	2.724	2.797	2.857	2.91	2.955	2.996
36	2.028	2.339	2.511	2.629	2.719	2.792	2.853	2.905	2.95	2.99
37	2.026	2.336	2.508	2.626	2.715	2.788	2.848	2.9	2.945	2.985
38	2.024	2.334	2.505	2.622	2.712	2.783	2.844	2.895	2.94	2.98
39	2.023	2.331	2.502	2.619	2.708	2.78	2.839	2.891	2.936	2.976
40	2.021	2.329	2.499	2.616	2.704	2.776	2.836	2.887	2.931	2.971
41	2.02	2.327	2.496	2.613	2.701	2.772	2.832	2.883	2.927	2.967
42	2.018	2.325	2.494	2.61	2.698	2.769	2.828	2.879	2.924	2.963

付表 14 （続き）

43	2.017	2.323	2.491	2.607	2.695	2.766	2.825	2.876	2.92	2.959
44	2.015	2.321	2.489	2.605	2.692	2.763	2.822	2.872	2.916	2.956
45	2.014	2.319	2.487	2.602	2.69	2.76	2.819	2.869	2.913	2.952
46	2.013	2.317	2.485	2.6	2.687	2.757	2.816	2.866	2.91	2.949
47	2.012	2.315	2.483	2.597	2.685	2.755	2.813	2.863	2.907	2.946
48	2.011	2.314	2.481	2.595	2.682	2.752	2.81	2.86	2.904	2.943
49	2.01	2.312	2.479	2.593	2.68	2.75	2.808	2.858	2.901	2.94
50	2.009	2.311	2.477	2.591	2.678	2.747	2.805	2.855	2.898	2.937
50	2.009	2.311	2.477	2.591	2.678	2.747	2.805	2.855	2.898	2.937
70	1.994	2.291	2.453	2.564	2.648	2.715	2.771	2.82	2.862	2.899
80	1.99	2.284	2.445	2.555	2.639	2.705	2.761	2.809	2.85	2.887
90	1.987	2.28	2.44	2.549	2.632	2.698	2.753	2.8	2.841	2.878
100	1.984	2.276	2.435	2.544	2.626	2.692	2.747	2.793	2.834	2.871

Microsoft Excel 2007 の TINV 関数により算出（小数点以下第 4 位を四捨五入）

参考：Bailey, BJR, Tables of the bonferroni statistics. *J. Am. Stat. As.*, **72**, 469-477, 1977.

日本語索引

ア

アウトカム 213
α エラー 67, 70
ROC 曲線 163
ROC 分析 210

イ

生き残りバイアス 188
1-1 検定 228
一元配置分散分析 89, 90
一元配置分散分析法 109
一元配置法 223
一重遮蔽化 194
一致度の検定 128
イベント 213
医療統計学 2
因子間変動 91
陰性反応適中度 210

ウ

後ろ向き研究 174
打ち切りデータ 12
Welch の検定 74, 79, 82
Wilcoxon の符号順位検定の T の表 247
Wilcoxon 符号付順位和検定 74, 75, 77
Williams 法 112, 117
Williams 法のための w 表 254, 256

エ

疫学研究 169
エビデンス 185
円グラフ 12
エンドポイント 213
F-検定 74, 79
F 分布表 238, 240
$l \times r$ 分割表 14
$m \times n$ 点法 230
$M \times N$ 分割表

χ^2 独立性の検定 132

オ

横断的研究 177
オッズ 144
オッズ比 145, 175, 204
思い出しバイアス 190

カ

回帰 141
回帰係数 142
回帰係数の検定 142
回帰係数の差の検定 142
回帰診断 161
回帰直線 141
回帰分析 158
カイ二乗検定 127
介入研究 169, 178
確率 39
 加法定理 42
 乗法定理 43
 頻度論的定義 41
確率分布曲線 127
確率密度 31
確率密度関数 29, 30
仮説検定 63
仮想実験 51
家族情報バイアス 191
家族歴バイアス 191
片側検定 68, 69
偏り 50, 54, 185
カットオフ値 209
カテゴリカルデータ 10
カプラン・マイヤー解析 215
観察者バイアス 190
観察的疫学研究 169, 170
感情の期待値 3
感情の合理性 3
観測値 186
感度 210
χ^2 検定 127
χ^2 適合度の検定 128
χ^2 独立性の検定 130
χ^2 分布 127

χ^2 分布曲線 127
χ^2 分布表 237
Kaplan-Meier 解析 215
Kaplan-Meier 曲線 215, 217

キ

偽陰性率 210
記述疫学 170
基準分布
 χ^2 適合度の検定 129
期待値 133
帰無仮説 66
級間変動 91
95%信頼区間 57
級内変動 91
偽陽性率 210
寄与危険度 199
寄与危険度減少 207
寄与危険度割合 199

ク

空事象 40
偶然誤差 186
区間推定 57
クラスター分析 164
繰り返しのある二元配置分散分析 97, 93
クロスオーバー試験 182
群間変動 89, 91
群内変動 89, 91
Kruskal-Wallis 検定 89

ケ

系統誤差 186
検出バイアス 190
検定 63
 多重性問題 110
原発性バイアス 189
k-means 平均法 166
k-means 法 165

コ

交互作用　97, 160
交叉試験法　230
交絡　191
交絡因子　176, 191
合理的判断　2
誤差　186
誤差分散　89
誤差平方和　91
誤差変動　91
コックス比例ハザードモデル　218
5点法　229
コホート研究　171

サ

最小化法　194
最小二乗法　142
最小分散推定量　54
最頻値　17
最尤法　162
参加バイアス　188
三元配置法　224
3-3検定　230
三重遮蔽化　194
3点法　228
3-2検定　229
散布図　15
散布図行列　16
サンプルサイズ　59

シ

時間差によるバイアス　189
思考バイアス　4
事後確率　48
自己選択バイアス　188
事象　39
システマティック・レビュー　183
事前確率　48
実験計画法　221
質的データ　10
死亡率　197
遮蔽化　194
従属変数　141, 158
縦断的研究　172
自由度　20

主成分分析　166
出版バイアス　191
順序尺度　10
順序尺度データ　10
紹介バイアス　188
条件付確率　43
情報・測定バイアス　189
情報バイアス　173, 176
症例群　174
症例対照研究　171, 174, 205
初発症状バイアス　189
診断疑いバイアス　190
真の値　186
信頼区間　58
Shaffer法　122
Shirley-Williams法　125

ス

水準間平方和　91
推定　49
推定値　50
推定量　53
数学的期待値　3
スクリーニング　209
Smirnovの棄却検定　151, 153
Spearmanの相関係数　146
Steel法　125
Steel-Dwass法　125
Studentのt-検定　74, 79, 80

セ

正規分布　30, 31, 61
正規分布表　235
生存確率　215
生存時間解析　213
生存率　215
生態学的研究　178
生物統計学　2, 7
制約付LSD法　112
積事象　39
説明変数　141, 158
線形重回帰分析　158
線形重回帰モデル　158
全事象　40
全数調査　49
選択バイアス　173, 175, 187
全平方和　91
全変動　91

ソ

相関係数　145
相関係数の検定　146
相関係数の差の検定　148
相関係数の有意性の検定　146
相関係数のZ変換表　243
相関係数rの表　242
想起バイアス　190
相殺作用　97
相乗作用　97
相対危険度　198
相対危険度減少　207
層別無作為化　193
ソークワクチン　179

タ

第一種の過誤　67, 68, 70
対応のあるt-検定　74, 75
対照群　174
対数正規分布　33
第二種の過誤　67, 68, 70
代表値　17
対立仮説　66
高木兼寛　179
多元配置分散分析　89
多元配置法　224
多重性の問題　111
多重比較検定　109
多重比較検定法　112
脱落者　173
多変量解析手法　157
多変量データ　157
ダミー変数　158
単遮蔽化　194
単純無作為化　193
単変量解析手法　157
断面研究　177
Dancan法　112
Dunnett法　112, 115
Dunnett法のためのd表　250

チ

地域介入試験　179, 180
逐次的計画　227
治験　181
致命率　197
中央値　17, 19

中心極限定理　24, 54

ツ

追跡研究　172
追跡不能者　173

テ

データ　7
　種類　10
　代表値　17
　ばらつき　20
　表示　12
　変換　11
点推定　50
t分布　60, 61
t分布表　236
Tukey-Kramer法　112, 113
Tukey-Kramer法のためのq表　248

ト

統計的推測　49
導出データ　12
動脈硬化性疾患発症リスク　183
特異度　163, 210
特性値　17
独立変数　141, 158
度数分布表　12, 13
Thompsonの棄却限界　154
Thompsonの棄却検定　153

ニ

2-1検定　228
2×3検定　230
2×2検定　229
2×2分割表
　χ^2独立性の検定　130
　Fisherの直接確率計算　135
　Mantel-Haenszel検定　138
　McNemarの検定　137
$2 \times n$点法　230
2群間の平均値の差の検定　74
二元配置分散分析　89, 93
二元配置法　224
二項分布　35

二重遮蔽化　194
2点法　228
2-2検定　229
Newman-Keuls法　112

ノ

ノース・カレリアプロジェクト　180
ノンパラメトリック検定　65

ハ

バイアス　50, 54, 185
配置計画法　223
パイチャート　12
排反事象　40
曝露疑いバイアス　190
箱ひげ図　22
ハザード比　218
バートレット検定　124
ばらつき　20, 89
パラメトリック検定　65
範囲　20
反復測定-分散分析法　103
Hartigan and Wong法　166

ヒ

比・間隔尺度のデータ　11
ヒストグラム　13
必要治療数　207
人-年法　195
標準誤差　24, 26, 27, 54, 222
標準偏差　20, 27, 31
標本　8, 19, 49
標本調査　49
標本標準偏差　8
標本分布　51
標本平均　8
敏感度　210
頻度　31
Pearsonの相関係数　146
Pearsonのχ^2検定　130

フ

不偏推定量　54
フラミンガム研究　174
不連続データ　11
ブロック因子　223

ブロック化　223
ブロック無作為化　193
プロット図　14
分散　20, 89
分散分析　89
分析疫学　171
分布関数　29
Breslow-Day検定　163
Fisherの三原則　221
Fisherの直接確率計算法　134
Fisherの直接(正確)確率検定　134
FisherのLSD法　112
Forgy法　166
Friedman検定　89

ヘ

平均値　17, 19
平均値の差の検定　71
並行群間比較試験　182
変動　89
変動係数　21
βエラー　67, 70
Bayesの定理　45

ホ

棒グラフ　12
母集団　7, 19, 49, 186
母数　8
母標準偏差　8
母平均　8
ポリオ不活化ワクチン　179
Bonferroni法　112, 122
Bonferroni法のためのb表　258
Holland-Copenhaver法　122
Holm法　122
Poisson分布　35, 36

マ

前向き研究　172
マッチド・ペア　205
慢性閉塞性肺疾患　217
MacQueen法　166
Mann-WhitneyのU-検定　74, 85
Mann-Whitney(Wilcoxon)のUの限界値　244

Mantel-Haenszel 検定　138, 162
McNemar の検定　136

ム

無限母集団　7
無作為　50
無作為化　192
無作為抽出法　8
無制約 LSD 法　112

メ

名義尺度　10
名義尺度データ　10
メタ・アナリシス　183

モ

目的変数　141
　予測値　159
モザイク図　14

ヤ

野外試験　179

ユ

有意確率　64

有意水準　65, 70
有限母集団　8
尤度比　211
有病バイアス　188
有病率　197

ヨ

要因試験　182
陽性反応適中度　210
余事象　40
4 点法　229

ラ

ラテン方格　225
ラテン方格配置法　226
乱塊法　225
ランダム　50
ランダム化　192, 222
ランダム化比較試験　179
ランダム抽出法　8

リ

罹患率　195
離散的データ　11
両側検定　68, 69
量的データ　11
理論分布
　χ^2 適合度の検定　128

臨床試験　179, 181
臨床転帰　213
臨床統計学　2

ル

累積罹患率　196
Levene 検定　124

レ

連続データ　11

ロ

6 点法　230
ログランク検定　218
ロジスティック回帰分析　144, 161
ロジスティック回帰モデル　161
ロジスティック解析　144
ロジスティック変換　144, 145
ロジスティックモデル　144
Lloyd 法　166

ワ

ワイハット　159
和事象　39

外国語索引

A

absolute risk reduction　207
analysis of variance　89
analytic epidemiology　171
ANOVA　89
AR　199
ARR　207
attributable risk　199
attributable risk percent　199

B

binominal distribution　35
blinding　194
block factor　223
blocking　223
block randomization　193
BMI　12
Body Mass Index　12

C

case　174
case-control study　171, 174
case-fatality rate　197
central limit theorem　54
chi-square test　127
chronic obstructive pulmonary disease　217
clinical trial　179, 181
coefficient of variance　21
cohort　171
cohort study　171
community interventional trial　179, 180
confounding　191
confounding factor　191
control　174
COPD　217
correlation coefficient　145
Cox proportional hazard　218
crossover design　230
cross-over trial　182
cross-sectional study　177
cumulative incidence rate　196
cut-off point　209

D

density　31
descriptive epidemiology　170
design of experiments　221
detection bias　190
diagnostic suspicion bias　190
double blinding　194

E

EBM　1, 185
ecological study　178
end point　213
estimator　53
event　213
evidence　185
evidence-based medicine　1
exposure suspicion bias　190

F

factorial trial　182
false negative rate　210
false positive rate　210
family history bias　191
field trial　179
five-point design　229
follow up study　172
four-point design　229
frequency　31

I

incidence rate　195
information/measurement bias　189
intervention study　169, 178

J

JALS　183

Japan Arteriosclerosis Longitudinal Study　183
John Snow　170

L

Latin square design　226
lead-time bias　189
logistic regression analysis　144
log-normal distribution　34
log-rank test　218
longitudinal study　172

M

Mann-Whitney U-test　85
mean　17
median　17
meta-analysis　183
minimization method　194
mode　17
mortality rate　197

N

negative predictive value　210
NNT　207
normal distribution　31
number needed to treat　207

O

observational study　169, 170
observer bias　190
odds ratio　204
one-way analysis of variance　90
one-way ANOVA　90
one-way layout　223
outcome　213

P

paired t-test　75
parallel trial　182

participation bias   188
person-year method   195
Poisson distribution   36
poly-way layout   224
population   49, 186
positive predictive value   210
prevalence bias   188
prevalence rate   197
probability of survival   215
prospective study   172
protopathic bias   189
publication bias   191

R

random error   186
randomization   192, 222
randomized block design   225
randomized control trial   179
RCT   179
recall bias   190
receiver operating characteristic analysis   210
referral bias   188
regression   141
regression coefficient   142
regression line   142

relative risk   198
relative risk reduction   207
repeated measure ANOVA   103
retrospective study   174
RR   198
RRR   207

S

Salk poliomyelitis vaccine   179
sample   49
screening   209
SE   222
selection bias   187
self-selection bias   188
sensitivity   210
sequential method   227
simple randomization   193
single blinding   194
six-point design   230
specificity   210
standard deviation   20, 32
standard error   26, 54, 222
stratified randomization   193
Student t-test   80

survival analysis   213
survival rate   215
survivor bias   188
systematic error   186
systematic review   183

T

three-point design   228
three-way layout   224
triple blinding   194
two by three assay   230
two by two assay   229
two-point design   228
two-way analysis of variance   93
two-way ANOVA   93
two-way layout   224

U

unpaired t-test   80

V

variance   20

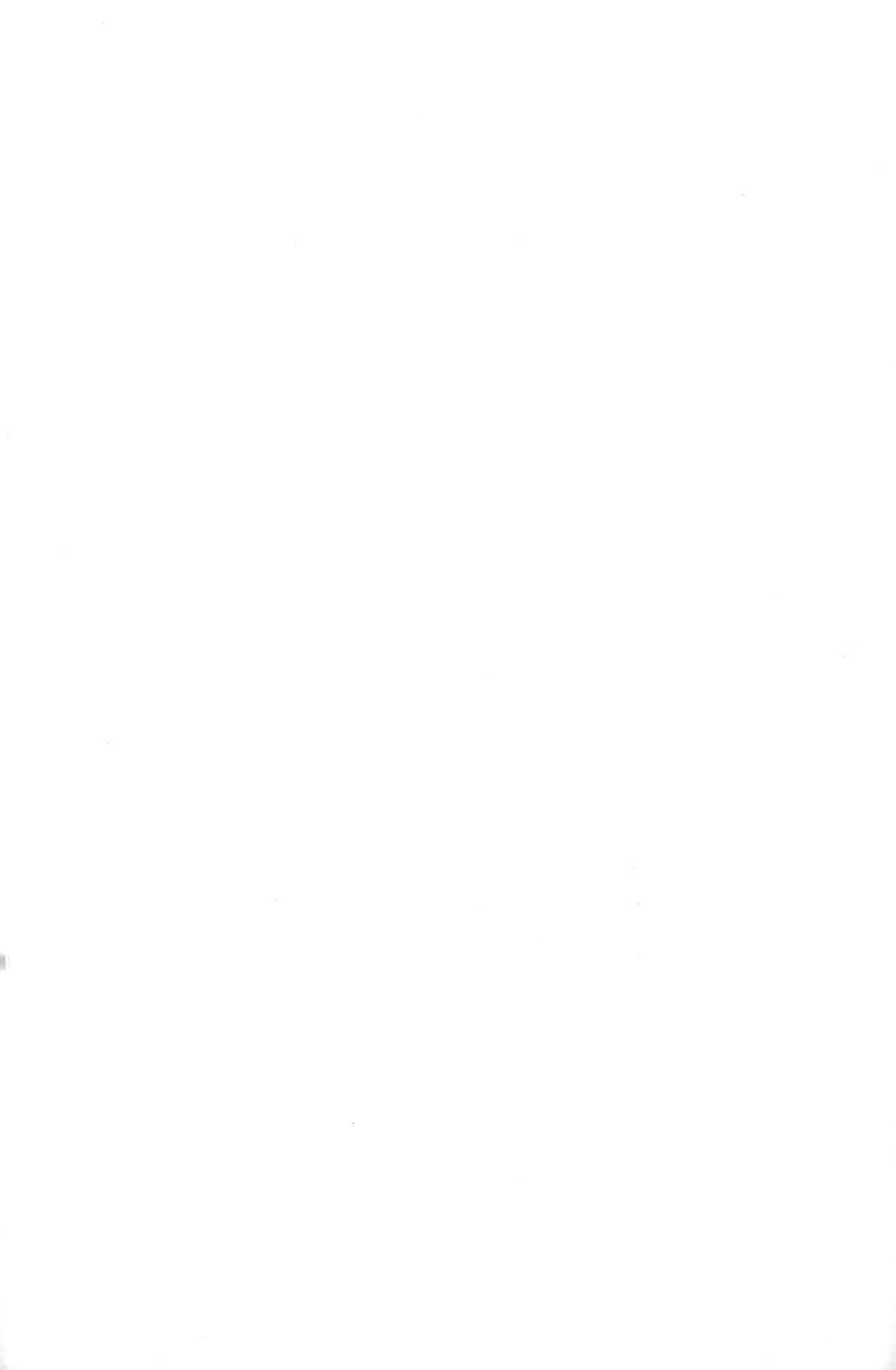